实用临床护理规范

主编◎ 王海媛　刘　霞　王媛媛　马清华

李明磊　宋晓丽　江云娟　陈晓燕

吉林科学技术出版社

图书在版编目（CIP）数据

实用临床护理规范 / 王海媛等主编. -- 长春 :吉林科学
技术出版社, 2019.8
　ISBN 978-7-5578-6025-7

　Ⅰ.①实… Ⅱ.①王… Ⅲ.①常见病-护理 Ⅳ.
①R47

中国版本图书馆CIP数据核字(2019)第167229号

实用临床护理规范
SHIYONG LINCHUANG HULI GUIFAN

出 版 人　李　梁
责任编辑　李　征　李红梅
书籍装帧　山东道克图文快印有限公司
封面设计　山东道克图文快印有限公司
开　　本　787mm×1092mm　1/16
字　　数　315千字
印　　张　13.5
印　　数　3000册
版　　次　2019年8月第1版
印　　次　2020年6月第2次印刷

出　　版　吉林科学技术出版社
发　　行　吉林科学技术出版社
地　　址　长春市福祉大路5788号出版集团A座
邮　　编　130000
发行部电话/传真　0431-81629529　81629530　81629531
　　　　　　　　　　81629532　81629533　81629534
储运部电话　0431-86059116
编辑部电话　0431-81629508
网　　址　http://www.jlstp.net
印　　刷　北京市兴怀印刷厂

书　　号　ISBN 978-7-5578-6025-7
定　　价　98.00元

前　　言

　　护理学是医学科学的一个重要组成部分，是以基础医学、预防医学、康复医学以及相关的社会科学、人文科学等为理论基础的一门综合性应用学科，它与人的健康密切相关。随着社会性的发展和科学技术的进步，护理学已逐步由"以疾病为中心"转变为"以病人为中心"，从而向"以人的整体健康为中心"的方向发展，不断对人的生命过程提供全面、系统、整体的护理。

　　本书分上、下两篇，共十一章。包括外科护理篇和内科护理篇，介绍了内外科常见疾病的特点和护理。本书按照疾病的概念或概述、病因与发病机制、临床表现、辅助检查、治疗要点和护理措施的体例进行编写。本书的突出特点是：侧重介绍疾病的护理措施，尤其是对病人的健康指导方面，以帮助护士理解和掌握该部分内容。

　　本书在编写过程中得到了各编者所在单位及科室的领导、同仁的鼎力支持，在此表示衷心感谢！由于本书篇幅较大，内容上不足之处请护理同仁指正。

编者

目　录

下篇　内科疾病患者的护理

上篇 外科疾病患者的护理

第一章　围术期患者的护理

手术是临床外科系统治疗疾病的一种重要手段。手术、麻醉及疾病本身的刺激可使患者产生生理、心理的应激反应,引起神经、内分泌及循环系统功能紊乱,从而削弱机体的防御能力和对手术的耐受力,直接影响手术预后。同时,手术是集体智慧和劳动的集中体现,手术人员必须有明确的职责和分工,但又需互相协同和配合才能安全顺利完成手术。为手术患者提供规范的围术期护理,保障患者安全,体现人文关怀已成为手术室护理工作中重要的内容。

围术期(perioperative period)是指从确定手术治疗时起,至与这次手术有关的治疗基本结束的一段时间。包括手术前期、手术中期及手术后期3个阶段。

围术期护理(perioperative nursing care)指护理人员运用所学知识与技能,针对患者的问题和需要,为患者提供全程、整体的护理。旨在加强术前至术后整个诊治期间患者的身心护理,通过全面评估,充分做好术前准备,并采取有效措施维护机体功能,提高手术的安全性,减少术后并发症,促使患者康复。围术期护理也包括3个阶段,每个阶段护理工作重点不同。

第一节　手术前

手术前期是指从患者决定接受手术至将患者送至手术台。手术前护理(preoperative nursing care)的重点是在全面评估的基础上,做好必需的术前准备,纠正患者存在及潜在的生理、心理问题,加强健康指导,提高患者对手术和麻醉的耐受能力,使手术的危险性降到最低。

【术前评估】

(一)健康史与相关因素

了解患者身体的一般状况、既往健康状况,皮肤状况,与现有疾病相关的病史、药物应用情况及过敏史、手术史、家族史、遗传病史和女性患者婚育史等。此外还要了解患者既往有无高血压、糖尿病及心脏病,有无体内植入物(金属植入物、起搏器)等,初步判断其手术耐受性。

(二)身体状况

通过患者主诉和全面体格检查,了解其主要内脏器官的功能,是否存在心、肺、肝及肾脏等器官功能不全;有无营养不良、肥胖及水、电解质平衡失调等高危因素,评估手术的安全性。

1.评估各系统状况

如心血管系统、呼吸系统、泌尿系统、神经系统和血液系统等状况和高危因素。

2.辅助检查

了解患者各项实验室检查结果,如血、尿、便常规和血生化检查结果。了解X线、B超、CT及MRI等影像学检查结果,以及心电图、内镜检查报告和其他特殊检查的结果,以助判断病情及完善术前检查。

3.评估患者对手术的耐受能力

全身状况较好、无重要内脏器官功能损害、疾病对全身影响较小者手术耐受良好;全身情况不良、重要内脏器官功能损害较严重、疾病对全身影响明显、手术损害大者手术耐受不良。

(三)心理－社会支持状况

手术患者易产生不良的心理状态,如感到紧张、焦虑、恐惧等,这些都可以削弱患者对手术和麻醉的耐受力,从而影响创伤的愈合和手术效果。评估、识别并判断出手术患者的心理状态,为患者提供及时有效的心理护理。

1.心理状态的改变

①睡眠形态紊乱,如失眠;②语言和行为改变,如沉默寡言、易激动、无耐心、易怒或哭泣;③尿频、食欲缺乏、疲劳和虚弱感,自我修饰程度下降;④呼吸、脉搏加快,手心出汗,血压升高等。

2.心理状态改变的相关因素

①担心疾病严重甚至危及生命。②担心疾病预后及后续影响。③对手术、麻醉及治疗过程的担忧以及相关知识未知、不确定。④担心住院对家庭的照顾、子女和老人等带来不便。⑤对住院费用的担忧。除了对患者进行上述评估以外,还要进一步评估其家庭经济状况、家庭成员及其单位同事对其住院的反应、态度,以利于发挥社会支持系统的作用。

(四)手术种类

手术的具体种类取决于患者疾病的情况,同一种外科疾病的不同发展阶段手术种类也可能不同。需要根据患者的具体情况,选择适宜的手术种类。手术类型按手术期限大致分为3类。

1.择期手术(selective operation)

手术时间没有期限的限制,可在充分的术前准备后进行手术,如一般的良性肿瘤切除术、腹股沟疝修补术等。

2.限期手术(confine operation)

手术时间可以选择,但有一定限度,不宜过久以免延误手术时机,应在限定的时间内完成术前准备,如各种恶性肿瘤根治术。

3.急症手术(emergency operation)

病情危重,需要在最短时间内进行必要的准备后迅速实施手术,以抢救患者生命,如外伤性肝、脾破裂和肠破裂、胸腹腔大血管破裂等。

(五)麻醉方法与术前准备

患者麻醉前用药的目的在于解除焦虑、镇静和催眠、镇痛、抑制腺体分泌及抑制不良反射。常用的麻醉药物有镇静药和催眠药、镇痛药、抗胆碱能药及抗组胺药。

任何麻醉都可能给患者带来不同程度的损害和风险。为了保障患者在麻醉期间的安全,增强患者对手术和麻醉的耐受性,避免麻醉意外,减少麻醉后并发症,必须做好麻醉前病情评估和准备工作。根据麻醉作用部位和所用药物的不同,临床麻醉分为全身麻醉、局部麻醉、椎管内麻醉、复合麻醉、基础麻醉。局部麻醉又包括表面麻醉、局部浸润麻醉、区域阻滞麻醉、神经及神经丛阻滞麻醉;椎管内麻醉又可分为蛛网膜下腔阻滞和硬脊膜外阻滞。

【护理措施】

(一)手术前的常规准备与护理

1.饮食和休息

术前准备期间根据患者的手术种类、方式、部位和范围,进行饮食指导,鼓励患者多摄入营养丰富、易消化的食物。患者术前应补充足够的热量、蛋白质和维生素。消除引起患者不良睡眠的诱因,创造安静舒适的环境,促进患者睡眠。督促患者活动与休息相结合,必要时遵医嘱予以镇静安眠药。

2.术前适应性训练

(1)指导患者练习使用便盆,在床上排尿和排便。

(2)教会患者自行调整卧位和床上翻身的方法,以适应术后体位的变化。

(3)指导患者练习术中体位,如甲状腺手术者,术前给予肩部垫枕、头后仰的体位训练,以适应术中颈过伸的姿势。

(4)教会患者正确的深呼吸、咳嗽、咳痰方法并进行练习。

3.输血和补液

(1)术前应做好血型和交叉配血实验,备好一定数量的全血、血细胞或血浆。

(2)凡有水、电解质及酸碱平衡失调和贫血者,应在术前予以纠正。

(3)加强病情观察和生命体征监测,发现异常及时给予对症处理。

4.协助完成术前检查

术前做好肝、肾功能检查及出凝血时间、凝血酶原时间、血小板计数检查,必要时监测有关凝血因子。了解肝、肾功能损害程度,最大限度地改善肝、肾功能,提高患者对手术的耐受能力。

5.合理应用抗感染药物,预防术后感染

抗感染药物的预防性应用一般适用于:①涉及感染病灶或切口接近感染区域的手术;②胃肠道手术;③预计操作时间长、创面大的手术;④开放性创伤,创面已污染,清创时间长或清创不彻底者。⑤涉及大血管的手术;⑥植入人工制品的手术;⑦器官移植术。此外,积极处理已存在的感染灶,避免与其他感染者接触。

6.消化系统的准备

(1)成人择期手术前8~12小时开始禁食,术前4小时开始禁水,以防呕吐引起窒息或吸入性肺炎;小儿术前应4~8小时禁食(奶),2~3小时禁水。

(2)胃肠道手术患者术前1~2天进流质食物,非胃肠道手术患者术前一般不限制饮食种类。

(3)一般性手术的患者,督促其术前晚排便,必要时使用开塞露或0.1%~0.2%肥皂水灌肠等促使残留粪便的排出,以防麻醉后肛门括约肌松弛而有粪便排出,增加污染的机会。

(4)肠道手术患者的肠道准备:详见本篇第二章第四节"大肠癌"。

(5)消化道手术或某些特殊疾病(如急性弥散性腹膜炎、急性胰腺炎等),术前应放置胃管。

7.手术前皮肤准备

(1)术前1日督促患者剪短指甲、理发、沐浴及更衣。细菌栖居密度较高的部位(如手、足)

或不能接受刺激消毒剂的部位(如面部、会阴部)术前可用氯己定反复清洗,必要时协助其完成。

(2)做好手术区皮肤准备:彻底清除手术切口部位和周围皮肤的污染。术前备皮应当在手术当日进行,确需去除手术部位毛发时,应当使用不损伤皮肤的方法,避免使用刀片刮除毛发。备皮时注意遮挡和保暖,动作轻巧,防止损伤表皮和增加感染的可能性。手术区皮肤准备范围包括切口周围至少 15cm 的区域

(二)心理准备

通过健康教育及术前访视建立良好的护患关系,给予患者心理支持和疏导,帮助患者认识疾病、手术的相关知识及术后用药的注意事项,向患者说明术前准备的必要性,逐步掌握术后配合技巧及康复知识,使患者对手术的风险及可能出现的并发症有足够的认识及心理准备。

(三)术日晨的护理

认真检查、确定各项准备工作的落实情况;若发现患者有不明原因的体温升高,或女性患者月经来潮等情况,应延迟手术;进入手术室前,指导患者排尽尿液;估计手术时间持续 4 小时以上及接受下腹部或盆腔内手术者应予以留置导尿管并妥善固定;胃肠道及上腹部手术者应放置胃管;嘱患者拭去指甲油、口红等化妆品;取下活动的义齿、发夹、眼镜、手表、首饰和其他贵重物品;备好手术需要的病历、各种影像检查片及特殊药品等,随同患者带入手术室;与手术室接诊人员仔细核对患者、手术部位及名称,做好交接;根据手术类型及麻醉方式准备麻醉床,备好床旁监护设备及物品。

(四)特殊手术

1.急症手术

在最短时间内做好急救处理的同时进行必要的术前准备,如立即输液,改善患者水、电解质及酸碱平衡失调状况。若患者处于休克状态,立即建立 2 条以上静脉通道,迅速补充血容量;尽快处理伤口及原发病等。

2.营养不良

血清蛋白在 30～35g/L 以下、血清转铁蛋白低于 1.5mg/L、体重 1 个月内下降 5％者,存在营养不良。营养不良患者常伴低蛋白血症,可引起组织水肿,影响愈合;此外,营养不良者抵抗力低下,易并发感染。因此,术前尽可能改善其营养状况,经口服或静脉补充热量、蛋白质和维生素,以利术后组织的修复和创口愈合,提高机体抵抗力。

3.高血压

血压在 160/100mmHg 以下者可不必做特殊准备;高血压患者术前 2 周停用利舍平等降压药,指导患者改用钙离子通道阻断剂或 β-受体阻滞剂等合适的降压药以控制血压,但不要求血压降至正常水平再手术。

4.心脏病

伴有心血管疾病的患者,术前应注意:

(1)长期低盐饮食和服用利尿药物导致患者水、电解质平衡失调者,术前需纠正。

(2)有心律失常者,偶发的室性期前收缩一般不需特殊处理;如有心房纤颤伴心室率≥100次/分以上者,遵医嘱予毛花苷 C(西地兰)或口服普萘洛尔(心得安),尽可能将心率控制在正

常范围;老年冠状动脉粥样硬化性心脏病(冠心病)患者,若出现心动过缓,心室率≤50次/分,术前遵医嘱用阿托品0.5~1.0mg,必要时放置临时心脏起搏器。

(3)急性心肌梗死患者6个月内不施行择期手术,6个月以上无心绞痛发作者,在监护条件下可施行手术。

(4)心力衰竭患者,在心力衰竭控制3~4周后再施行手术。

5.呼吸功能障碍

(1)术前2周停止吸烟,防止呼吸道分泌物过多,影响呼吸道通畅。

(2)伴有阻塞性肺功能不全的患者,遵医嘱行雾化吸入治疗,改善通气功能。

(3)哮喘患者可口服地塞米松等药物,减轻支气管黏膜水肿。

(4)痰液黏稠的患者,可采用雾化吸入或服用药物使痰液稀薄,易于咳出。

(5)急性呼吸系统感染的患者,若为择期手术应推迟至治愈后1~2周再行手术;若为急症手术,需应用抗生素并避免吸入麻醉。

(6)重度肺功能不全及并发感染者,必须采取积极措施,改善其肺功能、待感染控制后再施行手术。

6.肝脏疾病

手术创伤和麻醉都将加重肝脏负荷。术前进行肝功能检查,了解患者肝功能情况。肝功能轻度损害者一般不影响手术耐受力;肝功能损害严重或濒于失代偿者,如有营养不良、腹腔积液、黄疸等或急性肝炎患者,手术耐受力明显减弱,除急症抢救外,一般不宜手术。术前予高糖、高蛋白饮食改善营养状况,必要时输注入血清蛋白、少量多次新鲜血液、维生素以纠正贫血、低蛋白血症、增加凝血因子等,改善全身情况。有胸、腹腔积液者,限制钠盐,遵医嘱用利尿剂。

7.肾脏疾病

手术创伤、麻醉和药物都将加重肾脏负荷。术前进行肾功能检查,了解患者肾功能情况。依据24小时内肌酐清除率和血尿素氮测定值可将肾功能损害分为轻度、中度、重度。轻度、中度肾功能损害者,经过适当的内科处理多能较好地耐受手术;重度损害者需在有效透析治疗后才可耐受手术,但手术前应最大限度地改善肾功能。

8.糖尿病

糖尿病患者易发生感染,术前应积极控制血糖及相关并发症。一般实施大手术前将血糖水平控制在正常或轻度升高状态(5.6~11.2mmol/L),尿糖为+~++为宜。如应用长效胰岛素或口服降血糖药物者,术前均改为胰岛素皮下注射,每4~6小时1次,使血糖和尿糖控制在上述水平。为避免发生酮症酸中毒,尽量缩短术前禁食时间,静脉输液时胰岛素与葡萄糖的比例为1U:5g。禁食期间定时监测血糖。

9.妊娠

妊娠患者患外科疾病需行手术治疗时,需将外科疾病对母体及胎儿的影响放在首位。如果手术时机可以选择,妊娠中期相对安全。如果情况可以,术前尽可能全面检查各系统、器官功能,特别是心、肺、肝、肾等功能,若发现异常,术前尽量纠正。需禁食时,从静脉补充营养,尤其是氨基酸和糖类,以保证胎儿的正常发育。

10.使用影响凝血功能药物时

（1）监测凝血功能。

（2）对于长期服用阿司匹林或非甾体药物的患者,术前 7 天停药。

（3）术前使用华法林抗凝的患者,只要国际标准化比值维持在接近正常的水平,小手术可安全实施;大手术前 4～7 天停用华法林,但是对血栓栓塞的高危患者在此期间应继续使用肝素。

（4）择期大手术患者在手术前 12 小时内不使用大剂量低分子量肝素,4 小时内不使用大剂量普通肝素;心脏外科患者手术前 24 小时内不使用低分子量肝素。

（5）在抗凝治疗期间需急诊手术的患者,一般需停止抗凝治疗。用肝素抗凝者,可用鱼精蛋白拮抗;用华法林抗凝者,可用维生素 K、血浆或凝血因子制剂拮抗。

【健康指导】

（1）告知患者与疾病相关的知识,使其理解手术的必要性。

（2）告知麻醉、手术的相关知识,使其掌握术前准备的具体内容。

（3）术前加强营养,注意休息和适当活动,提高抗感染能力。

（4）戒烟,早晚刷牙、饭后漱口,保持口腔卫生;注意保暖,预防上呼吸道感染。

（5）术前指导患者做各种训练,包括呼吸功能锻炼、床上活动、床上使用便盆等。

第二节　手术中

手术中期是指从患者被送至手术台到患者手术后送入恢复室(观察室)或外科病房。手术室护理工作重点是保证患者安全、严格无菌操作和恰当术中配合,以确保麻醉和手术的顺利完成。

【术前准备】

（一）环境准备

评估手术室的环境,尽可能降低交叉感染风险,全过程控制污染因素。手术室只有建立健全各项规章制度,明确各类人员的职责,才能防止已经灭菌和消毒的物品、已行无菌准备的手术人员或手术区不再被污染。除参加手术及相关人员外,其他人员一律不准随便进入手术室。患有急性上呼吸道感染、急慢性皮肤感染性疾病者,不可进入手术室,更不能参加手术;凡进入手术室的人员,必须按规定更换手术室的清洁衣裤、口罩、帽子、鞋等。凡来参观者必须在指定的手术间内参观,参观人员不可随意走动;手术间内人数应根据手术间大小决定;手术开始后,应尽量减少开门次数、减少走动和不必要的活动,不可在无菌区内穿行,大声叫喊、咳嗽;无菌手术与有菌手术严格分开,若在同一手术间内接台,应先安排做无菌手术,后做污染或感染手术;所有工作人员应严格执行无菌操作技术,并相互监督。

（二）物品器械准备

评估手术物品及器械的准备及灭菌情况:手术时手术器械和用物直接穿过皮肤或黏膜接

触人体组织或器官,属于高危险性物品,所以手术器械和物品的灭菌是预防手术感染的重要环节。

(三)手术人员准备

避免手术患者伤口感染,手术人员的无菌准备是必要条件之一。评估手术人员的准备情况,手术进行前,手术人员应进行手臂洗刷消毒,穿无菌手术衣,戴无菌手套,防止细菌污染手术切口。

1.外科口罩佩戴方法

(1)方法:

1)将口罩罩住鼻、口及下巴,口罩下方带系于颈后,上方带系于头顶中部。

2)将双手指尖放在鼻夹上,从中间位置开始,用手指向内按压,并逐步向两侧移动,根据鼻梁形状塑造鼻夹。

3)调整系带的松紧度。

(2)注意事项:不应一只手捏鼻夹。医用外科口罩只能一次性使用。口罩潮湿、受到患者体液污染后,应及时更换。

2.外科手消毒(surgical hand antisepsis)

(1)定义:外科手术前医务人员用肥皂(皂液)和流动水洗手,再用手消毒剂清除或者杀灭手部暂居菌和减少常居菌的过程。使用的手消毒剂可具有持续抗菌活性。外科手消毒,监测的细菌菌落总数应≤5cfu/cm²。

(2)外科手消毒应遵循以下原则:先洗手,后消毒。不同患者手术之间、手套破损或手被污染时,应重新进行外科手消毒。

(3)洗手方法与要求:

1)洗手之前应先摘除手部饰物,并修剪指甲,长度应不超过指尖。

2)取适量的清洁剂清洗双手、前臂和上臂下 1/3,并认真揉搓。清洁双手时,应注意清洁指甲下的污垢和手部皮肤的皱褶处。

3)流动水冲洗双手、前臂和上臂下 1/3。

4)使用干手物品擦干双手、前臂和上臂下 1/3。

(4)外科手消毒方法

1)冲洗手消毒方法:取适量的手消毒剂涂抹至双手的每个部位、前臂和上臂下 1/3,并认真揉搓 2~6 分钟,用流动水冲净双手、前臂和上臂下 1/3,无菌巾彻底擦干。流动水应达到 GB 5749 的规定。特殊情况水质达不到要求时,手术医师在戴手套前,应用醇类手消毒剂再消毒双手后戴手套。手消毒剂的取液量、揉搓时间及使用方法遵循产品的使用说明。

2)免冲洗手消毒方法:取适量的免冲洗手消毒剂涂抹至双手的每个部位、前臂和上臂下 1/3,并认真揉搓直至消毒剂干燥。手消毒剂的取液量、揉搓时间及使用方法遵循产品的使用说明。

(5)注意事项:不应戴假指甲,保持指甲和指甲周围组织的清洁。在整个手消毒过程中应保持双手位于胸前并高于肘部,使水由手部流向肘部。洗手与消毒可使用海绵、其他揉搓用品或双手相互揉搓。术后摘除外科手套后,应用肥皂(皂液)清洁双手。用后的清洁指甲用具、揉搓用品如海绵、手刷等,应放到指定的容器中;揉搓用品每次使用后消毒或者一次性使用;清洁指甲用品应每日清洁与消毒。

3.穿无菌手术衣

许多医院目前已使用全遮盖式手术衣(又称遮背式手术衣),它有三对系带:领口一对系带;左页背部与右页内侧腋下各一系带组成一对;右页宽大,能包裹术者背部,其上一系带与左腰部前方的腰带组成一对。

穿戴方法为:①同传统方法穿上无菌手术衣,双手向前伸出袖口外,巡回护士协助提拉并系好领口的一对系带及左页背部与右页内侧腋下的一对系带。②按常规戴好无菌手套。③术者解开腰间活结(由左腰带与右包围页上的带子结成)。④由洗手护士直接或巡回护士用持物钳夹取右页上的带子,自术者后面绕到前面,使手术衣右页遮盖左页,将带子交术者与腰带一起系结于左腰部前。

4.戴无菌手套

戴无菌手套有闭合式和开放式两种方法。目前临床提倡采用闭合式戴手套方法。

(1)闭合式:穿上手术衣时双手不出袖口,右手隔衣袖取左手套,将手套指端朝向手臂,拇指相对,放于左手衣袖上,两手拇指隔衣袖分别插入手套反折部并将之翻转包裹于袖口上,手迅速深入手套内;同法戴右手套。

(2)开放式:掀开手套袋,捏住手套口向外翻折部分(即手套内面);取出手套,分清左右侧;左手捏住并显露右侧手套口,将右手插入手套内,戴好手套,注意未戴手套的手不可接触手套外面(无菌面);用已戴好手套的右手指插入左手手套口翻折部的内面(即手套的外面),帮助左手插入手套并戴好;分别将左右手套的翻折部翻回,并盖住手术衣的袖口,注意已戴手套的手只能接触手套的外面(无菌面);用无菌生理盐水冲洗手套上的滑石粉。

(3)协助他人戴手套:被戴者的手自然下垂,由洗手护士用双手撑开其中一只手套,拇指对准被戴者,协助其将手伸入手套并包裹于袖口上。

(四)手术患者准备

手术时需将患者置于一定的体位,才能充分显露手术野,使手术顺利进行。一般由巡回护士协助医生根据患者的手术部位安置合适的手术体位。利用手术床的转动和附件的支持,应用枕垫、沙袋及固定带物件保持患者的体位,必要时由手术医生和麻醉师核实或配合,共同完成患者手术体位的安置。

1.基本要求

①最大限度地保证患者的安全与舒适。②充分暴露手术区域,同时减少不必要的裸露。③肢体及关节托垫须稳妥,不能悬空。④保证呼吸和血液循环通畅,不影响麻醉医师的观察和监测。⑤妥善固定,避免血管、神经受压、肌肉扭伤及褥疮等并发症的发生。

2.常用的手术体位

①仰卧位:是最常见的体位,适用于腹部、颌面部、颈部、骨盆及下肢手术等。②侧卧位:适用于胸、腰部及肾手术。③俯卧位:用于脊柱及其他背部手术。④膀胱截石位:适用于会阴部、尿道和肛门部手术。⑤半坐卧位:适用于鼻咽部手术。

（五）评估手术术野皮肤消毒情况

安置好手术体位后，评估手术切口及周围皮肤的清洁程度、有无破损及感染。若皮肤表面有较多油脂或胶布粘贴的残迹，先用汽油或松节油拭去，用浸有碘附消毒液的无菌纱球用力均匀地涂擦消毒手术区皮肤，局部擦拭2遍。消毒范围应在手术野及其外扩展≥15cm，由内向外擦拭。已接触消毒范围边缘或污染部位的消毒纱球，不能再返擦清洁处。每遍范围逐渐缩小，不可超出上一次涂擦范围。若为污染、感染切口及会阴、肛门区手术时，消毒的顺序由外向内，由上向下，由手术区外周清洁部向感染伤口或肛门、会阴部涂擦。

【护理措施】

（一）手术中严格执行无菌操作原则

1.明确无菌区域

树立无菌观念，手术人员一经洗手，手臂即不准接触未经消毒的物品。穿无菌手术衣及戴好无菌手套后，背部、腰部以下和肩部以上均应视为有菌区，不能再用手触摸。手术人员的手臂应肘部内收，靠近身体，既不可高举过肩，也不可下垂过腰或交叉放于腋下，手术床边缘以下的布单不可接触。凡下坠超过手术床边缘以下的器械、敷料、皮管及缝线等一概不可再取回使用。无菌桌仅桌缘平面以上属无菌，参加手术人员不得扶持无菌桌的边缘。器械护士和巡回护士都不能接触无菌桌桌缘平面以下的桌布。

2.保持无菌物品的无菌状态

无菌区内所有物品都必须是灭菌的，若灭菌包破损、潮湿或可疑污染时均应视为有菌。手术中若手套破损或接触到有菌物品，应立即更换无菌手套，前臂或肘部若受污染应立即更换手术衣或加套无菌袖套。无菌区的布单若被水或血浸湿即失去无菌隔离作用，应加盖干的无菌巾或更换新的无菌单。巡回护士取用无菌物品时需用无菌持物钳夹取，并与无菌区域保持一定距离。任何无菌包及容器的边缘均视为有菌，取用无菌物品时不可触及。

3.保护皮肤切口

皮肤虽经消毒，但残存在毛囊中的细菌对开放的切口仍有一定潜在威胁，因此，切开皮肤前，一般先用无菌聚乙烯薄膜覆盖，再经薄膜切开皮肤，以保护切口不被污染。切开皮肤和皮下脂肪层后，边缘应以大纱布垫或手术巾遮盖并固定，仅显露手术野。凡与皮肤接触的刀片和器械不应再用，延长切口或缝合前再消毒皮肤一次。手术中途因故暂停时，切口应用无菌巾覆盖。

4.正确传递物品和调换位置

手术时不可在手术人员背后或头顶方向传递器械及手术用品，手术者或助手需要器械时应由器械护士从器械升降台侧方或正面方向递给。手术过程中，手术人员需面向无菌区，并在规定区域内活动，同侧手术人员如需调换位置时，应先退后一步，转过身背对背地转至另一位置，以防触及对方背部不洁区。

5.污染手术的隔离技术

进行胃肠道、呼吸道或宫颈等污染手术时，切开空腔脏器前，先用纱布垫保护周围组织，并随时吸除外流的内容物，被污染的器械和其他物品应放在污染器械专用盘内，避免与其他器械接触，污染的缝针及持针器应在等渗盐水中刷洗。完成全部污染步骤后，手术人员应用灭菌用水冲洗或更换无菌手套,尽量减少污染的机会。

6.减少空气污染、保持洁净效果

手术进行时门窗应关闭,尽量减少人员走动。不用电扇,室内空调机风口也不能吹向手术床,以免扬起尘埃污染手术室内空气。手术过程中保持安静,不高声说话嬉笑,避免不必要的谈话。尽量避免咳嗽、打喷嚏,不得已时须将头转离无菌区。请他人擦汗时,头应转向一侧。口罩若潮湿,应更换。若有参观手术者,每个手术间参观人数不宜超过2人,参观手术人员不可过于靠近手术人员或站得过高,也不可在室内频繁走动。

（二）严格执行手术安全核查制度

对手术患者进行安全核查,分别在麻醉实施前、手术开始前、患者离开手术室前由具有执业资质的手术医师、麻醉医师和手术室护士三方依次核对患者身份（科室、姓名、性别、年龄、住院号）、手术方式、知情同意、手术部位与标识、麻醉安全检查、皮肤是否完整、术野皮肤准备、静脉通道建立、患者过敏史、抗生素皮试结果、感染性疾病筛查结果、术前备血情况、假体、体内植入物、影像学资料等其他内容,由核查三方共同核查确认。

（三）严格执行手术室物品清点查对制度

器械护士和巡回护士在手术开始前、关闭体腔前、关闭体腔后、术毕（缝完皮肤后）共同准确清点各种器械、敷料和缝针等数目,核对后并登记;在一些腔隙部位如膈肌、子宫、心包、后腹膜等部位的关闭前、后,器械护士与巡回护士亦应共同清点物品;术中临时添加的器械、敷料,器械护士与巡回护士必须在器械台上及时清点数目至少两次,并检查其完整性,及时准确记录无误后方可使用;手术切口涉及两个或两个以上部位或腔隙,关闭每个部位或腔隙时均需清点。

【不同麻醉方式护理措施】

（一）全身麻醉患者护理措施

1.全麻诱导期的护理措施

患者接受全身麻醉药后,由清醒状态到神志消失,并进入全麻状态后进行气管内插管的阶段称为全麻诱导期。此期为麻醉过程中的危险阶段,机体各器官功能因麻醉药的作用可表现出亢进或抑制,引起一系列的并发症而威胁患者生命。实施麻醉诱导前,应备好麻醉机、气管插管用具和吸引器,建立静脉通路,并测定血压和心率的基础值,监测心电图和血氧饱和度。巡回护士在麻醉诱导期应陪伴在患者身边,保持手术间安静,提供患者心理支持,协助麻醉医生完成全麻诱导及气管插管;出现意外情况时积极协助抢救,如准备抢救药物、提供抢救设备、寻求其他医务人员的帮助等。

2.全麻维持期的护理措施

（1）呼吸功能的监护:主要监测指标为呼吸的频率、节律、幅度及呼吸类型;皮肤、口唇、指（趾）甲的颜色;血氧饱和度;潮气量、每分通气量;呼吸末二氧化碳。

（2）循环功能的监护:主要监测指标为脉搏、血压、中心静脉压、心电图、尿量、失血量。

（3）预防患者低体温的发生:

1）手术中低体温的危害:增加伤口感染率、影响凝血功能、影响机体代谢、增加心血管并发症、延缓术后恢复、延长住院时间。

2）引起围术期低体温的原因主要有:麻醉剂扩张血管,对体温调节有抑制作用。麻醉时采用机械通气吸入干冷气体,也会引起体温下降;手术过程中为患者输入大量没有加温的液体、血液及冲洗液;手术室的温度低于22℃;手术中体腔开放,手术中切口暴露时间过长,使手术切口水分蒸发带走热量。

3)手术中低体温的预防措施:加强体温监测,维持核心温度在36℃以上;保持温暖环境,应将手术室的温度控制在22～25℃;术中保暖,加强覆盖,避免不必要的暴露以及用温暖毛毯遮盖皮肤;体腔冲洗时,将冲洗液加温至37℃,有利于体温恢复。

3.全麻恢复期的护理措施

见本章第三节"手术后"。

(二)局部麻醉患者护理措施

局麻药依其分子结构中间链的不同分为酯类和酰胺类,酯类包括普鲁卡因、丁卡因等,酰胺类包括利多卡因、丁哌卡因等。常用局部麻醉方法包括表面麻醉、局部浸润麻醉、区域阻滞和神经及神经丛阻滞。

1.局部麻醉患者毒性反应的观察与护理

(1)常见原因:①用量过大。②不慎将药液注入血管。③注射部位血液供应丰富或局麻药中未加入血管收缩药。④患者全身情况差,对局麻药耐受力低。

(2)表现:

1)中枢毒性:舌或口唇麻木、头痛头晕、耳鸣、视物模糊、言语不清、肌肉抽搐、意识不清、惊厥、昏迷、呼吸停止。

2)心血管毒性:心律失常、心肌收缩力减弱、心排血量减少、血压下降,甚至心脏停搏。

(3)护理措施:立即停用局麻药、尽早给氧、加强通气。遵医嘱予以地西泮5～10mg静脉或肌内注射;有抽搐、惊厥者可加用2.5%硫喷妥钠缓慢静脉注射。必要时行气管插管控制呼吸。有呼吸抑制或停止、严重低血压、心律失常或心搏骤停时,加用升压药、输血输液、行心肺脑复苏。

(4)预防措施:一次用药量不超过限量;注药前回抽无回血方可注射;根据患者具体情况及用药部位酌减剂量;如无禁忌,局麻药内加入适量肾上腺素;麻醉前给予巴比妥类或苯二氮类药物,以提高毒性阈值。

2.过敏反应

(1)表现:使用少量局麻药后,出现荨麻疹、咽喉水肿、支气管痉挛、低血压及血管神经性水肿等,严重时可危及生命。

(2)护理措施:一旦发生,立即停药,保持呼吸道通畅、给氧;遵医嘱注射肾上腺素,同时给予糖皮质激素和抗组胺药。

(3)预防措施:因局麻药皮肤试验的假阳性率高达50%,故不必常规行局麻药皮试,若患者有过敏史,可选用酰胺类局麻药。

(三)椎管内麻醉患者护理措施

1.蛛网膜下隙阻滞患者手术中并发症观察与护理

(1)血压下降或心率减慢:

1)病因:血压下降是因为脊神经被阻滞后,麻醉区域血管扩张,回心血流量减少,心排血量降低所致。若麻醉平面超过 T_4，心脏加速神经被阻滞，迷走神经相对亢进，引起心率过缓。

2)护理措施:血压下降者,先加快输液速度,增加血容量;必要时用麻黄碱 15～20mg 静脉注射,以收缩血管、维持血压;心率过缓者可静脉注射阿托品。

(2)恶心、呕吐:

1)病因:低血压、迷走神经功能亢进、手术牵拉内脏等因素所致。

2)护理措施:针对病因进行处理,给氧、升高血压,暂停手术牵拉以减少迷走神经刺激,必要时用氟哌利多 2.5mg 止吐。

(3)呼吸抑制

1)病因与表现:呼吸抑制由胸段脊神经阻滞引起,表现为肋间肌麻痹、胸式呼吸减弱、潮气量减少、咳嗽无力,甚至发绀。

2)护理措施:应谨慎用药,给氧。一旦呼吸停止立即行气管插管,给予人工呼吸或机械通气。

2.硬脊膜外阻滞患者手术中并发症的观察与护理

(1)全脊椎麻醉:

1)病因:局麻药全部或大部分注入蛛网膜下隙而产生脊神经阻滞所致。

2)表现:呼吸困难、血压下降、意识模糊或消失,甚至呼吸、心跳停止。

3)护理措施:一旦发生,立即停药,行面罩正压通气,必要时行气管插管维持呼吸;加快输液速度,遵医嘱给予升压药,维持循环功能。

(2)血压下降:

1)病因:交感神经被阻滞,阻力血管和容量血管扩张。尤其上腹部手术时,因胸腰段交感神经阻滞范围较广,并可阻滞心交感神经引起心动过缓,更易发生低血压。

2)护理措施:一旦发生,加快输液速度,必要时静脉注射麻黄碱 10～15mg,以提升血压。

(3)呼吸抑制:

1)病因:因肋间肌及膈肌运动抑制所致。

2)护理措施:为减轻对呼吸的抑制,采用小剂量、低浓度局麻药,以减轻运动神经阻滞。同时在麻醉期间,严密观察患者的呼吸,常规面罩给氧,并做好相关急救准备。

第三节　手术后

手术后期是指从患者被送到恢复室或外科病房至患者出院或继续追踪的时期。手术创伤导致患者防御能力下降,术后禁食、切口疼痛和应激反应等加重了患者的生理、心理负担,不仅影响创伤愈合和康复过程,而且可导致多种并发症的发生。手术后护理的重点是防治并发症,减轻患者的痛苦和不适,促进患者康复。

【术后评估】

(一)术中情况

了解手术方式和麻醉情况,手术进程及术中出血、输血和补液情况以及留置的引流管情况等,以判断手术创伤大小及对机体的影响。

(二)身体状况

1.生命体征

评估患者回到病室时的神志、血压、脉搏、呼吸、血氧。

2.切口状况

了解切口部位及敷料包扎情况。

3.引流管

了解所置引流管的种类、数目和引流部位,注意引流液的量和性状、导尿管引流尿液的量和色泽。

4.肢体功能

了解术后肢体感知觉恢复情况和四肢活动度、皮肤的温度和色泽。

5.体液

评估术后患者尿量、各种引流的丢失量、失血量及术后补液量和种类。

6.营养状态

评估术后患者每日摄入营养素的种类、量和途径,了解术后体重变化。

7.术后不适及并发症

了解有无切口疼痛、恶心呕吐、腹胀、呃逆、尿潴留等不适,观察和评估不适的种类和程度;评估有无术后出血、感染、切口裂开、深静脉血栓形成等并发症及危险因素。

8.辅助检查

了解术后血、尿常规、生化检查、血气分析等结果,尤其注意尿比重、血清电解质水平、血清蛋白及血清转铁蛋白的变化。

(三)心理和社会支持状况

评估术后患者和家属对手术的认识和看法,了解患者术后的心理感受,有无紧张、焦虑不安、恐惧、悲观、猜疑或敏感等心理反应。

进一步评估有无引起术后心理变化的原因:①手术致正常生理结构和功能改变,担忧手术对今后生活、工作及社交带来不利影响,如截肢、乳房切除或结肠造口等。②术后出现的各种不适如切口疼痛、尿潴留或呃逆等。③术后身体恢复缓慢及发生并发症。④担心不良的病理检查结果、预后差或危及生命。⑤担忧住院费用昂贵和难以维持后续治疗。

(四)判断预后

了解术后患者的治疗原则和治疗措施的落实情况。评估其机体修复情况,包括切口愈合、肠功能恢复,精神和体力恢复程度,休息和睡眠状况、食欲及饮食种类等。根据手术情况、术后病理检查结果和患者术后康复情况,判断其预后。

【护理措施】

(一)全麻恢复期的护理

1.生命体征和病情的观察

苏醒前设专人护理,常规监测心电图、血压、呼吸频率和血氧饱和度,每15～30分钟测量1次,直至患者完全清醒,呼吸循环功能稳定。

2.维持呼吸功能稳定

呕吐和误吸是引起全麻患者呼吸道阻塞、窒息的常见原因。为防止呕吐物误吸,术后应将患者去枕平卧,头偏向一侧,准备好吸引器及时清除口咽部分泌物。密切观察患者的病情变化,保持呼吸道通畅,常规给予患者吸氧,出现并发症时及时通知医生并协助处理。全麻后患者容易发生舌后坠阻塞咽喉部,这也是常见的呼吸道梗阻的原因,此外气管插管拔除后,因麻醉药、肌松药的残留肌力尚未恢复者,口咽部组织松弛的老年人及颈部短的肥胖者也容易发生呼吸道梗阻,表现为不完全呼吸道梗阻,此时可见呼吸时发出强弱不等的鼾声,有时带有哨音,而血氧饱和度呈进行性下降。出现舌后坠时用手托起下颌,放入口咽通气管,清除咽喉部分泌物和异物。

3.维持循环功能稳定

在麻醉恢复期,血压容易波动,体位变化也可影响循环功能。低血压的主要原因包括低血容量、静脉回流障碍、血管张力降低等;高血压常见原因有术后疼痛、尿潴留、低氧血症、高碳酸血症、颅内压升高等。

4.其他

手术结束后,除意识障碍患者需带气管插管回病房外,一般应待患者意识恢复、拔除导管后再送回病房。此阶段工作可在手术间或麻醉苏醒室进行。全麻未清醒前,患者处于意识丧失阶段,必须守护在患者旁边适当防护、加以约束,防止患者发生坠床及引流管意外脱管等,保持引流管通畅,严密观察有无术后出血。维持体温正常,多数麻醉大手术术后患者体温过低,应注意保暖。少数患者,特别是婴幼儿,全麻后可出现高热、惊厥,与全麻药物引起中枢性体温调节失调有关,一旦发现体温升高,应积极进行物理降温,特别是头部降温,以防脑水肿。

5.明确麻醉苏醒进展情况

达到以下标准,可转回病房:①神志清醒,有定向力,回答问题准确。②呼吸平稳,能深呼吸及咳嗽,血氧饱和度大于95%;③血压及脉搏稳定30分钟以上,心电图无严重的心律失常和心肌缺血改变。

6.苏醒延迟

若全身麻醉后超过2小时意识仍未恢复,在排除昏迷后,即可认为是麻醉苏醒延迟。与麻醉药物过量,麻醉药物应用不当,麻醉中低血压和低氧血症,代谢功能紊乱等原因有关。引起的苏醒延迟首先严密观察生命体征,维持呼吸道通畅,及时寻找患者苏醒延迟原因,进行针对性处理。

7.患者的转运

在转运前应补足容量,轻柔、缓慢地搬动患者。转送过程中妥善固定各管道,防止脱出。如有呕吐者,将其头偏向一侧;全麻状态未醒者,在人工呼吸状态下转运;心脏及大手术、危重患者,在吸入纯氧及监测循环、呼吸等生命体征下转运。

(二)一般护理

1.安置患者

(1)与麻醉师和手术室护士做好床旁交接。

(2)搬运患者时动作轻稳,注意保护头部、手术部位及各引流管和输液管道。

(3)正确连接各引流装置。

(4)检查输液是否通畅。

(5)遵医嘱给氧。

(6)注意保暖,但避免贴身放置热水袋,以免烫伤。

2.合适体位

根据麻醉方式、术式安置患者的卧位。

(1)全身麻醉:尚未清醒的患者应平卧,头偏向一侧,使口腔分泌物或呕吐物易于流出,避免误吸入气管;全身麻醉清醒后根据需要调整卧位。

(2)蛛网膜下隙麻醉:患者应去枕平卧或头低卧位6~8小时,防止脑脊液外渗致头痛。

(3)硬脊膜外隙麻醉:患者一般取平卧位6小时,随后可根据手术部位安置成需要的卧位。

(4)休克:患者取中凹体位或平卧位。下肢抬高15°~20°,头部和躯干抬高20°~30°。

(5)颅脑手术:术后无休克或昏迷的患者可取15°~30°头高脚低斜坡卧位。

(6)颈、胸手术:术后患者多采用高半卧位,便于呼吸和有效引流。

(7)腹部手术:术后多采用低半卧位或斜坡卧位,以减少腹壁张力,便于引流,并可使腹腔渗血渗液流入盆腔,避免形成膈下脓肿。

(8)脊柱或臀部手术后患者可取俯卧或仰卧位。

(9)腹腔内有污染者,在病情许可的情况下,尽早改为半坐位或头高脚低位。

(10)肥胖患者可取侧卧位,以利呼吸和引流。

3.病情观察

(1)生命体征:手术当日每15~30分钟测量1次脉搏、呼吸、血压,监测6~8小时至生命体征平稳。对危重患者,还必须密切观察瞳孔和神志,直至病情稳定,随后可改为每小时测量1次或遵医嘱定时测量,并做好记录。有条件者可使用床旁心电监护仪连续监测。

(2)体液平衡:手术后详细记录24小时出入量;对于病情复杂的危重患者,留置尿管,观察并记录每小时尿量。

(3)中心静脉压:如果手术中有大量血液、体液丢失,在术后早期应监测中心静脉压。呼吸功能或心脏功能不全者可采用Swan-Ganz导管以监测肺动脉压、肺动脉楔压及混合静脉血氧分压等。

(4)其他:特殊监测项目需根据原发病及手术情况而定,如胰岛素瘤患者术后需定时监测血糖、尿糖;颅脑手术后的患者监测颅内压及苏醒程度;血管疾病患者术后定时监测指(趾)端末梢循环状况等。

4.静脉补液

由于手术野的不显性液体丢失、手术创伤及术后禁食等原因,术后患者多需接受静脉输液直至恢复进食。术后输液的量、成分和输注速度,取决于手术的大小、器官功能状态和疾病严重程度。必要时遵医嘱输血浆、红细胞等,以维持有效循环血量。

5.饮食护理

(1)消化道手术:需禁食,待肠道功能恢复、肛门排气后,开始进少量流质饮食,逐步递增至全量流质饮食,第5~6天进食半流质饮食,第7~9天可过渡到软食,术后10~12天开始普食。术后留置有空肠营养管者,可在术后第2日自营养管滴入营养液。

(2)非消化道手术:视手术大小、麻醉方法及患者的全身反应而定。体表或肢体的手术,全身反应较轻者,术后即可进食;手术范围较大,全身反应明显者,待反应消失后方可进食。局部麻醉者,无任何不适,术后即可按需进食。蛛网膜下隙麻醉和硬脊膜外隙麻醉者,若无恶心、呕吐,术后3～6小时可根据需要适当进食;全身麻醉者,应待完全清醒、无恶心呕吐后方可进食,先给予流质饮食,以后视情况逐步过渡到半流质饮食或普食。

6.引流管护理

区分各引流管放置的部位和作用,做好标记并妥善固定。保持引流通畅,若引流液黏稠,可通过负压吸引防止堵塞;术后经常检查引流管道有无堵塞或扭曲。观察并记录引流液的量、性状和颜色,如有异常及时通知医生。如使用引流瓶,更换连接管及引流瓶时要注意无菌操作技术。熟悉各类引流管的拔管指征,并进行宣教。

(1)置于皮下等浅表部位的乳胶片一般术后1～2日拔除。

(2)烟卷引流一般术后3日拔除。

(3)腹腔引流管若引流液甚少,可于术后1～2日拔除;如作为观察胃肠道吻合口渗漏情况,则需保留至所预防的并发症可能发生的时间后再拔除,一般为术后5～7天。

(4)胸腔引流管:见本篇第四章"心胸外科疾病"。

(5)胃肠减压管:在肠功能恢复、肛门排气后拔除,其他引流管则视具体情况而定。

7.休息与活动

(1)休息:保持病室安静,减少对患者的干扰,保证其安静休息及充足的睡眠。

(2)活动:早期活动有助于增加肺活量、减少肺部并发症、改善全身血液循环、促进切口愈合、预防深静脉血栓形成、促进肠功能恢复和减少尿潴留的发生。原则上,大部分患者术后24～48小时内可试行下床活动。病情稳定后鼓励患者早期床上活动,争取在短期内起床活动,除非有治疗方面的禁忌。鼓励并协助患者在床上进行深呼吸运动、四肢主动活动与被动活动、自行翻身等。活动时固定好各种导管,防跌倒,并给予协助。

8.手术切口护理

观察切口有无渗血、渗液,切口及周围皮肤有无发红及切口愈合情况,及时发现切口感染、切口裂开等异常。保持切口敷料清洁干燥,并注意观察术后切口包扎是否限制了胸部、腹部呼吸运动或指(趾)端血液循环。对烦躁、昏迷患者及不合作患儿,可适当使用约束带,防止敷料脱落。

(1)外科手术切口的分类:

1)清洁切口:手术未进入感染炎症区,未进入呼吸道、消化道、泌尿生殖道及口咽部位。

2)清洁-污染切口:手术进入呼吸道、消化道、泌尿生殖道及口咽部位,但不伴有明显污染。

3)污染切口:手术进入急性炎症但未化脓区域;开放性创伤手术;胃肠道、尿路、胆道内容物及体液有大量溢出污染;术中有明显污染(如开胸心脏按压)。

4)感染切口:有失活组织的陈旧创伤手术;已有临床感染或脏器穿孔的手术。

(2)切口愈合等级:

1)甲级愈合:指愈合良好,无不良反应。

2)乙级愈合:指愈合处有炎症反应,如红肿、硬结、血肿、积液等,但未化脓。

3)丙级愈合:指切口已化脓,需要做切开引流等处理。

(3)缝线拆除时间:根据切口部位、局部血液供应情况、患者年龄及全身营养状况决定。一般而言,头、面及颈部切口在术后4～5日拆线,下腹部和会阴部切口为术后6～7日拆线,胸部、上腹部、背部和臀部术后7～9日拆线,四肢术后10～12日拆线,减张缝线于术后14日拆除。青少年患者拆线时间可适当缩短,年老体弱、营养不良或糖尿病患者拆线时间需适当延迟;切口较长者先间隔拆线,1～2日后再将剩余缝线拆除。用可吸收缝线者可不拆线。

(三)术后不适的护理

1.切口疼痛

(1)常见原因:麻醉作用消失后,患者开始感觉切口疼痛。切口疼痛在术后24小时内最剧烈,2～3日后逐渐减轻。剧烈疼痛可影响各器官的正常生理功能和休息,故需关心患者,并给予相应的处理和护理。

(2)护理措施:

1)评估和了解疼痛的程度,可采用口述疼痛分级评分法、数字疼痛评分法、视觉模拟疼痛评分法等。

2)观察患者疼痛的时间、部位、性质和规律。

3)鼓励患者表达疼痛的感受,并简单解释切口疼痛的规律。

4)手术后,可遵医嘱给予患者镇静、镇痛类药物,如地西泮、布桂嗪、哌替啶等。

5)大手术后1～2日内,可持续使用患者自控镇痛泵进行镇痛。患者自控镇痛泵(patient controlledanalgesia,PCA)是指患者感觉疼痛时,通过按压计算机控制的微量泵按钮,向体内注射医生事先设定的药物剂量进行镇痛;给药途径以经静脉、硬膜外最为常用。常用药物为吗啡、芬太尼、曲马朵或合用非甾体消炎药等。

6)尽可能满足患者对舒适的需要,如协助变换体位,减少压迫等。

7)指导患者运用正确的非药物方法减轻疼痛,减轻对疼痛的敏感性,如分散患者注意力、按摩、放松或听音乐等。

2.发热

是术后患者最常见的症状。由于手术创伤的反应,术后患者的体温可略升高,变化幅度在0.1～1℃,一般不超过38℃,称之为外科手术热或吸收热,于术后1～2日体温逐渐恢复正常。

(1)常见原因:术后24小时内的体温过高(>39℃),常为代谢性或内分泌异常、低血压、肺不张和输血反应等;术后3～6日的发热或体温降至正常后再度发热,则要警惕继发感染的可能,如手术切口、肺部及尿路感染。如果发热持续不退,要密切注意是否因更为严重的并发症所引起,如体腔术后残余脓肿等。

(2)护理措施:

1)监测体温及伴随症状。

2)及时检查切口部位有无红、肿、热、痛或波动感。

3)遵医嘱应用药物降温或物理降温。

4)结合病史进行如X线胸片、B超、CT、切口分泌物涂片和培养、血培养、尿液检查等,寻找原因并有针对性治疗。

3.腹胀

(1)常见原因:术后早期腹胀常是由于胃肠道蠕动受抑制,肠腔内积气无法排出所致。随着肠胃功能恢复、肛门排气后症状可缓解。若手术后数日仍无肛门排气、腹胀明显或伴有肠梗阻症状,可能是腹膜炎或其他原因所致的肠麻痹。若腹胀伴有阵发性绞痛、肠鸣音亢进,可能是早期肠粘连或其他原因所引起的机械性肠梗阻,应作进一步检查。

(2)护理措施:

1)胃肠减压、肛管排气或高渗溶液低压灌肠等。

2)协助患者勤翻身,下床活动。

3)遵医嘱使用促进肠蠕动的药物如新斯的明肌内注射。

4)若是因腹腔内感染或机械性肠梗阻导致的腹胀,非手术治疗不能改善者,需做好再次手术的准备。

4.恶心、呕吐

(1)常见原因:

1)术后早期的恶心、呕吐常常是麻醉反应所致,待麻醉作用消失后,即可自然停止。

2)开腹手术对胃肠道的刺激或引起幽门痉挛。

3)药物影响,常见的如环丙沙星类抗生素、单独静脉使用复方氨基酸、脂肪乳剂等。

4)严重腹胀。

5)水、电解质及酸碱平衡失调等。

(2)护理措施:

1)患者呕吐时,将其头偏向一侧,并及时清除呕吐物。

2)行针灸治疗或遵医嘱给予镇静、止吐药物及解痉药物。

3)若持续性呕吐,应查明原因,进行相应处理。

5.尿潴留

(1)常见原因:

1)合并有前列腺增生的老年患者。

2)蛛网膜下隙麻醉后或全身麻醉后,排尿反射受抑制。

3)切口疼痛引起后尿道括约肌和膀胱反射性痉挛,尤其是骨盆及会阴部手术后。

4)手术对膀胱神经的刺激。

5)患者不习惯于床上排尿。

6)镇静药物用量过大或低血钾等。对术后6~8小时尚未排尿或虽排尿但尿量少、次数频繁者,应在耻骨上区叩诊检查,明确有无尿潴留。

(2)护理措施:

1)稳定患者情绪,采用诱导排尿,如变换体位、下腹部热敷或听流水声等。

2)遵医嘱采用药物、针灸治疗。

3)上述措施无效时则应考虑在严格无菌技术下导尿,一次放尿液不超过1000ml。尿潴留时间过长或导尿时尿液量超过500ml者,应留置导尿管1~2天。

6.呃逆

(1)常见原因:术后呃逆可能是神经中枢或膈肌直接受刺激引起。

(2)护理措施:

1)术后早期发生者,可压迫眶上缘,抽吸胃内积气、积液。

2)遵医嘱给予镇静或解痉药物。

3)上腹部术后患者若出现顽固性呃逆,要警惕吻合口漏或十二指肠残端漏、膈下积液或感染的可能,做超声检查可明确病因。一旦明确,配合医生处理。

4)未查明原因且一般治疗无效时,协助医生行颈部膈神经封闭治疗。

(四)术后并发症的观察与护理

1.出血

(1)常见原因:术后出血的可能原因有术中止血不完善或创面渗血、痉挛的小动脉断端舒张,结扎线脱落或凝血机制障碍等。可发生于手术切口、空腔脏器及体腔内。

(2)护理措施:

1)严密观察患者生命体征、手术切口,若覆盖切口的敷料被血液渗湿、可怀疑为手术切口出血,应打开敷料检查切口以明确出血情况和原因。

2)了解各引流管内引流液的性状、量和颜色变化。如胸腔手术后,若胸腔引流血性液体持续超过200ml/h,提示进行性出血。

3)未放置引流管者,可通过密切的临床观察,评估有无低血容量性休克的早期表现,如烦躁、心率增快、尿量少、中心静脉压低于$5cmH_2O$等,特别是在输入足够的液体和血液后,休克征象未改善或加重,或好转后又恶化,都提示有术后出血。

4)腹部手术后腹腔内出血,早期临床表现不明显,只有通过密切的临床观察,必要时行腹腔穿刺,才能明确诊断。

5)少量出血时,一般经过更换切口敷料、加压包扎或全身使用止血剂即可止血;出血量大时,应加快输液,遵医嘱输血或血浆,扩充血容量,并做好再次手术止血的术前准备。

2.褥疮是术后常见的皮肤并发症

(1)常见原因:术后患者由于切口疼痛、手术特殊要求需长期卧床,局部皮肤组织长期受压,同时受到汗液、尿液、各种引流液等的刺激以及营养不良、水肿等原因,易导致褥疮发生。

(2)护理措施:

1)积极采取预防措施:每2小时翻身1次;正确使用石膏、绷带及夹板;保持患者皮肤及床单清洁干燥,使用便盆时协助患者抬高臀部;协助并鼓励患者坚持每日进行主动或被动运动,鼓励早期下床;增加营养。

2)去除致病原因。

3)小水疱未破裂可自行吸收;大水疱在无菌操作下用注射器抽出疱内液体,再用无菌敷料包扎。

4)浅度溃疡用透气性好的保湿敷料覆盖;坏死溃疡者,清洁创面、去除坏死组织、保持引流通畅。

3.切口感染

(1)常见原因：切口内留有无效腔、血肿、异物或局部组织供血不良，合并有贫血、糖尿病、营养不良或肥胖等。

(2)护理措施：

1)术中严格遵守无菌技术原则、严密止血，防止残留无效腔、血肿或异物等。

2)保持伤口清洁、敷料干燥。

3)加强营养支持，增强患者抗感染能力。

4)遵医嘱合理预防性使用抗生素。手术患者皮肤切开前30分钟至2小时内或麻醉诱导期给予合理种类和合理剂量的抗生素。需要做肠道准备的患者，还需术前1天分次、足剂量给予非吸收性口服抗生素。若手术时间超过3小时，或者手术时间长于所用抗生素半衰期，或者失血量大于1500ml者，手术中应当对患者追加合理剂量的抗生素。

5)术后密切观察手术切口情况。若术后3～4日，切口疼痛加重，切口局部有红、肿、热、压痛或波动感等，伴有体温升高、脉率加速和白细胞计数升高，可怀疑为切口感染。感染早期予局部理疗，使用有效抗生素；化脓切口需拆除部分缝线，充分敞开切口，清理切口后，放置凡士林油纱条引流脓液，定期更换敷料，争取二期愈合；若需行二期缝合，做好术前准备。

4.深静脉血栓形成

多见于下肢。开始时患者自感腓肠肌疼痛和紧束，或腹股沟区出现疼痛和压痛，随之下肢出现凹陷性水肿，沿静脉走行有触痛，可扪及索状变硬的静脉。一旦血栓脱落可引起肺动脉栓塞，导致死亡。

(1)常见原因：

1)术后腹胀、长时间制动、卧床等引起下肢及髂静脉回流受阻(特别是老年及肥胖患者)、血流缓慢。

2)手术、外伤、反复穿刺置管或输注高渗性液体、刺激性药物等致血管壁和血管内膜损伤。

3)手术导致组织破坏、癌细胞的分解及体液的大量丢失致血液凝集性增加等。

(2)护理措施：

1)加强预防：鼓励患者术后早期下床活动；卧床期间进行肢体的主动和被动运动；术后穿弹力袜以促进下肢静脉回流；对于血液处于高凝状态的患者，可预防性口服小剂量阿司匹林或复方丹参片。

2)正确处理：严禁经患肢静脉输液，严禁局部按摩，以防血栓脱落；抬高患肢、制动，局部50%硫酸镁湿热敷，配合理疗和全身性抗生素治疗；遵医嘱静脉输入低分子右旋糖酐和复方丹参溶液，以降低血液黏滞度，改善微循环；血栓形成3日内，遵医嘱使用溶栓剂(首选尿激酶)及抗凝剂(肝素、华法林)进行治疗。

5.切口裂开

多见于腹部及肢体邻近关节部位。常发生于术后1周左右或拆除皮肤缝线后24小时内。往往发生在患者一次突然腹部用力或有切口的关节伸屈幅度较大时，通常自觉切口疼痛和突然松开，随即有淡红色液体自切口溢出，浸湿敷料。切口裂开分为全层裂开和深层裂开但皮肤缝线完整的部分裂开。腹部切口全层裂开者可见有内脏脱出。

(1)常见原因:营养不良、组织愈合能力差、切口张力大、缝合不当、切口感染及腹内压突然升高,如剧烈咳嗽、打喷嚏或严重腹胀等。

(2)护理措施:

1)对年老体弱、营养状况差、估计切口愈合不良的患者,术前加强营养支持。

2)对评估发生此并发症可能性大的患者,在逐层缝合腹壁切口的基础上,加用全层腹壁减张缝线,术后用腹带适当加压包扎伤口,减轻局部张力,延迟拆线时间。

3)及时处理和消除慢性腹内压升高的因素。

4)手术切口位于肢体关节活动部位者,拆线后应避免大幅度动作。

5)一旦发生大出血,立即平卧,稳定患者情绪,避免惊慌,告知患者勿咳嗽和进食进饮;用无菌生理盐水纱布覆盖切口,用腹带轻轻包扎,与医生联系,立即送往手术室重新缝合;有肠管脱出者,切勿将其直接回纳腹腔,以免引起腹腔感染。

6.尿路感染

尿路感染常起自膀胱,若上行感染可引起肾盂肾炎。急性膀胱炎的主要表现为尿频、尿急、尿痛,伴或不伴排尿困难,一般无全身症状。急性肾盂肾炎多见于女性,主要表现为畏寒、发热,肾区疼痛等。

(1)常见原因:尿潴留、长期留置导尿管或反复多次导尿是术后尿路感染的常见原因。

(2)护理措施:

1)术前训练床上排尿。

2)指导患者术后自主排尿。

3)出现尿潴留及时处理,若残余尿量超过500ml时,应严格按照无菌操作原则留置导尿管作持续引流。

4)鼓励患者多饮水,保持尿量在1500ml/d以上。

5)收集尿液并及时送检,根据尿培养及药物敏感试验结果选用有效抗生素控制感染。

7.肺部感染

常发生在胸、腹部大手术后,特别是老年患者、长期吸烟、术前合并急、慢性呼吸道感染者。

(1)常见原因:术后呼吸运动受限、呼吸道分泌物积聚及排出不畅是引起术后肺部感染的主要原因。

(2)护理措施:

1)保持病室适宜温度(18~22℃)、湿度(50%~60%),维持每日液体摄入量2000~3000ml。

2)术后卧床期间鼓励患者每小时重复做深呼吸5~10次,帮助其翻身、叩背,促进气道内分泌物排出。

3)教会患者保护切口和进行有效咳嗽、咳痰的方法,用双手按住患者季肋部或切口两侧,限制胸部或腹部活动的幅度以保护切口,在深吸气后用力咳痰,并作间断深呼吸。

4)协助患者取半卧位,病情允许尽早下床活动。

5)痰液黏稠不易咳出者,予雾化吸入。

6)遵医嘱应用抗生素及祛痰药物。

8.消化道并发症

常见急性胃扩张、肠梗阻等。腹腔手术后胃肠道功能的恢复往往需要一定时间。一般肠道功能的恢复从术后 12～24 小时开始,此时可闻及肠鸣音;术后 48～72 小时整个肠道蠕动可恢复正常,肛门排气、排便。

预防措施:①胃肠道手术前灌肠、留置胃管。②维持水、电解质和酸碱平衡,及早纠正低血钾、酸中毒等。③术后禁食、胃肠减压。④取半卧位,按摩腹部。⑤及早下床活动。

(五)心理护理

加强巡视,建立相互信任的护患关系,鼓励患者说出自身想法,明确其所处的心理状态,给予适当的解释和安慰;满足其合理需要,提供有关术后康复、疾病恢复方面的知识,帮助患者缓解术后不适;告知其配合治疗与护理的要点,帮助患者建立疾病康复的信心,正确面对疾病及预后;鼓励患者提升生活自理能力。

(六)健康教育

1.休息与活动

保证充足的睡眠,活动量从小到大,一般出院后 2～4 周可从事一般性工作和活动。

2.康复锻炼

告知患者康复锻炼的知识,指导术后康复锻炼的具体方法。

3.饮食与营养

恢复期患者合理摄入均衡饮食,避免辛辣刺激食物。

4.用药指导

需继续治疗者,遵医嘱按时、按量服药,定期复查肝、肾功能。

5.切口处理

切口拆线后用无菌纱布覆盖 1～2 日,以保护局部皮肤。若开放性伤口出院者,向患者及家属交代门诊换药时间及次数。

6.复诊

告知患者恢复期可能出现的症状,有异常立即返院检查。一般手术后 1～3 个月门诊随访1 次,以评估和了解康复过程及切口愈合情况。

第二章 麻醉患者的护理

第一节 麻醉概述

临床麻醉的基本任务是消除手术所致的疼痛和不适感觉。保障手术患者的安全。并为手术创造良好的工作条件。麻醉作用的产生主要是利用麻醉药对神经系统抑制的结果。

通过麻醉药的作用使中枢神经系统抑制,患者的意识和镇痛,肌肉松弛,反射活动减弱称全身麻醉;麻醉药作用于周围神经系统某一(或某些)神经时,只产生躯体相应区域的疼痛消失,运动出现障碍,但患者意识清醒称局部麻醉。为方便学生了解麻醉技术操作的特点,以便于在以后工作中更好地完成对麻醉患者的护理工作,现分别列出以下各种具体的麻醉方法(表2-1)。

表 2-1 麻醉方法分类

分类	方法	抑制部位	备注
全身麻醉	吸入麻醉	中枢神经系统	常用
	静脉麻醉	中枢神经系统	常用
	肌内注射麻醉	中枢神经系统	用作基础麻醉
局部麻醉	蛛网膜下隙阻滞(腰麻)	蛛网膜下隙神经根	常用
	硬膜外隙阻滞	硬膜外隙脊神经	常用
	神经丛阻滞	神经丛	以臂丛神经阻滞最常见
	神经干阻滞	神经干	以眶下神经、下颌神经、股神经、坐骨神经等组织较常见
	局部浸润麻醉	手术野神经末梢	常用(习称"局麻")
	表面麻醉	黏膜下神经末梢	主要用于五官科手术

第二节 麻醉前患者的护理

麻醉前的护理是麻醉患者护理工作的开始。也是麻醉患者工作的重要环节之一。加强麻醉的护理工作。对于保证患者麻醉期间的安全性、提高患者对麻醉和手术的耐受力、减少麻醉后并发症等都具有重要的意义。

（一）护理评估

1.健康史

(1)病史：了解患者既往有无中枢神经系统、心血管系统及呼吸系统疾病,有无脊柱畸形或骨折,有无腰椎间盘突出、腰部皮肤感染病灶、静脉炎等。

(2)麻醉及手术史：既往是否接受过麻醉与手术,如果有应详细询问当时所用麻醉药物、麻醉方法及围术期的有关情况。

(3)用药史：详细了解患者近期是否应用强心剂、利尿剂、降血压药、降血糖药、镇静剂、镇痛剂、抗生素及激素等。如曾应用,要进一步询问用药时间、所用剂量及药物反应等。有无药物、食物等过敏史,如果有,应进一步询问。

(4)家族史：了解患者有无家族遗传性疾病。

(5)个人史：包括工作经历、饮食习惯、烟酒嗜好,以及有无药物成瘾等。

2.身体状况

(1)重点观察患者的生命体征及营养状况；牙齿有无缺失或松动,有义齿,注意患者有无贫血、发绀、发热、脱水等症状；肺部有无疾病及胸片证实的肺部异常；心电图有无异常。神志清醒者还应详细询问患者的近期体重变化情况,以便对患者麻醉和手术的耐受力做出初步诊断。

(2)麻醉手术风险评估：

1)麻醉前准备的主要目的是使患者术前尽可能处于最佳状态,麻醉前对患者的估计经常考虑两个问题：①患者是否在最佳身体状态下接受麻醉；②手术给患者健康带来的好处是否大于因并存疾病所致的麻醉手术的风险。

2)可能导致手术患者术后并发症和死亡率增高的危险性因素。

3.心理社会状况

了解患者对疾病、手术方式、麻醉方式的认知程度及其对术前准备、护理配合和术后康复知识的了解程度。麻醉前对患者进行与麻醉和手术相关事项的解释说明,安慰并鼓励患者,减缓其恐惧、焦虑的紧张情绪,取得信任和配合,确保麻醉与手术的顺利实施。

（二）主要护理诊断及合作性问题

1.恐惧及焦虑

与对手术室环境陌生、缺乏对手术和麻醉的了解有关。

2.知识缺乏

缺乏有关麻醉及麻醉配合知识。

（三）护理措施

1.禁食水

麻醉前应常规禁食 12 小时,禁水 4～6 小时,以减少术中、术后误吸导致窒息的危险性；急诊手术的患者,只要手术时间允许,也应尽量准备充分；饱食后的急诊手术患者,可以考虑局部麻醉方式；手术必须全麻者,则应清醒插管,主动控制气道,避免引起麻醉后误吸。

2.局麻药过敏试验

普鲁卡因、丁卡因等能与血浆蛋白结合产生抗原或半抗原,可发生过敏反应。目前规定普鲁卡因使用前应常规做皮肤过敏试验。

3.麻醉前用药

麻醉前用药(表2-2)是为了稳定患者情绪,确保麻醉顺利实施。另外,麻醉前用药还可以减少麻醉药用量,减轻麻醉药的毒副反应。临床工作中,常根据患者护理评估结果、患者病情、手术方案、拟用麻醉药及麻醉方法等确定麻醉前用药的种类、剂量、用药途径和用药时间。一般根据医嘱,多在术前30~69分钟应用。

表 2-2　麻醉前用药

药物类型	药名	作用	用法和用量(成人)
镇静安定药	地西泮	安定镇静、催眠、抗焦虑、抗惊厥	肌内注射 5~10mg
	咪达唑		肌内注射 0.04~0.08mg/kg
催眠药	苯巴比妥	镇静、催眠、抗焦虑	肌内注射 0.1~0.2g
镇痛药	吗啡	镇痛、镇静	肌内注射 0.1mg/kg
	哌替啶		肌肉注射 1mg/kg
抗胆碱药	阿托品	抑制腺体分泌,解除平滑肌	肌肉注射 0.01~0.02mg/kg
	东莨菪碱	痉挛和迷走神经兴奋	肌内注射 0.2~0.6mg

(四)健康教育

(1)术前向患者详细讲解麻醉方法和手术进程,减轻患者的陌生与恐惧感。

(2)指导患者自我控制情绪,保持精神愉快、情绪稳定。

(3)介绍有关疾病术后并发症的表现和预防方法,争取患者合作。协助患者合理安排休息与活动,鼓励患者尽可能生活自理,促进康复。

第三节　各类麻醉患者的护理

一、局部麻醉

局部麻醉简称局麻,是指导患者神志清醒,身体某一区域感觉神经传导功能暂时被可逆性阻断,运动神经可能被部分阻断或保持完好。局麻种类较多,用途广泛是临床上常用的麻醉方式。

(一)常用局麻药

1.根据化学结构的不同分类

可分为酯类和酰胺类。临床常用的酯类局麻药有普鲁卡因、氯普鲁卡因、丁卡因和可卡因等。酰胺类局麻药有利多卡因、布比卡因、依替卡因和罗哌卡因等。酯类局麻药在血浆内水解或被胆碱酯酶分解,产生的对氨基化合物可形成半抗原,可引起过敏反应而导致少数患者出现过敏反应症状。而酰胺类局麻药引起过敏反应的极为罕见,因此在做麻醉药物过敏试验时首选酯类局麻药中的普鲁卡因作为皮试液。

2.根据局麻药作用维持时间分类

可分为短效局麻药、中效局麻药和长效局麻药。一般将作用时间短的普鲁卡因和氯普鲁卡因称为短效局麻药,作用时间稍长的利多卡因称为中效局麻药,作用时间长的丁哌卡因、丁卡因称为长效局麻药。

(二)常用局部麻醉方法

局部麻醉分为表面麻醉、局部浸润麻醉、区域阻滞、神经阻滞麻醉和椎管肉麻醉。

1.表面麻醉

将渗透性能强的麻醉药与局部黏膜接触,穿透黏膜作用于神经末梢而产生的局部麻醉作用称为表面麻醉。一般眼部的表面麻醉多采用滴入法,鼻腔内黏膜常采用棉片浸药填敷法。咽及气管内黏膜用喷雾法,尿道内黏膜表面麻醉用灌入法。

2.局部浸润麻醉

沿手术切口线分层注射局麻药,阻滞组织中的神经末梢称为局部浸润麻醉(图2-1)。本法是临床上用途最广的局部麻醉方法。最常用的是普鲁卡因,普鲁卡因过敏的患者可选用利多卡因或丁哌卡因。操作方法:穿刺针经皮丘刺入,分层注药。注射局麻药液时应加压,使其在组织内形成张力性浸润。达到与神经末梢广泛接触。以增强麻醉效果。

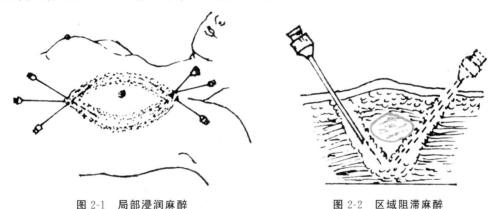

图 2-1　局部浸润麻醉　　　　　　　　图 2-2　区域阻滞麻醉

3.区域阻滞麻醉

围绕手术区四周和底部注射局麻药,以阻滞进入手术区的神经于和神经末梢,称为区域阻滞麻醉(图2-2)。区域阻滞常用的麻醉药、操作要点及注意事项与局部浸润麻醉相同,但不是沿切口注射局麻药,而是环绕被切除的组织(如小囊肿、肿块活检等)做包围注射。

4.神经阻滞麻醉

指将麻醉药注射于神经与神经节组织内或注射于神经/神经节的周围,使麻醉药渗入神经组织的麻醉方法(图2-3)。

(三)局部麻醉患者的护理

1.护理评估

麻醉期间和麻醉后重点应评估有无局麻药的毒性反应和过敏反应。

(1)了解患者有无局麻手术史,是否发生过麻醉药物过敏和麻醉药物中毒等情况。

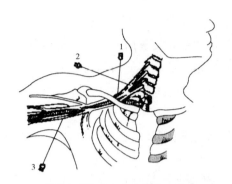

1.锁骨上径路；2.肌间沟径路；3.腋路
图2-3 臂丛神经阻滞麻醉

(2)了解心、肝、肾功能情况。估计患者对局麻药物的耐受力。是否可用肾上腺素。

(3)麻醉药毒性反应的原因和表现：局麻药吸收入血后，单位时间内血中局麻药浓度超过机体耐受剂量就可发生毒性反应。严重者可致死。常见原因：①药液浓度过高；②用量过大；③药液误注入血管；④局部组织血运丰富。吸收过快；⑤患者体质差，对局麻药耐受力低或有严重肝功能受损。局麻药代谢功能障碍。血药浓度升高；⑥药物间相互影响使毒性增高，如普鲁卡因和琥珀胆碱都由血内同一种酶分解。两者同时使用，普鲁卡因的分解减少就容易中毒。

毒性反应主要见于普鲁卡因中毒。患者中枢神经核交感神经兴奋。表现为精神紧张。出冷汗、呼吸急促。心率增快。严重者有谵妄、狂躁、肌肉震颤、血压升高，甚至意识丧失、惊厥、发绀、心律失常，患者常惊厥不止。可发生窒息而心跳停止。

(4)局麻药物的过敏反应：在使用很少量局麻药后，可发生过敏反应。即出现荨麻疹、喉头水肿、支气管痉挛、低血压及血管神经性水肿等，严重者可发生过敏性休克而死亡。

2.主要护理诊断及合作性问题

(1)心排血量减少：与局麻药中毒或过敏有关。

(2)低效性呼吸状态：与局麻药中毒或过敏有关。

(3)焦虑/恐惧：与担心会出现麻醉意外或麻醉产生后遗症有关。

(4)知识缺乏：缺乏麻醉相关知识及麻醉出现不良反应的认知。

3.护理措施

1)麻醉前用药：常规应用苯巴比妥钠，因其有镇静和预防局麻药中毒的作用。

(2)麻醉药物皮肤过敏试验：酯类麻醉药使用前需做皮肤过敏试验，皮肤阳性或有过敏史者，宜改用利多卡因或其他麻醉方法。

(3)局麻药毒性反应的护理：立即停止用药；确保呼吸道通常并吸氧；一般兴奋型患者，可用地西泮0.1mg/kg，气管内插管。人工呼吸；抑制型患者以面罩给氧，机械人工呼吸，静脉输液加适当血管收缩剂(如麻黄碱、间羟胺)以维持循环功能；如发生呼吸心跳停止，立即进行心肺复苏。

(4)局麻药毒性反应的预防：①麻醉前应用巴比妥类、地西泮、抗组胺类药物，可预防或减轻毒性反应；②限量用药，一次用量普鲁卡因不超过1g，利多卡因不超过0.4g，丁卡因不超过0.1g；③注药前均须回抽，以防注入血管；④在每100mL局麻药中加入0.1%肾上腺素0.3mL。

可减慢局麻药的吸收,减少毒性反应的发生,并能延长麻醉时间。指(趾)和阴茎神经阻滞、高血压、心脏病、老年患者忌用肾上腺素。

(5)过敏反应的护理:一旦发生过敏反应立即抗过敏处理。对严重患者的抢救应立即静脉注射肾上腺素 0.2～0.5mg。然后给予糖皮质激素和抗组胺药物。

二、椎管内麻醉

椎管内有两个可用于麻醉的腔隙。即蛛网膜下隙和硬脊膜外隙。将局麻药注入上述腔隙中即能产生部位麻醉称为椎管内麻醉,常分为蛛网膜下隙阻滞(简称腰麻)和硬脊膜外隙阻滞。椎管内麻醉属于局部麻醉。患者神志清醒,镇痛效果确切,肌松弛良好(图 2-4)。

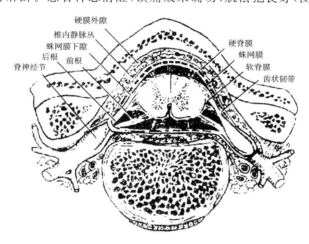

图 2-4　臂丛神经阻滞麻醉

(一)蛛网膜下隙阻滞麻醉

将局部麻醉药注入蛛网膜下隙,使脊神经根、神经节及脊髓表面部分产生不同程度的阻滞,称为蛛网膜下隙阻滞麻醉,简称腰麻。主要作用部位在脊神经发根的前根和后根(图 2-5)。

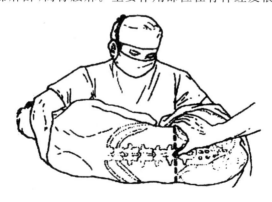

图 2-5　腰麻体位与穿刺点

1.给药方式

患者侧卧位,患侧在下位,背部与手术台的边缘平齐,双手抱膝,脊椎尽量弯曲,使腰椎棘突间隙增宽。利于穿刺。穿刺点选择在第 3～4 或 4～5 腰椎棘突间隙。使用重比重溶液,注射药物时穿刺针斜面向下,可使患侧阻滞平面高于健侧,且作用时间也长于健侧。

2.麻醉前用药

蛛网膜下隙阻滞麻醉前用药不宜过重,用量不宜过大,应使患者保持清醒状态,利于进行阻滞平面的调节。麻醉前晚常规口服巴比妥类药,如苯巴比妥 0.06g。麻醉前1小时肌内注射地西泮 10mg(成人量),阿托品或东莨菪碱可不用或少用,以免患者术中不适。

3.常用麻醉药

蛛网膜下隙阻滞常用的局麻药有普鲁卡因、丁卡因、利多卡因和罗哌卡因。

4.影响蛛网膜下隙阻滞平面的因素

影响蛛网膜下隙阻滞平面的因素很多,如穿刺间隙高低、患者体位、年龄、腹内压、体温、麻醉药的性质、剂量、浓度、容量、比重、注药速度及针尖斜面方向等。

(二)硬脊膜外隙阻滞麻醉

硬脊膜外隙阻滞麻醉也称硬膜外阻滞或硬膜外麻醉,是指将局麻药注入硬膜外间隙,阻滞脊神经根,使其支配区域产生暂时性麻痹的麻醉方法。理论上讲,硬脊膜外阻滞可适用于除头部以外的任何手术,给药方式可有单次法和连续法两种。

1.常用麻醉药

用于硬脊膜外阻滞的局麻药应该具备穿透性和弥散性强、毒副反应小、起效时间短、作用时间长等特点,临床最为常用的是利多卡因、丁卡因和丁哌卡因。

2.影响硬膜外阻滞的因素

(1)药物容量和注药速度:药物容量越大,注射速度越快,其阻滞平面及范围越广。分次间隔给药可增强阻滞效果。

(2)导管位置和方向(图 2-6):导管向头端插入时,药物易向头端扩散;向尾端插入时,多向尾端扩散;导管偏于一侧,可出现单侧麻醉。但最终决定药物扩散方向的仍是导管口所在位置。

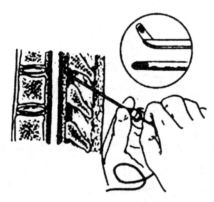

图 2-6 硬膜外置管

(3)妊娠:妊娠后期由于下腔静脉受压,硬膜外间隙静脉充盈,间隙相对变小,用药量减少。

(4)低凝状态:容易引起硬膜外隙出血、硬膜外隙血肿。

(三)椎管内麻醉患者的护理

1.麻醉中的护理

主要由麻醉医师负责,巡回护理人员做好以下配合工作:事先准备好腰麻或硬膜外麻醉器械包;协助麻醉师摆好患者麻醉体位,并保护好患者预防麻醉操作中患者坠床等危险(图 2-5);协助麻醉师做好病情观察及麻醉意外的抢救工作;执行医嘱,如输液、用药等。

2.麻醉后并发症防治及护理

严密监测生命体征变化,每 15～30 分钟测量血压、脉搏、呼吸,做好记录,待病情稳定后可适当延长监测间隔时间;继续输液,连接和妥善固定好各种引流导管;注意患者的尿量、各种引流量、体温及肢体的感觉和运动情况;注意有无恶心、呕吐、尿潴留、头痛及穿刺处疼痛等。若发现异常,应及时向医师汇报,并做相应处理。其相关并发症如下。

(1)血压下降:由于使麻醉区域交感神经阻滞,周围血管扩张,回心血量减少,患者表现有血压下降。血压降低的幅度与麻醉范围及患者身体状况密切相关。交感神经被阻滞,迷走神经兴奋增强,加上内脏牵拉反应等,都可致心率减慢或心动过缓。

(2)头痛:腰麻后头痛,其原因是多次穿刺或穿刺针太粗使穿刺孔较大,脑脊液不断从穿刺孔漏至硬膜外隙,致颅内压下降,颅内血管扩张而引起血管性头痛。蛛网膜下隙出血、某些麻醉药品或消毒时的碘酊随针带入脑脊液等,也可刺激脑膜而引起头痛。腰麻后头痛多在手术后 1～2 日开始,第 3 日最剧烈,可持续 10～14 日。14 日后往往不治自愈。头痛部位不定,但枕部最多,顶部和额部次之。头痛的特点是坐起时加剧,平卧后减轻。椎管内麻醉手术后,应将患者常规去枕平卧 6～8 小时,预防头痛,为患者解释头痛原因,做好心理护理。

(3)呼吸抑制:腰麻平面过高、高位硬膜外麻醉时局麻药浓度过高或用量过大,可抑制呼吸肌运动功能,患者可出现胸闷气短、咳嗽及说话无力、发绀等。如果硬膜外阻滞穿刺时不慎刺破硬脊膜而未被发现,并将麻醉药全部或大部分注入蛛网膜下隙,即可导致全脊髓麻醉(是硬膜外麻醉中最严重的并发症)。表现为注药后几分钟内患者出现进行性呼吸困难,继而呼吸停止,血压下降,意识消失,甚至呼吸、心搏骤停。术后有呼吸减弱或呼吸困难者,应继续吸氧或气管插管、人工呼吸等。若麻醉中辅助药物应用过多或用量过大,术后尚未苏醒者,应将患者置于平卧位,头偏向一侧,并及时清除呼吸道分泌物,以保持其通畅。对曾发生全脊髓麻醉者,继续实施人工呼吸等抢救措施,密切检测各项呼吸指标变化。

(4)恶心、呕吐:因迷走神经兴奋型增强,术中牵拉腹腔脏器,使迷走神经反应活跃,某些麻醉药或辅助用药(如哌替啶)的不良反应等,以上因素均易诱发恶心、呕吐。

(5)尿潴留:原因是骶神经阻滞后使排尿反射抑制,下腹部或会阴、肛门手术后伤口疼痛致尿道括约肌痉挛,还有患者卧床而不习惯床上排尿。发生尿潴留后可利用中医针灸穴位,也可用下腹部热敷、听流水声等诱导方法,无效时可导尿。麻醉后应保持每小时尿量在 30mL以上。

(6)肢体感觉或运动障碍及椎管内感染:多因穿刺操作的经验不足、操作粗暴或无菌操作不严、穿刺器械污染、术后穿刺点感染引起。也可见于全身性化脓性感染的患者。它可损伤脊神经根,使相应的支配区域感觉障碍、肌力减弱,发生硬脊膜外脓肿或化脓性脑脊膜炎。

三、全身麻醉

(一)概述

全身麻醉是临床最常使用的麻醉方法,其安全性、舒适性均优于局部麻醉和椎管内麻醉。按给药途径的不同,全身麻醉可分为吸入麻醉、静脉麻醉及静脉复合麻醉。

1.吸入麻醉

(1)常用吸入麻醉药:①氟烷,优点是术后恶心、呕吐发生率低,因其可降低心肌氧耗量,适用于冠心病患者的麻醉。缺点是安全范围小,须有精确的挥发器。②恩氟烷,优点是不刺激气道,不增加分泌物。肌松弛效果好。可与肾上腺素合用。缺点是对心肌有抑制作用,在吸入浓度过高时可产生惊厥,深麻醉时抑制呼吸和循环。③异氟烷,优点是肌松良好,麻醉诱导及复苏快。无致吐作用。循环稳定。缺点是价格昂贵,有刺激性气味,可使心率增快。④氧化亚氮,也称笑气,1844年Wells首先将其用于拔牙麻醉。目前它仍是广泛应用的吸入麻醉药之一。其优点是麻醉诱导及复苏迅速,镇痛效果强。不刺激呼吸道黏膜。缺点是麻醉作用弱,使用高浓度时产生缺氧。此外,吸入性麻醉药还有七氟烷、地氟烷、甲氧氟烷等。

(2)吸入麻醉的实施:包括麻醉前准备、麻醉诱导、麻醉维持和麻醉复苏。①麻醉诱导:是患者从清醒转入麻醉状态的过程。此时机体各器官功能受麻醉药影响出现亢进或抑制,是麻醉过程中的危险阶段。实施吸入麻醉诱导剂之前,应监测心电图、血压和血氧饱和度,并记录麻醉前的基础值。②麻醉维持:麻醉维持期间应满足手术要求,维持患者无痛、无意识,肌松弛及器官功能正常,抑制应激反应。及时纠正水、电解质紊乱及酸碱平衡失调,补足血容量。目前低流量吸入麻醉是维持麻醉的主要方法。③麻醉复苏:复苏与诱导相反,使患者从麻醉状态转向清醒的过程。

2.静脉麻醉

无须经气道给药。不污染手术间。缺点是:①无任何一种静脉麻醉药能单独满足麻醉的需要;②可控性不如吸入麻醉;③药物代谢受肝肾功能影响;④个体差异较大;⑤无法连续监测血药浓度变化。

(1)常用静脉麻醉药:①巴比妥类。临床麻醉中最常用的是超短效的硫喷妥钠和硫戊巴妥钠。主要用于静脉诱导。②氯胺酮。属分离性强阵痛静脉麻醉药,其特点是体表镇痛作用强,麻醉中咽喉反射存在。临床主要用于体表小手术的麻醉及全身麻醉的诱导。③地西泮类,临床常用的是咪达唑仑。起作用强于地西泮。④异丙酚,属于超短效静脉麻醉药,临床主要用于全身麻醉的诱导与维持。以及人工流产等短小手术的麻醉。复苏迅速,苏醒后无后遗症。⑤肌松药。根据作用机制的不同主要分为两类:去极化肌松药和非去极化肌松药。去极化肌松药以琥珀胆碱为代表。起效快,肌松完全且短暂,主要用于全麻时的气管插管。菲去极化肌松药以筒箭毒碱为代表。主要用于麻醉中辅助肌松。

(2)常用麻醉方法:

1)氯胺酮分离麻醉:临床主要用于全麻诱导和小儿基础麻醉。静脉注射后30~60秒起效,维持15~20分钟。分次肌内注射法通常仅用于小儿短小手术的麻醉,常用量为4~10mg/kg肌内注射。

2)异丙酚静脉麻醉:用于麻醉诱导剂时,按2~2.5mg/kg缓慢静脉注射。同时严密观测血压,若血压下降明显,应立即停药或在肌松药辅助下行气管内插管。

3.复合全身麻醉

是指用两种或两种以上的药物或方法达到最佳麻醉效果。

(1)全静脉复合麻醉:是完全采用静脉麻醉药及静脉全麻辅助药物而满足手术要求的全身

麻醉方法,临床上较常见。

(2)静-吸复合麻醉:一般在静脉麻醉的基础上,在麻醉渐浅时间段吸入挥发性麻醉药(如恩氟烷、异氟烷等)。优点是麻醉相对稳定,避免由于全静脉麻醉的给药不及时丽发生麻醉突然变浅的局面。同时可减少吸入麻醉药的用量。有利于麻醉后快速苏醒。

(二)主要护理诊断及合作问题

1.有窒息的危险

与舌后坠、黏痰堵塞、误吸等呼吸道阻塞因素有关。

2.低效性呼吸状态

与呼吸道阻塞、麻醉过浅或过深等因素有关。

3.心排血量减少

与全麻药不良作用、失血、失液或原有心血管疾病等有关。

4.体温过高或体温过低

与手术中内脏暴露过久、大量输液输血、中枢性体温调节失常等因素有关。

(三)全身麻醉患者的护理

1.麻醉中护理

手术室巡回护理人员应协助麻醉医师做好病情观察,并在输液、输血、导尿、胃肠减压、麻醉意外的抢救等方面做好密切配合。

2.并发症的观察及护理

全麻手术后未苏醒前须留住麻醉恢复室或 ICU 室,应有专人护理,每 15～30 分钟测血压、脉搏、呼吸 1 次,直至患者完全清醒,循环和呼吸稳定。

(1)呕吐与误吸:麻醉前未禁食、胃扩张、肠梗阻、上消化道出血等患者易发生呕吐与误吸,某些全麻药物对胃肠或对呕吐中枢的刺激也会弓起呕吐。呕吐物吸入气管,可造成窒息而立即致死。即使吸入物不多,亦可引起吸入性肺炎。为防治误吸,麻醉前至少应禁食 6 小时。若患者饱食后而又必须立即在全麻下施行手术时,应于麻醉前放置粗大胃管抽吸和清洗以排空胃内容物。或采用清醒气管插管。在全麻苏醒前,若患者出现呕吐先兆,应立即将其头偏向一侧、摇低床头。使呕吐物容易排出,并用于纱布或吸引器清除口鼻腔内食物残渣。必要时立即气管插管,反复吸引清除吸入气管内的异物。直至呼吸音正常。

(2)呼吸道梗阻:

1)舌后坠:麻醉后患者下颌肌肉松弛,舌根后坠,使上呼吸道不全梗阻而产生鼾声。当出现鼾声时。用手托起下颌。使下颌切牙咬合于上颌切牙之前,鼾声即消失,呼吸道梗阻随之解除,必要时插入口咽或鼻咽通气管。

2)呼吸道分泌的增多:麻醉药物的刺激、术前未用抗胆碱药或用量较小、术前呼吸道感染等原因。均可使分泌物增多并积存于咽喉部、气管或支气管内。患者呼吸困难、发绀、喉部发出高调鸡鸣音。可用吸引器吸去咽喉及口腔内分泌物。遵医嘱注射阿托品以减少口腔和呼吸道腺体分泌。若发生喉痉挛。立即设法解除诱因。加压给氧,如不能缓解,可用一针头经环甲膜刺入气管输氧。如痉挛仍不能解除,需静脉注射肌肉松弛剂后做气管插管,以麻醉机控制呼吸。

(3)呼吸抑制:麻醉过浅或过深都会使呼吸节律及深度变化,可能导致肺通气量不足。尤其麻醉过深,可致呼吸衰弱甚至呼吸停止。如出现立即加压给氧,必要时气管插管人工呼吸。

(4)肺不张和肺炎:麻醉过程中麻醉药和气管插管的刺激使呼吸道分泌物增多,痰液阻塞支气管是引起肺不张的主要原因。如麻醉前有呼吸道感染、吸烟史等都容易引起肺炎。

(5)血压下降:常见原因是麻醉过深、麻醉前血容量不足、术中失血与失液、内脏牵拉反应或直接刺激迷走神经引起的反射性低血压及心率减慢,以上原因都可导致血压下降。对全麻患者应进行血压、脉搏、心率、心律及心电图、中心静脉压等循环功能和血流动力学监测,发现异常(如血压下降、心律失常等)及时告诉医师。并遵医嘱做相应处理,如调整输血输液速度、使用升压药或抗心律失常药物等。

(6)心律失常:手术刺激、低血容量、缺氧及二氧化碳蓄积,可引起心动过速;内脏牵拉反应、体温过低等可使心动过缓。另外,麻醉过浅或过深、高钾血症或低钾血症、高碳酸血症或原有心脏疾病患者,在术中或术后更易发生心律失常,甚至心搏骤停。

(7)高热与惊厥:常见于小儿,由于小儿的体温调节中枢尚未发育健全、全麻药不良作用引起中枢性体温失调故而出现高热。甚至发生惊厥。高热与惊厥也可能与脑组织细胞代谢紊乱、患者体质情况差等原因有关。如抢救延误,可致呼吸和循环功能衰竭而死亡。

(8)苏醒延迟或不醒:全麻后苏醒时间长短与麻醉药种类、麻醉深浅程度、有无呼吸和循环系统并发症等因素有密切关系。如见患者眼球活动,睫毛反射恢复,瞳孔稍大,呼吸加促,甚至有呻吟、躁动,是即将苏醒的表现。若患者术后长时间昏睡不醒,瞳孔散大是麻醉过深或继发性脑损伤所致。

3.麻醉恢复室的护理

麻醉恢复室靠近手术室,环境应安静、整齐、清洁,室温维持在22～22℃。室内监护和抢救设备完整,如吸氧设备、气管插管设备、气管切开包、呼吸机、除颤仪、起搏器、多参数监护仪、各种抢救药品和外科换药设备等。护理人员应将所有设备准备齐全。确保其使用性能良好。

麻醉恢复室患者达到以下标准方可回病房:①神志清醒,有定向力,能正确回答问题;②呼吸平稳。能深呼吸和咳嗽,动脉血氧饱和度＞95%;③血压、脉搏平稳30分钟以上,心电图无严重心律失常和ST-T波改变。

第三章 损伤患者的护理

损伤(trauma)是指致伤因素作用于机体,引起机体组织结构破坏和生理功能障碍。广义上的损伤,根据致伤因素的性质,通常分为以下四类。

1.机械性损伤

由机械性外力作用于机体后所引起的损伤,如撞击、挤压、牵拉、刺割、枪伤等,是最常见的损伤类型。

2.物理性损伤

由物理性因素如热力、电、光、磁等作用于机体组织所引起的损伤,如烧伤、冻伤、电击伤、放射性和辐射性损伤。

3.化学性损伤

由强酸、强碱、毒气等化学性因素所引起的损伤。

4.生物性损伤

由各种生物如毒蛇、犬、毒虫等所引起的损伤。生物性损伤,除了造成机械性损伤外,还把毒素、致病微生物带入体内引起严重的后果。

狭义上的损伤,是指机械性致伤因素所引起的损伤,即通常所说的创伤。严格来说手术也是一种创伤。

第一节 机械性损伤患者的护理

(一)概述

创伤在日常生活中极为常见,发病率、伤残率、死亡率高。每年因工伤事故、交通事故、斗殴、自然灾害等原因创伤致死者至少有十几万人,致伤者达数百万,成为继心脏疾病、恶性肿瘤、脑血管疾病之后的第 4 位死亡原因。

1.病因与分类

按皮肤和黏膜是否完整。创伤可分为开放性创伤和闭合性创伤。一个部位多个器官损伤称为复合性损伤;多个部位损伤称为联合伤;复合伤和联合伤均为多发伤。

(1)开放性创伤:皮肤和黏膜的完整性遭到破坏,有伤口或创面,受到不同程度的沾染。

1)擦伤:由致伤物与受伤部位表面发生切线运动接触所致。可见表皮细胞剥脱。创口有点状出血点和浆液渗出,引起轻度炎症反应。

2)撕裂伤:为高速卷拉或暴力撕扯引起皮肤、皮下组织、肌肉、肌腱等组织的剥脱分离。特点为创口大、出血多、病情重、易休克和易感染。伤口边缘不规则,常呈瓣状、星状或线形断裂,临床上以头皮撕裂较为常见。

3)刺伤:由尖锐而细长的致伤物穿入组织所致。由于尖端与体表的接触面积较小,不必用很大的力即可穿入深部组织。伤口窄而深,可能伤及多层组织或内脏器官,易并发感染,尤其是厌氧菌感染。

4)切伤:为刃器或边缘锐利的物体切割所致。致伤物与组织间线形运动接触。伤口边缘较整齐。对非接触的组织一般无损伤,故切断的血管不易收缩,出血较多。

5)砍伤:为刃器造成,但刃器较重,作用力较大。刃口若锋利,伤口较深,可伤及骨。刃口若较钝,伤口边缘就较粗糙,可能有非接触组织的损伤,且炎症反应较明显。

6)火器伤:子弹、弹片击中或意外的爆炸、事故所致,高速的致伤物具有较大动能,进入组织转变为压力、热力。甚至使非接触组织严重受损。伤口大小、形状和深浅不一。伤口沾染较严重,常有异物存留。有入口和出口者称之为贯通伤,有入口无出口者为非贯通伤。

(2)闭合性创伤:伤后皮肤黏膜保持完整,无创口和外出血,多由钝性暴力所致。

1)挫伤:是最常见的软组织创伤,为钝器或钝性暴力引起。受力面积较大,皮肤未破裂。但抗裂强度较小的皮下脂肪、小血管、肌肉组织等发生损伤。

2)挤压伤(挤压综合征):是指机体大范围的组织受较强的暴力或长时间挤压后所造成的损伤。受力面积很大,皮肤虽未破裂,但大范围的皮下组织和肌肉组织受长时间挤压,压力解除后当即出现广泛出血、血栓形成、组织坏死及严重的炎症反应,易引起高钾血症、急性肾衰竭,甚至休克。

3)扭伤:常发生于肢体动力失衡的情况下,关节部位的某一侧受到过大的牵张力,发生一时性半脱位,相关韧带、肌腱或肌肉有所撕裂,肢体恢复平衡后关节随即复位,表现为局部青紫、肿胀和关节功能障碍,软组织损伤需经一段时间方能痊愈。

4)关节脱位、半脱位:肢体受暴力牵拉、推动,或动力失衡的情况下发生,结构稳定性差的关节。脱位的机会较多。

5)骨折:骨组织缺少可塑性,较大的直接、间接暴力的作用方向与骨组织围有的应力方向交叉,致使骨小梁断裂。大多数为闭合性。骨折片穿破皮肤可成开放性。致伤原因不一。可出现种形式的骨折。

6)冲击伤(爆震伤):由炸弹、水雷等爆炸后产生的冲击波,引起胸腹腔内器官、颅内和鼓膜等的损伤。

2.病理生理

机体发生创伤后,迅速发生局部炎症反应和全身性防御反应。这种反应是机体稳定身体内环境的需要,但是严重的创伤引起的剧烈反应会造成身体的损害。

(1)局部反应:损伤后,局部炎症反应是创伤的病理基础。局部血管通透性增加、血浆成分外渗,白细胞等趋化因子迅速集聚于伤处吞噬和清除致病菌或异物,局部出现红、肿、热、痛、功能障碍症状。其病理过程一般在3~5日后逐渐消退。如渗出过多、组织严重肿胀,血容量减少,甚至血循环障碍,则组织修复缓慢。

(2)全身反应:严重损伤时,大量释出的炎性介质和细胞因子可造成全身性病理反应。

1)发热反应:严重损伤时,大量释放的炎性介质和细胞因子及组织分解产生的其他致热因子等,作用于下丘脑体温调节中枢引起机体发热。

2)神经内分泌系统反应:损伤后,因疼痛、精神紧张、有效血容量不足等因素的综合作用,下丘脑-垂体轴和交感-肾上腺髓质轴发生应急反应,分泌大量儿茶酚胺、肾上腺皮质激素、抗利尿激素等。以保证重要脏器的微循环灌注,对抗致伤因素的损害作用。

3)代谢反应:损伤后,在多种内分泌激素的作用下,基础代谢率增高。分解代谢增强,体内糖、脂肪和蛋白质三大物质的分解增加,从而导致负氮平衡,表现为体重下降、疲乏无力、反应迟钝。患者出现高血糖、高乳酸血症,脂肪酸和酮体也升高,水和电解质代谢紊乱。

4)免疫反应:严重损伤可致机体免疫防御能力下降,增加创伤后继发感染的可能。

3.损伤的修复

(1)损伤修复过程:可分三个阶段。

1)炎症反应期:伤口和组织间隙先为血凝块所填充,继而成纤维细胞和血管肉皮细胞增生,取代血凝块填充伤口并构成网架。此期为3~5日,其功能主要是止血和封闭创面。

2)组织增生期:先是由成纤维细胞、内皮细胞、新生毛细血管等构成肉芽组织,填充伤口,肉芽组织最后演变为胶原纤维为主的瘢痕组织。此过程需要1~2周。

3)组织塑形期:在运动应力和多种酶的作用下,损伤部位多余的胶原纤维被降解和吸收,局部组织软化,最终瘢痕外观和功能得以改善。此期需1年以上。

(2)损伤愈合类型:

1)一期愈合:又称原发性愈合,瘢痕组织较少,结构和功能恢复良好,见于组织缺损少、创缘整齐、无感染、经黏合或缝合后创面对合严密的伤口,如手术切口。

2)二期愈合:又称瘢痕性愈合,瘢痕组织较多,功能恢复较差,见于组织缺损较大、创缘不整、裂开、无法整齐对合,或伴有感染的伤口。

4.影响创伤愈合的因素

(1)局部因素:伤口感染是最常见的因素。其他如创伤范围大、坏死组织多、异物留存、伤缘不能直接对合-液循环差、制动不良、缝合过紧和继发性损伤等都不利于伤口愈合。

(2)全身因素:主要有营养不良、大量使用细胞增生抑制剂(如糖皮质激素等)、老年人、免疫功能低下、全身性严重并发症(如多器官功能不全)等,也会延迟伤口愈合。

(二)护理评估

1.健康史

了解患者的年龄、性别、婚姻、文化、职业、身体营养状况。了解受伤时间、地点、部位、类型,采用的急救措施、治疗措施和效果;注意观察患者有无心跳呼吸停止、窒息、张力性气胸、活动性出血、休克等危及生命的损伤和表现。了解患者是否存在骨质疏松症、肿瘤、高血压、糖尿病、肝硬化、慢性尿毒症、血液病、营养不良等疾病。

2.临床表现

(1)局部表现:由于致伤物性质和作用力大小不同,局部可表现为疼痛、压痛和肿胀、功能障碍、伤口出血等。

1)疼痛:活动时加剧,制动后减轻,常在伤后2~3日后逐渐缓解。颅脑损伤神志不清者,常不能主诉疼痛;内脏器官损伤疼痛部位常难以准确定位。

2)压痛和肿胀:损伤的部位有压痛,局部组织肿胀,可伴有红、青紫、瘀斑或血肿。肢体节段严重肿胀,可致远端组织或肢体血供障碍,皮温降低,甚至缺血坏死。

3)功能障碍:局部疼痛常使患者活动受限,神经、肌肉、骨骼损伤时常出现功能障碍。

4)创口和出血:开放性损伤多有创口和创面。擦伤的创口多很浅;刺伤的创口小而深;撕裂伤的创口多不规则;切割伤的特点为创缘较整齐,周围组织损伤少,有小动脉破裂时呈喷射出血。

(2)全身表现:严重损伤后,由于机体应激反应的影响,可出现发热、食欲减退、生命体征改变等。

1)发热:中、重度损伤患者常有发热。一般不超过38.5℃,但中枢性高热可达40℃。

2)生命体征变化:发热时伴有脉搏和呼吸频率的增加,重度损伤或伤及大血管者可发生大出血或休克;伤及重要脏器可致呼吸、循环功能衰竭。

3)其他:可伴有食欲减退、倦怠和失眠等。

3.心理状况

损伤发生后,患者常出现复杂的心理反应,表现为精神紧张、焦虑、恐惧、暴躁易怒,甚至失去理智;肢体的伤残、面容的损毁,患者担心个人的前途、生活自理和社交活动受影响等,也常使患者出现沮丧、情绪抑郁、意志消沉,表现为自责、悔恨、抱怨,甚至绝望。

4.辅助检查

(1)实验室检查:①血常规,可判断失血、血液浓缩或感染情况;②尿常规检查,可了解泌尿系统有无损伤;③血、尿淀粉酶,可判断有无胰腺损伤;④血生化检查,可了解水、电解质和酸碱平衡情况,有无呼吸功能障碍。

(2)影像学检查:①X线透视或摄片,可证实有无骨折、脱位、金属异物存留和胸、腹腔内游离气体等;②CT和MRI,主要用于颅脑、脊柱、脊髓损伤的检查;③B型超声检查,可明确有无肝、脾、肾等实质性器官的损伤和腔内积液等。

(3)诊断学穿刺:常用于闭合性损伤的诊断,有助于判断内脏器官有无破裂、出血,如血气胸或血腹等;心包穿刺可证实心包积液或积血。

(4)内镜检查:可直接观察气管、食管、查肠、膀胱等器官和胸腔、腹腔内脏器损伤情况。

(5)监测中心静脉压:可辅助判断血容量和心功能。

(三)急救和治疗要点

1.急救要点

急救的原则是抢救生命第一,恢复功能第二,顾全解剖完整性第三。要点是抢救生命、重点检查、包扎伤口、固定转运。伤情严重的患者,因地制宜采取急救措施。首要处理对生命构成威胁的损伤,病情稳定后送医院进一步治疗。

2.治疗要点

(1)局部治疗:

1)闭合性损伤:如无内脏合并伤,多不需特殊处理,可自行恢复。合并内脏损伤患者,按内脏损伤的原则处理。

2)开放性损伤:轻度及表浅的擦伤、刺伤和切割伤,给予局部处理。较大的开放性损伤,必须尽早施行清创术,以使污染伤口变为清洁伤口,争取一期愈合。

（2）全身治疗:维持有效呼吸和循环,镇静止痛,应用抗生素防治感染,加强营养支持,防止并发症的发生。

（四）主要护理诊断及合作性问题

1.体液不足

与损伤或失血过多有关。

2.疼痛

与损伤导致局部炎症反应或伤口感染有关。

3.组织完整性受损

与致伤因子导致皮肤组织结构破坏有关。

4.躯体移动障碍

与躯体或肢体受伤、组织结构破坏或剧烈疼痛有关。

5.其他

潜在并发症:感染、休克、挤压综合征等。

（五）护理措施

1.急救护理

创伤病情一般都比较危重,处理是否及时和正确直接关系到患者的生命安全和功能恢复。现场优先处理危及生命的情况,病情得到控制后再后续处理。必须优先抢救的急症包括心跳呼吸骤停、窒息、大出血、张力性气胸、休克等。现场救治措施包括复苏、通气、止血、包扎、固定、转运等。

（1）抢救生命:

1）开放气道:立即解开患者衣领,清理口鼻腔异物,置管通气,给氧等。

2）心肺复苏:一旦确定患者心跳呼吸停止,立即采取胸外心脏按压及口对口人工呼吸。

（2）伤口止血:四肢大血管出血,采取指压法、加压包扎法、上止血带等措施迅速控制伤口出血。止血带要垫软布垫,避免直接在皮肤上缚扎;要标记使用时间,每隔1小时放松1～2分钟,以免引起肢体缺血性坏死。

（3）保护伤口:暴露的伤口给予无菌包扎,减少出血和细菌污染。如有内脏脱出禁止现场还纳。可用盆、碗等器皿覆盖,外用敷料包扎。插入体内的尖锐器物不宜随意拔除,以免大出血引起休克。

（4）骨折固定:骨折或脱位不宜现场复位,以免加重损伤。用便利器材做临时简易固定,以避免搬运过程中再损伤,也可减轻疼痛,便于转送。

（5）及时运送:现场救治初步稳定病情后,及时送往医院进一步治疗。采取患者足在前头在后的方向运送,避免引起脑缺血。途中应尽量保持平稳,注意止痛、保暖、补充液体预防休克,避免加重损伤。

2.一般护理

（1）密切观察病情:密切观察全身情况,如神志、面色、生命体征、尿量及颜色,注意有无合并头、胸、腹等重要器官的损伤。

（2）维持有效呼吸:保持呼吸道通畅,给氧,必要时进行气管插管或气管切开,机械辅助通气。

(3)维持有效循环:对血容量不足者遵医嘱给予患者输液、输血或应用血管活性药物等,以尽快恢复有效循环血量并维持循环的稳定。

(4)缓解疼痛:取舒适体位,肢体受伤时应抬高患肢,骨与关节损伤时正确包扎、固定,局部制动,从而减轻局部疼痛;根据疼痛强度,遵医嘱合理使用镇静、止痛药物。

(5)加强营养:指导患者进高热量、高蛋白质、高维生素饮食,补充机体的营养。必要时,给予肠内营养或静脉营养,补充蛋白质、氨基酸、脂肪乳、电解质等各种营养物质,维持水、电解质和酸碱平衡。

(6)预防感染:有开放性伤口者,在伤后12小时内注射破伤风抗毒素1500U。伤口感染较重或全身性感染时,根据伤情选用合适的抗生素。

(7)并发症的观察和护理:

1)伤处出血:指损伤后48小时内发生的继发性出血,也可发生在修复期任何时段。应严密观察:①敷料是否被血液渗透,引流液的性质和量;②患者有无面色苍白、肢端温度发凉、脉搏细速等表现。若发现异常应及时报告医师并立即建立静脉输液通道,以备快速输液、输血。

2)伤口感染:多见于开放性损伤的患者。若伤口出现红、肿、热、痛,体温升高、脉速、白细胞计数明显增高等,表明伤口已发生感染应及时报告医师并协助处理。

3)挤压综合征:指肢体受到重物长时间挤压致局部肌肉组织发生缺血缺氧和坏死。继而引起肌红蛋白血症、肌红蛋白尿、高钾血症和急性肾衰竭为特点的全身性改变,称为挤压综合征。当患者局部压力解除后,出现肢体肿胀、压痛、肢体主动活动及被动牵拉活动引起疼痛、皮温下降、感觉异常、弹性减退,在24小时内出现茶褐色尿或血尿时,提示可能发生了挤压综合征,应及时报告医师并协助处理:①禁止抬高患肢,禁止患肢按摩和热敷;②协助医师切开减压,清除坏死组织;③遵医嘱应用碳酸氢钠及利尿剂,防止肌红蛋白阻塞肾小管;④发生肾衰竭,需腹膜透析或血液透析治疗的患者,做好相关的准备和护理。

3.软组织闭合性损伤患者的护理

(1)闭合性损伤,如扭伤,立即局部制动,尽快冰敷。24小时内予以局部冷敷,减少局部组织出血和肿胀;24个时后改用热敷,促进血肿和炎症的吸收。

(2)密切观察创伤处肿胀、瘀血情况,对肢体损伤严重者,应定时测量肢体周径、注意末梢循环、肤色和温度。

(3)待患者病情稳定后,指导并协助患者早期活动和进行功能锻炼,预防发生关节僵硬和肌萎缩等功能性并发症。

4.软组织开放性损伤患者的护理

(1)清创术前准备:密切观察病情变化,监测生命体征、神志、伤口情况;做好各项术前准备,如备皮、皮试、配血、输液、必要的辅助检查、清创所需物品等。

(2)术后护理:①根据病情和术后康复需要,协助患者采取适当的体位;②适当抬高并固定患肢。注意伤肢末梢循环情况,如肢端苍白、发绀,皮温降低,动脉搏动减弱,应及时报告医师;③用无菌敷料包扎伤口,保持敷料清洁干燥,及时换药;④保持引流通畅,注意观察放置引流物的伤口引流是否通畅和有效。

（六）健康教育

1.安全教育

普及安全知识,加强个人安全防护意识,避免受伤。

2.及时诊治

一旦受伤,不管是开放性损伤还是闭合性损伤,都应及时到医院进行诊治,以免延误治疗发生严重后果。

3.康复治疗

伤后恢复期,加强功能功能锻炼,促进机体功能恢复,防止肌肉萎缩、关节僵硬、失用综合征等并发症的发生。

第二节　烧伤患者的护理

（一）概述

烧伤泛指南于热力、电流、光源、化学腐蚀剂、放射线等因素所造成的组织损伤。热力烧伤(thermal injury)是指由火焰、热液、蒸汽、热固体等引起的组织损伤。通常所称的烧伤或狭义的烧伤,一般指热力所造成的烧伤。烧伤不仅限于皮肤,还可深达肌肉、骨骼,严重者出现休克、脓毒症等一系列病理生理变化危及生命。人体对热反应非常敏感,热力温度和持续时间与烧伤程度呈正相关。面积较大的烧伤,除了局部病理改变外,还可引起全身性烧伤反应,使病情不断恶化。烧伤后致死的主要原因依次是窒息、脓毒败血症、MODS。

根据烧伤后的病理生理反应及临床特点,一般将烧伤的临床过程分为三期。三期之间可互相重叠和互相影响,分期的目的是为了突出各阶段的处理重点。

1.急性体液渗出期

又称休克期,严重烧伤后,最早的反应是体液渗出,主要是组织坏死后释放出组胺等血管活性物质,血管通透性增加,血浆渗出至皮下间隙和细胞间隙,形成水肿、水疱或直接丢失于体表,使体液减少、水电解质紊乱、酸碱平衡失调、血液浓缩。烧伤后 2~3 小时体液开始渗出,6~8 小时渗出最快,48~72 小时创面丢失体液最多,然后渗出逐渐减缓,创面重吸收液体的速度超过渗出的速度。休克是烧伤早期的并发症和重要的死亡原因,此期防治休克是护理的重点。

2.感染期

全身感染是严重烧伤患者后期最主要的死亡原因,感染的时机从烧伤开始至创面完全愈合。烧伤后感染常经历三个阶段:①早期败血症,烧伤创面 48 小时后,以吸收为主,大量的致病菌、毒素、有害物质被吸收。伤后 3~5 日是感染的高峰期。②中期败血症,伤后 2~3 周,烧伤的焦痂溶解并脱落,创面暴露,细菌和毒素侵入血液循环,是烧伤全身性感染的又一高峰期。③晚期败血症,烧伤 1 个月后,患者机体抵抗力极度低弱,发生全身性感染。此期护理的重点是加强创面护理,预防和控制感染。

3.修复期

烧伤早期出现炎症反应的同时组织修复开始。浅度烧伤多能自行修复;深度烧伤靠残存上皮融合修复;Ⅲ度烧伤只能依赖皮肤移植修复。此期护理的重点是加强患者的营养支持,瘢痕切除和皮肤植皮,加强机体的功能锻炼,促进机体功能的恢复,尤其是关节部位功能的恢复。

(二)护理评估

1.健康史

了解患者烧伤原因、热源种类、时间、现场情况;现场急救情况;伤后有无治疗及效果;途中运送情况。迅速评估患者的病情;尤其是有无呼吸道烧伤等危及生命情况。了解患者的年龄、性别、婚姻、职业、有无高血压、糖尿病、肿瘤等病史和用药史;女性患者月经史及婚育史。

2.伤情判断

(1)烧伤面积估算:以相对于体表面积的百分率表示。国内多采用中国新九分法和手掌法。①新九分法:将全身体表面积分为 11 个 9%,另加 1%。其中头面颈部为 9%(1 个 9%)、双上肢为 18%(2 个 9%)、躯干(包括会阴)为 27%(3 个 9%)、双下肢为 46%(包括臀部)(5 个 9%+1%)(表 7-1,图 7-1)。12 岁以下的儿童头面颈部面积比例较大,双下肢面积比例偏小,计算方法:头面颈部面积=9%+(12-年龄)%,双下肢面积=46%-(12-年龄)%。②手掌法:用患者自己的手掌测定其烧伤面积。不论年龄和性别,患者自己的手掌五指并拢,单掌面积为自己全身体表面积的 1%(图 3-2)。

表 3-1　中国九分法

部位		占成人体表面积(%)		占儿童体表面积(%)
头颈部	发部	3	9×1=9	9+(12-年龄)
	面部	3		
	颈部	3		
双上肢	双手	5	9×2=18	9×2
	双前臂	6		
	双上臂	7		
躯干	躯干前	13	9×3=27	9×3
	躯干后	13		
	会阴	1		
双下肢	双臀*	5	9×5+1=46	9×5+1-(12-年龄)
	双足*	7		
	双小腿	13		
	双大腿	21		

* 成年女性的臀部和双足各占 6%。

烧伤面积估算注意事项:①烧伤总面积以整数计算,小数点后数字采取四舍五入处理;②Ⅰ度烧伤及呼吸道烧伤不记入面积,但呼吸道烧伤者需注明。

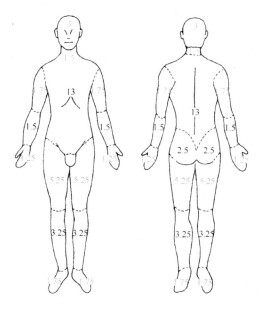

图 3-1 成年人各部位体表面(％)计算

(2)烧伤深度评估:目前主要采用三度四分法(图 3-3),即Ⅰ度、浅Ⅱ度、深Ⅱ度和Ⅲ度。Ⅰ度和浅Ⅱ度为浅度烧伤。深Ⅱ度和Ⅲ度属于深度烧伤(表 3-2)。

表 3-2 烧伤深度的估计

深度	损伤组织	局部表现	预后
Ⅰ度(红斑)	表皮浅层	烧灼样疼痛,轻度红肿、干燥,无水疱	3～5 日痊愈着,不留瘢痕
Ⅱ度(水疱) 浅Ⅱ度	真皮浅层	疼痛剧烈,敏感。水肿明显,有较大水疱,水疱皮下基底面潮红	2 周痊愈,短期内色素沉着,不留瘢痕
深Ⅱ度	真皮深层	感觉迟钝,水肿明显,水疱较小或无,创面苍白,干后可见网状栓塞血管	3～4 周痊愈,有瘢痕
Ⅲ度(焦痂)	皮肤全层、皮下、肌肉、骨骼	感觉消失,蜡白、焦黄、炭化,可见树枝状栓塞血管	2～4 周焦痂脱落,需植皮,有瘢痕

(3)烧伤程度评估:烧伤的严重程度取决于烧伤面积与深度,我国通用的是按烧伤的总面积(Ⅰ度烧伤面积不计算在内)和烧伤深度分为四类。

1)轻度烧伤:Ⅱ度烧伤面积 10％以下。

2)中度烧伤:Ⅱ度烧伤面积 10％～29％;或Ⅲ度烧伤面积不足 10％。

3)重度烧伤:Ⅱ度烧伤面积 30％～49％;或Ⅲ度烧伤面积 10％～19％;或Ⅱ～Ⅲ度烧伤面积虽达不到上述百分比,但已发生休克、呼吸道烧伤或有较重的复合伤。

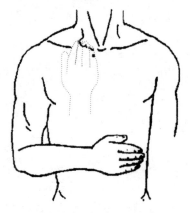

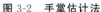

图 3-2　手掌估计法

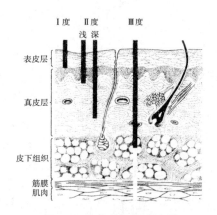

图 3-3　热烧伤深度示意图

4)特重烧伤:Ⅱ度烧伤面积 50% 及以上;或Ⅲ度烧伤 20% 及以上,或已有严重并发症。

临床上所谓的大面积烧伤是指成人Ⅱ度烧伤面积>15%,小儿>10%,或Ⅲ度烧伤面积>5%,多需住院治疗。反之,就是小面积烧伤,一般可在门诊处理。

(4)烧伤并发症:严重烧伤患者,可引起休克、全身感染、肺部感染、急性呼吸衰竭、急性肾衰竭、应激性溃疡和胃扩张等并发症。

3.心理状况

患者烧伤后身体上的痛苦,昂贵的医疗费用,畸形愈合、功能障碍等预后,给患者及家属带来很大的思想打击;头面部烧伤造成毁容更是影响到患者的工作和生活,患者出现紧张、恐惧、悲观情绪,未婚年轻女性尤其突出,甚至产生绝望、轻生的意念。故需评估患者及家属的心理承受能力和对治疗及康复费用的经济承受能力。

4.辅助检查

根据烧伤严重程度。监测心、肺、肝、肾功能;记录每小时尿量,进行血、尿常规和血生化检查;创面分泌物培养和药物敏感试验,血培养、血细胞比容、血液免疫机制监测等。

(三)急救和治疗要点

1.现场急救

及时、正确的急救处理措施直接关系到患者的生命安全,影响到患者的治疗效果。现场急救措施包括脱离火灾现场、灭火、挽救生命、适当处理。

2.治疗要点

轻度烧伤主要是创面的处理、防止感染和促进伤口愈合。中重度以上的烧伤需要局部和全身治疗。抗休克、抗感染、创面的处理是烧伤治疗的三个主要问题,同时也要加强心理护理、营养支持,防止并发症。

(四)主要护理诊断及合作性问题

1.有窒息的危险

与头面部、呼吸道或胸部等部位烧伤有关。

2.体液不足

与烧伤后大量体液自创面丢失、血容量减少有关。

3.疼痛

与组织破坏和烧伤后炎症反应有关。

4.皮肤完整性受损

与烧伤导致组织破坏有关。

5.焦虑及恐惧

与伤情严重、担心预后有关。

6.自我形象紊乱

与烧伤后毁容、肢体障碍及功能障碍有关。

7.营养失调:低于机体需要量

与烧伤后机体处于高分解状态和摄入不足有关。

8.其他

潜在并发症:休克、感染、应激性溃疡。

(五)护理措施

1.急救护理

(1)脱离险境:迅速脱离火灾现场,但衣服着火时禁止站立或奔跑呼叫,以防增加头面部烧伤或吸入性损伤;迅速离开密闭和通风不良的现场。

(2)灭火:可采用就地打滚的方法,尽快扑灭火焰,脱去着火或沸液浸湿的衣服。

(3)冷疗:能防止热力继续作用于创面,并可减轻疼痛。一般适用于中小面积烧伤、特别是四肢烧伤。方法是将烧伤创面在自来水下淋洗或浸入水中(水温一般为 15～20℃),或用冷水浸湿的毛巾、纱垫等敷于创面。一般至冷疗停止后不再有剧痛为止,多需 0.5～1 小时。

(4)抢救生命:将患者撤离现场后,检查有无心跳、呼吸停止及大出血、窒息、开放性气胸、严重中毒等危及患者生命的情况,注意有无吸入性损伤、复合伤等,配合医师紧急抢救。

(5)及时转送:给予患者镇静止痛、补液治疗。烧伤面积较大者,应在原单位积极抗休克治疗,待休克被控制后再转送。现场不具备输液条件者,可口服含盐饮料,防单纯大量饮水发生水中毒。在现场急救后、轻患者即可转送。用敷料或用清洁衣服、被单等包扎创面,防止污染及搬运过程中再损伤。

2.补液的护理

(1)建立静脉通道:迅速建立 2～3 条能快速输液的静脉通道,必要时深静脉置管或静脉切开插管输液,保证各种液体及时输入,尽早恢复有效循环血量。

(2)补液量的计算(补多少):国内通用的补液方案是按烧伤面积与体重估计补液总量。

A.伤后第 1 个 24 小时:每 1%烧伤面积(Ⅱ度、Ⅲ度)每千克体重补充晶体液和胶体液 1.5mL(儿童为 1.8mL,婴幼儿为 2.0mL),另加每日基础需水量 2000mL,即补液量(mL)=烧伤面积(Ⅱ度、Ⅲ度)×体重×1.5(儿童为 1.8,婴幼儿为 2.0)+每日生理需水量 2000(儿童为 60～80mL/kg,婴儿为 100mL/kg)。

B.伤后第 2 个 24 小时:晶体液和胶体液为第 1 个 24 小时计算量的一半,再加每日生理需水量。

(3)液体种类(补什么):胶体液首选血浆,电解质溶液首选平衡液,2000mL 生理需要量补充5%葡萄糖溶液。中、重度烧伤补充胶体液和电解质液的比例为1:2。特重度烧伤为1:1。

(4)补液安排(怎么补):遵循先快后慢、先晶后胶、液种交替的输液原则。由于烧伤后前8小时体液外渗速度最快,应输入胶体液与晶体液总量的1/2,另1/2于后16小时均匀输入,生理需要量在24小时内均匀输入。需要注意的是烧伤补液起算时间是烧伤时。

例1:患者体重60kg,Ⅰ度烧伤面积为10%,Ⅱ度烧伤面积为30%,Ⅲ度烧伤面积为10%。患者为重度烧伤,第1个24小时补液量=(30+10×60×1.5+2000=5600mL)。其中1200mL为胶体液,2400为晶体液,2000mL为5%葡萄糖溶液。补液安排见表3-3。

表3-3 第1个24小时补液计划(例1)

时间	胶体液量(mL)	晶体液量(mL)	生理需要量(mL)
前8小时	600	1200	700
后16小时	600	1200	1300

(5)观察输液效果:根据尿量、心率、末梢循环、精神状态及中心静脉压等判断输液的效果。①尿量:是最简便、最客观反映组织器官灌流状态的指标。成人应维持在30～50mL/h,一般小儿20mL/h,吸入性烧伤合并颅脑损伤的患者,每小时尿量应维持在20mL/h左右;若尿量过少,说明有效循环血量不足,应加快补液速度,反之则应减慢补液速度;如为血红蛋白尿或肌红蛋白尿时。应输入5%碳酸氢钠溶液碱化尿液,防止肾小管阻塞而致急性肾衰竭。②若患者心率快、烦躁、口渴、皮肤弹性差等,提示液体量不足,应加快补液速度。③中心静脉压,有助于了解循环血量和右心功能,小于5cmH₂O表示趣容量不足,大于15cmH₂O表示右心功能不良。

3.创面护理

正确处理创面是治愈烧伤的关键环节。其目的是:保护创面、防治感染、促进愈合,最大限度地恢复功能。

(1)初期处理:剃净创周毛发,用灭菌水冲洗创面,无菌纱布轻轻拭干。浅Ⅱ度创面的小水疱不予处理,大水疱可用无菌注射器抽取液体,已脱落及深度创面上的水疱皮应去除。然后根据烧伤部位、面积、医疗条件采取包扎疗法或暴露疗法。处理创面时动作轻柔,可用吗啡、哌替啶等药物止痛。若休克严重,应控制后再处理。

(2)创面用药:根据烧伤面积和深度选择用药。①小面积浅Ⅱ度烧伤,水疱完整者,可在表面涂以碘附,吸出疱液,加压包扎;②较大面积的Ⅱ度烧伤,水疱完整或小面积水疱已破者,剪去水疱皮,外用1%磺胺嘧啶银霜剂、碘附等;③Ⅲ度烧伤创面,可先外用碘附,等待去痂处理。

(3)包扎疗法的护理:包扎有利于保护创面、减轻疼痛,及时引流渗液,适用于面积小或四肢的浅Ⅱ度烧伤,昏迷不合作的患者。护士应协助医师实施包扎疗法,经清创处理后,先将一层油纱布或几层药液纱布覆盖创面作为内敷料,再加2～3cm吸水性强的棉垫作为外敷料,然后用绷带自肢体远端向近心端包扎,注意指(趾)间用油纱布隔开并显露末端便于观察。

包扎后的护理要点:①观察肢体末梢感觉、运动、血液循环情况,如皮温和动脉搏动,若发现指(趾)端发凉、青紫、麻木等情况,应立即放松绷带;②抬高肢体,注意保持肢体功能位,适当进行局部肌肉锻炼;③加强换药,每日检查包扎敷料有无松脱、伤口有无臭味或疼痛,敷料浸湿后及时更换,以防感染。

(4)暴露疗法的护理:暴露治疗是将烧伤创面暴露于空气中,使创面渗液和坏死组织逐渐干燥,形成痂壳,以暂时保护创面,而且干冷的环境也不利于细菌繁殖。暴露疗法适用于大面积、头面部或会阴部烧伤。创面局部可应用1%磺胺嘧啶银等处理。暴露疗法病房应具备:室内清洁,具备必要的消毒隔离条件;恒定的温度、湿度,病室温度宜控制在28～32℃,相对湿度50%～60%。

暴露疗法的护理要点:①保持床单位清洁干燥;②促进创面干燥、结痂,可用烤灯或红外线照射,创面涂收敛、抗菌药物;③定时翻身,用翻身床定时为患者翻身,以避免创面因长时间受压而影响愈合。

(5)去痂和植皮的护理:深度烧伤创面须积极处理,尽早去除痂壳,植皮覆盖,使创面早日愈合。做好供皮区皮肤准备,避免皮肤损伤,消毒时仅用70%～75%乙醇;因出血较多,术前应充分备血;植皮后注意保护植皮区肉芽创面,勿受压;包扎敷料妥善固定,松紧适宜,防止皮片滑动;注意创面渗出情况,更换敷料时观察皮片成活情况,防止感染和皮片脱落。

(6)感染创面的护理:常见致病菌为铜绿假单胞菌、金黄色葡萄球菌、大肠埃希菌等。感染创面应采用湿敷、半暴露(薄层药液纱布覆盖)、浸浴等方法引流脓液和去除坏死组织,痂下感染时剪去痂皮或坏死组织,以清洁和引流创面。根据创面感染的程度和脓液的多少,决定每日换药次数,根据感染特征或细菌培养和药物敏感选择外用药,如醋酸磺胺米隆、烧伤膏等中成药制剂。待感染基本控制,肉芽组织生长良好,及时植皮。消灭创面。

4.防治感染的护理

(1)密切观察病情:注意观察患者生命体征、意识状态,了解有无脓毒症的表现;注意局部创面情况,有无创面水肿、肉芽颜色转暗、焦痂潮湿腐烂等化脓性感染征象;若患者出现寒战、高热,创面出现脓性分泌物、坏死和异味,外周血白细胞计数和中性粒细胞计数明显升高,应警惕是否并发感染;若创面出现紫黑色出血坏死斑提示铜绿假单胞菌感染。

(2)正确处理创面:积极处理创面,切除坏死组织,及时切痂、削痂、植皮,加强无菌管理。

(3)应用抗生素:根据细菌学检查和药物敏感试验针对性地选用抗生素。

(4)严格消毒隔离制度:保持病室空气流通,定期进行病室空气消毒,每日用紫外线照射消毒2次;严格执行手卫生,防止交叉感染;限制人员的探视。

(5)加强支持:增强机体的免疫力,及时注射破伤风抗毒素,还可应用免疫球蛋白、烧伤免疫血清、新鲜血浆等增强患者的免疫功能。

5.营养支持护理

严重烧伤后,机体处于超高代谢状态,引起热量及自身蛋白质大量消耗和分解,导致机体负氮平衡。充分有效的营养支持疗法能为机体提供创伤修复所需的热量和各种营养物质,并可阻止或减少自身蛋白的分解,增强机体免疫力和创面再生修复能力。指导患者进食清淡易消化饮食,少量多餐;口周烧伤者可用吸管吸入牛奶、菜汤、肉汤等,由少到多,以后给予高蛋白质、高热量、高维生素饮食;经口摄入不足者,经鼻饲肠内营养剂或经肠外营养补充,以保证摄入足够的营养。

6.并发症的观察和护理

(1)休克:做好补液护理,及时纠正低血容量,迅速逆转休克,密切观察患者生命体征情况。

(2)感染:同防治感染的护理。

(3)压疮:定时翻身,避免骨突部位因长时间受压而发生压疮。

(4)应激性溃疡:烧伤、休克、感染等应激情况下,胃、十二指肠可发生急性糜烂、溃疡和出血。若烧伤患者呕吐咖啡样物或呕血、柏油样大便或胃肠减压管内吸引出咖啡样液体或新鲜血,提示发生了应激性溃疡,应立即报告医师并协助处理。护理要点:留置胃肠减压管,及时吸出胃内容物;平卧患者,嘱其呕吐时将头偏向一侧,以免误吸;遵医嘱静脉滴注雷尼替丁或奥美拉唑及生长抑素、前列腺素等,以抑制胃酸分泌,保护胃黏膜,防止应激性溃疡再出血。同时使用维生素K和氨甲苯酸等药物;对经药物治疗无效或合并穿孔的患者,应立即做好腹部手术的常规准备。

7.心理护理

向患者说明手术治疗的必要性,使其了解病情、创面愈合和治疗的过程,并消除顾虑、积极合作。鼓励患者说出内心感受,认真倾听,给予支持、理解与同情。鼓励患者面对现实,增强生活信念,树立战胜疾病的信心。鼓励患者积极参与社交活动和工作,减轻心理压力,促进康复。

(六)健康教育

(1)普及防火、灭火、自救常识,预防烧伤事件的发生。

(2)患者烧伤瘢痕表面出现干燥和瘙痒时,禁忌搔抓、摩擦、肥皂刺激、热水烫洗和阳光暴晒。

(3)康复期加强功能锻炼,促进机体功能的恢复。

(4)对患者进行知识宣教,鼓励参与一定的家庭、社会活动,重新适应社会和环境。

第三节　其他损伤患者的护理

一、毒蛇咬伤患者的护理

(一)概述

蛇咬伤多发生于夏、秋两季。蛇分无毒和毒蛇两种。我国毒蛇有50余种,其中剧毒者10余种,毒蛇咬伤以南方多见。蛇毒是多种毒蛋白、溶组织酶和多肽的复合物,进入体内后可引起严重的全身中毒症状而危及生命。

1.分类及病理

(1)无毒类:无毒蛇咬伤者,皮肤留下细小齿印,局部稍痛,可起水疱,无全身中毒反应。

(2)有毒类:毒蛇咬伤后,留下一对较深的齿印,蛇毒注入体内,引起全身中毒反应(图3-4)。毒素类型包括神经毒素类、血液循环毒素类和混合毒素类。

1)神经毒:毒素对中枢、周围神经、神经肌肉传导功能等产生损害作用,可引起惊厥、瘫痪和呼吸麻痹,常见于金环蛇、银环蛇、海蛇咬伤。

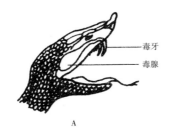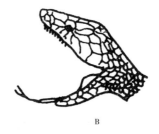

A.毒蛇;B.无毒蛇

图 3-4　毒蛇与无毒蛇

2)血液毒:毒素对血细胞、血管内皮和组织有破坏作用,造成心血管和血液系统损害,引起心律失常、循环衰竭、溶血和出血,常见于竹叶青、五步蛇咬伤。

3)混合毒:兼有神经毒素类和血液毒素类特点,但以其中的一种为主,常见于蝮蛇、五步蛇咬伤。

(二)护理评估

1.健康史

了解患者被咬伤的时间、部位、伤口情况;伤后现场救治措施;伤后生命体征的改变;迅速评估患者的病情,如出现呼吸困难、呼吸衰竭、肾衰竭和心律失常、休克等危及生命的情况,应立即采取救护措施。

2.临床表现

(1)神经毒:主要作用于延髓和脊神经节细胞,引起呼吸麻痹和肌瘫痪,对局部组织损伤较轻。全身症状常在伤后 0.5~2 小时出现,表现为头昏、嗜睡、恶心、呕吐、乏力、步态不稳、视力模糊、语音不清、呼吸困难、发绀,以致全身瘫痪、惊厥、昏迷、血压下降、呼吸麻痹、心力衰竭,甚至死亡。

(2)血液毒:有强烈溶组织、溶血、抗凝作用,可致组织坏死、感染。局部症状出现早且重,表现为伤处剧痛、流血不止、肿胀、皮肤发绀,并有皮下出血、瘀斑、血疱及明显淋巴管炎和淋巴结炎表现,甚至严重的组织坏死、化脓性感染等。血液毒对心、肾等亦有严重破坏作用,引起心、肾功能不全。

(3)混合毒:兼有上述两种作用,局部和全身症状均严重。

3.心理状态

患者受伤后担心生命受到威胁,心理反应强烈,常表现出恐惧、紧张、焦虑不安。奔跑求救,反而加快毒素的吸收。

4.辅助检查

凝血功能和肾功能检查,可见血小板减少,凝血因子Ⅰ减少,凝血酶原时间延长;血肌酐增高,肌酐磷酸激酶增加,肌红蛋白尿等异常改变。

(三)急救和治疗要点

1.现场急救

现场正确及时的自救或互救措施,是挽救患者生命提高救治成功率的关键,包括阻止毒素吸收、伤口排除毒素、降解毒素毒性。

2.治疗要点

清创排毒。减少毒素吸收,破坏伤口内毒素,尽早应用各种蛇药和抗蛇毒血清,防止MODS。

（四）主要护理诊断及合作性问题

1.恐惧

与毒蛇咬伤、知识缺乏、生命受到威胁有关。

2.皮肤完整性受损

与毒蛇咬伤、组织结构破坏有关。

3.其他

潜在并发症:感染、多脏器功能障碍。

（五）护理措施

1.急救护理

(1)稳定情绪,伤肢下垂:毒蛇咬伤后应保持镇静,就地休息或互相搀扶缓行,切忌惊慌奔跑,肢体制动和保持下垂位。

(2)肢体缚扎,减少毒素吸收:伤后立即于伤口近心端5～10cm处用止血带或手帕阻断静脉血和淋巴回流,防止毒素吸收和扩散。这是现场急救的首要措施,待急救处理结束或服有效蛇药半小时后除去绑扎。

(3)伤口排毒:现场用清水反复冲洗伤口,到了医院用1∶5000高锰酸钾液、过氧化氢、生理盐水反复冲洗;以牙痕为中心切开伤口,挤或吸出毒液。由于蛇毒的吸收较快,切开或吸吮均应及早进行,也可以用拔火罐或吸奶器吸出毒素,如有伤口流血不止,忌切开。

2.伤口护理

(1)清创排毒:及时清除变性及坏死组织,伤口可用多层纱布浸湿高渗盐水或1∶5000高锰酸钾溶液湿敷,勤换药。患者伤肢处于下垂位;保持伤口引流通畅和创面清洁、干燥。

(2)局部降温:将伤肢浸于冷水中(4～7℃为宜,不低于4℃,以防冻伤)3～4小时,然后改用冰袋冷敷24～36小时,以减轻疼痛,减缓毒素吸收速度,降低毒素中酶的活力和局部代谢。

(3)破坏伤口内毒素:胰蛋白酶是强力蛋白水解酶,能迅速破坏蛇毒蛋白质。遵医嘱用胰蛋白酶2000U加入0.055%普鲁卡因10mL＋地塞米松5mg在肿胀上方做环行注射,有止痛、抗感染、消肿和减轻过敏的作用,必要时12～24小时后重复注射。

3.全身治疗护理

(1)一般护理:多饮水,给予高热量、高维生素、易消化饮食。及时采取输液及其他抗休克措施,溶血、贫血严重时予以输血。呼吸微弱时,遵医嘱予以吸氧、应用呼吸兴奋剂,必要时进行辅助呼吸。

(2)遵医嘱应用解蛇毒药物:

1)解蛇毒中成药:常用蛇药有南通蛇药、上海蛇药、广州蛇药等,有口服、外敷或注射。新鲜草药外敷对毒蛇咬伤有效,如半边莲、白花蛇舌草、七叶一枝花等。

2)抗蛇毒血清:能中和毒素,是最有效、最关键的治疗措施。抗蛇毒血清有单价和多价两种。单价抗蛇毒血清对已知毒蛇种类的咬伤有较好的疗效,否则使用多价血清。用前需做过敏试验,结果阳性者使用脱敏注射法。

(3)其他治疗:经静脉快速大量输液或用呋塞米、甘露醇等利尿,促使血内蛇毒加速排泄,缓解中毒症状;常规使用破伤风抗毒素和抗菌药物防止感染;积极改善出血倾向,抗休克或治疗心、肺、肾功能障碍等。

4.心理护理

安慰患者。告知其对毒蛇咬伤后有中成药物、新鲜草药及抗蛇毒血清等用于治疗,解释治疗方法及治疗过程,帮助患者树立战胜疾病的信心和勇气,使其保持情绪稳定,积极配合治疗和护理。

(六)健康教育

1.自我保护

①在野外工作时,穿高筒靴、戴手套。夜间走路带好手电筒等照明工具;②废弃的房子、洞穴等常有蛇穴,勿随便进入或用手摸索,勿轻易尝试抓蛇或玩蛇。露营时选择空旷干燥地面,避免扎营于杂物或石堆附近。晚上在营帐周围点燃火焰。

2.自我救治

一旦发生蛇咬伤,镇静处理,切忌奔跑和惊慌。进行肢体缚扎、采取排除毒素、破坏毒素活性措施,伤肢下垂。

3.后续处理

将伤肢制动后平放并辅以局部降温措施,运送至正规医院做清创术等后续治疗。※

二、冷伤患者的护理

(一)概述

冷伤是机体遭受低温侵袭所引起的局部或全身性损伤,分为非冻结性冷伤和冻结性冷伤两类。

1.病因

低温寒冷是引起冷伤的主要因素,但不是唯一因素。有时气温不太低,也可以引起冷伤,其他常见因素有以下几种。

(1)气候潮湿、刮风:气候潮湿、刮风可以加速散热,风速越快、越潮湿,越容易冷伤。

(2)局部血液循坏不良:部位暴露、衣服单薄、衣袜过紧、长久静止不动等,都可以造成局部血液循环不良,热量来源减少,发生冷伤。

(3)机体抗寒能力差:失血、休克、疲劳、饥饿、瘦弱者,全身抗寒能力差,对气候变化的适应和调节能力差,容易被冷伤。

2.分类

(1)非冻结性冷伤:是人体接触10℃以下、冰点以上的低温,加上潮湿条件所造成的损伤,包括冻疮、战壕足、水浸足(手)等。机体局部长时间暴露于湿冷环境中,动脉痉挛、皮肤血管强烈收缩,血流滞缓、影响向细胞代谢。经24~48小时暴露,待局部复温后,血管扩张、组织反应性充血,引起组织再灌注损伤。冻疮局部出现水肿、水疱,可形成溃疡,冻疮好发于手、足、耳郭及鼻尖等暴露部位,容易反复发作,治愈后组织对寒冷特别敏感。水浸足(手)是长时间暴露于1~10℃的湿冷环境中所致,较多见于海员、渔民、水田劳作人员。

（2）冻结性冷伤：是 0℃以下低温所造成损伤，包括局部冷伤和全身冷伤（又称冻僵）。局部冷伤会在细胞外形成冰晶，导致细胞内脱水，蛋白变性、酶活性下降、细胞功能障碍，如果快速冷冻则细胞内出现冰晶，导致细胞死亡，毛细血管内皮破坏、红细胞淤积，导致循环停顿。全身冷伤常发生在严寒季节和高海拔地区，在雪崩、暴风雪等灾害状况下发生。全身受低温侵袭时，外周皮肤血管收缩和寒战反应，体温由表及里逐渐降低。当核心体温下降至 32℃以下时，血流缓慢，器官和组织缺血缺氧，脑、心、肾、血管管等脏器功能受到损害。降至 28℃以下，易出现心律失常、心搏骤停，如不及时抢救，可直接导致死亡。气温、湿度、海拔高度、保暖措施、暴露时间直接影响到冷伤程度。

（二）护理评估

1.健康史

了解患者冷伤时间、部位、气温、受潮、保暖情况，了解患者冷伤后的急救与处理经过。

2.临床表现

（1）冻疮：手足等暴露部位末梢循环处，局部红、肿、瘙痒和疼痛。可以起水疱，去除疱皮后创面发红，有渗液；并发感染后创面容易形成溃疡。

（2）局部冷伤：冰点以下的冷伤，局部组织严重缺血缺氧，甚至坏死，比冻疮严重。在冻融之前，皮肤苍白发凉、麻木或丧失知觉，不易区分其深度。复温冻融后其损伤程度可以分为四级。

1）Ⅰ度冷伤（红斑性冷伤）：伤及表皮层。局部红肿、充血，有热、痒、刺痛的感觉。症状数日后消退。表皮脱落、水肿消退。不留瘢痕。

2）Ⅱ度冷伤（水疱性冷伤）：伤及真皮层。局部明显充血，水肿，12～24 小时形成水疱，水疱液呈血清样。水疱在 2～3 周干燥结痂愈合，少有瘢痕。

3）Ⅲ度冷伤（腐蚀性冷伤）：伤及全层皮肤或皮下组织。创面由苍白变为黑褐色，感觉消失。创面周围红、肿、痛并有水疱形成。4～6 周后坏死组织脱落，形成肉芽创面，愈合缓慢，愈合后有瘢痕。

4）Ⅳ度冷伤（血栓形成与血管闭塞）：损伤深达肌肉、骨骼，甚至肢体坏死，表面呈死灰色、无水疱。坏死组织与健康组织的分界在 20 日左右明显，通常呈干性坏死，也可并发感染变为湿性坏疽。局部表现类似Ⅲ度冷伤，愈合后多有肢体功能障碍和伤残。

（3）全身冷伤：初起有寒战，皮肤苍白或发绀、四肢冰冷、疲乏、无力等表现；继而肢体僵硬、意识障碍、呼吸抑制、心跳减弱、心律失常，最后呼吸、心跳停止而死亡。如及时救治，患者复温复苏后常出现心室颤动、低血压、休克，可发生肺水肿、肾衰竭等严重并发症。

3.辅助检查

血常规检查红细胞计数、红细胞比容、中性粒细胞比例等，了解血液浓缩和感染的情况；血液生化检查了解电解质、酸碱平衡情况。

（三）治疗要点

1.冻疮

患部保暖，涂冻疮膏，每日温敷患处数次。有局部溃烂和溃疡者，加强创面的观察和护理，局部可应用抗菌药软膏。

2.冻结性损伤

无论局部还是全身冷伤,都应进行复温;补充血容量,改善微循环,防止休克;防治感染;保持创面的清洁干燥,坏死组织分界清楚后进行手术清创、植皮,并发坏疽者需要截肢手术。

(四)主要护理诊断及合作性问题

1.组织灌注量改变

与局部血管内皮损伤、血管痉挛、血栓形成有关。

2.体液不足

与冻融后血管扩张充血、渗出、有效循环血量减少有关。

3.有组织完整性受损

与局部组织缺血、缺氧、坏死有关。

4.其他

潜在并发症:休克、感染、MODS。

(五)护理措施

1.急救护理

(1)脱离险境:尽快使伤员脱离寒冷环境,脱掉潮湿的衣服、鞋、袜,注意全身和局部保暖。衣服、鞋、袜等连同肢体冻结者,不可勉强卸脱,应用温水(40℃左右)使冷冻融化后脱下或剪开。

(2)迅速复温:快速复温是急救的关键,但勿用火炉烘烤。伤员置于15～30℃温室中,将伤肢或冻僵的全身浸浴于足量的38～42℃温水中,保持水温恒定,使受冻局部在20分钟内,全身在30分钟内复温。复温以肢体红润、循环恢复良好、皮温达到36℃左右为宜。

(3)对呼吸、心搏骤停者要立即施行心肺复苏、吸氧等急救措施。

2.局部创面的护理

复温后冷伤的皮肤应保持清洁、干燥,抬高病变部位、减轻水肿;局部制动防止加重损伤。Ⅰ度冷伤保持创面干燥清洁,数日可愈;Ⅱ度冷伤水疱复温后,在无菌条件下吸尽水疱内液体,用无菌敷料保暖性包扎。创面感染时,先用抗菌药湿纱布敷,再用冷伤膏,采用包扎或半暴露疗法;Ⅲ、Ⅳ度冻伤多用暴露疗法,保持创面干燥,且受冻部位每日在药液中清洗1～2次。对分界明确的坏死组织予以切除并植皮,并发湿性坏疽常需截肢。

3.全身护理

(1)保暖与营养支持:复温后。较严重的患者应置于温室内,保持核心体温的稳定;给予高热量、高蛋白质、富含多种维生素饮食。不能进食者,予以肠内营养和肠外营养支持。

(2)复苏过程中首先要维持呼吸道通畅,吸氧,必要时给予辅助呼吸。复温后及时补液。积极防治休克,输注的葡萄糖盐液应加温至38℃。

(3)改善微循环:应用低分子右旋糖酐、妥拉唑啉、罂粟碱等扩血管药物改善微循环。患者禁忌吸烟,以免引起微血管收缩。

(4)防止感染:Ⅲ度以上冷伤给予破伤风抗毒素1500～3000U肌内注射,根据病情全身应用抗生素预防感染。

(六)健康教育

1.防冻教育

对严寒地区人员进行防冻教育,普及防冻知识,采取保暖措施,储备足够的防冻物资。

2.耐寒锻炼

冷伤高危人群,注重防寒锻炼,如爬山、跑步、滑雪等;或加强冷水锻炼。如冷水洗手与足、冷水沐浴等。

3.注意保暖

寒冷季节,衣着、鞋、袜要保暖舒适,暴露部位如手、足、鼻、耳等部位注意防护,要戴手套、口罩、棉帽等。

4.增强御寒能力

在低温寒冷环境中工作做到"三防",即防寒、防湿、防静。应热食热饮,保持充足的睡眠,不宜饮酒,因可致血管扩张,热量丢失。

第四节 清创术与换药术

一、清创术

(一)概述

1.清创目的

清除创口内的污染组织,切除失活组织,除去伤口内异物。缝合伤口,制止出血,变沾染伤口为清洁伤口,促使创伤早日愈合。

2.清创时机

一般争取在伤后 6~8 小时清创。因为伤口暴露越久,细胞损害越重,伤口内细菌增多,越容易导致伤口污染及感染。但时间并非绝对指标,还需考虑其他影响感染形成的因素,如所损伤的组织、伤口污染程度、局部血液循环情况、全身营养状况、环境温度、湿度及伤后是否及时应用抗生素等。如果伤口污染轻、局部血液循环良好、气温低,清创时间即使超过 8 小时或更迟,也可获良好的伤口愈合。反之,污染十分严重时,伤后 4~6 小时即可发生感染,已不宜按沾染伤口处理。

(二)清创步骤

1.清洗去污

清洗伤口周围组织和检查伤口。无菌纱布覆盖伤口后,用肥皂水棉球洗去伤口周围皮肤上污物,剪去毛发,尽量扩大范围,若有油垢应先用汽油或乙醚擦净,再以等渗盐水洗净皮肤。去除伤口内纱布,暴露伤口深部,检查创腔,用等渗盐水反复冲洗伤口。窄、深、污染严重的创口,首选 3%过氧化氢溶液清洗,利用机械冲击力和过氧化氢形成的气泡,除去伤口内血肿、脱落的组织碎片、泥沙和异物等。擦干伤口周围皮肤,用无菌纱布覆盖伤口。

2.局部麻醉

根据伤情选择麻醉方式。一般采取局部浸润麻醉方式。

3.消毒铺巾

更换无菌手套和器械,更换伤口上的纱布,然后用1%～2%碘附或其他消毒液依次由内向外消毒伤口周围皮肤,注意不要使消毒液流入伤口内,铺无菌手术巾。

4.清理伤口

为了处理伤口深部,可适当扩大伤口和切开筋膜,切开的范围以获得充分地暴露为度。去除血凝块及异物,切除坏死、半游离及受污染、无活力的软组织,修剪创口边缘皮肤,一般切除2～3mm即可。随时用无菌盐水冲洗,清理直至比较清洁和显露血循环较好的组织,并彻底止血以免形成血肿。对颜面部、手指、关节附近的组织,不宜切除过多,以免影响缝合和功能。尽可能保留和修复重要的血管、神经和肌腱,考虑形态和功能的恢复。

5.放置引流、缝合伤口

重新消毒,更换手术单、器械及术者手套。等渗盐水反复冲洗伤口,进一步止血。依组织层次缝合伤口,可在伤口低位或另戳口放置橡皮管或橡皮片引流,术后48小时左右拔除;或者只缝合深部组织,用长纱条疏松地填塞,延期缝合皮下组织及皮肤,缝合时勿残留无效腔。注意贯通伤的出入口均须做引流,非贯通伤必要时做对口引流。视具体情况局部应用抗生素。

6.包扎固定

厚纱布垫覆盖伤口,用胶布按与伤口轴线相垂直的方向粘贴,不宜环行粘贴以免组织肿胀发生血液循环障碍。骨折或广泛软组织损伤时,用石膏托或夹板固定、绷带包扎,注意观察末梢血液循环。

(三)清创后的护理

1.一般护理

有骨关节损伤或神经、肌腱、血管修补者,术后应局部固定、制动,抬高患肢,减少肿胀,保持有利于引流的体位和关节的功能位置。

2.密切观察

注意观察伤肢末梢血液循环情况,包扎松紧是否合适。观察伤口引流情况,如出血过多应及时检查伤口并止血。伤口大量渗出敷料潮湿,应及时更换外层敷料,一般不宜频繁地更换内层敷料。

3.预防感染

伤后24小时内注射破伤风抗毒素,根据情况选用抗生素。局部引流不畅、严重化脓、发生脓毒血症时,应及早扩大伤口,清除坏死组织,充分引流,全身及局部应用广谱抗生素。

4.功能锻炼

指导患者伤指(趾)的早期活动,促进功能恢复。

(四)注意事项

(1)注意保暖,室温宜保持在28～30℃。一般在镇痛、服用镇静药物(如哌替啶或吗,啡注意小儿、老年、颅脑损伤或呼吸道烧伤者忌用)或局麻后进行。

(2)清创术应尽早施行,操作应迅速、轻柔以减少对伤员的刺激。

(3)严格无菌技术,防止交叉感染。

(4)清创时应彻底切除已失活组织,尽量保留存活组织,促进愈合,保存功能。

(5)除大出血外,不应在绑止血带的情况下进行清创,并应彻底止血,以免形成伤口血肿。

二、换药术

(一)概述

换药也称更换敷料,是指对初期治疗的伤口(包括手术伤口)进行检查、清洁、用药、引流及覆盖敷料等进一步处理的总称。其目的是动态观察伤口变化,清除或引流伤口分泌物,除去坏死组织,促进伤口愈合。能行动的患者均于换药室内进行换药。换药室应宽敞明亮,通风、照明良好,空气清洁,有紫外线灯并每日定时消毒空间。不能行走者在病房进行。

(二)换药步骤

1.换药前准备

(1)按无菌操作原则戴口罩、帽子,肥皂及流水洗净双手。

(2)区分所需换药伤口的种类,准备所用物品。无菌换药碗内准备适量碘附棉球、乙醇棉球、0.9%氯化钠棉球、纱布、油纱布等。必要时备探针、刮匙和剪刀等。

(3)向患者解释换药的目的、程序,取得患者的配合。帮助患者取舒适体位,充分暴露创面,伤口下垫治疗巾,如腹部伤口取平卧位。

2.揭除敷料

①由外向内顺着毛发生长的方向揭除胶布,胶布痕迹可用汽油棉签浸湿后去除;②外层敷料用手揭下;③用无菌镊顺伤口的长轴方向慢慢取下内层敷料;如创面粘紧最内层敷料时,可用0.9%氯化钠溶液浸湿软化后揭下,以减轻疼痛及避免损伤新生肉芽组织或引起创面出血。

3.清洁伤口

根据伤口种类使用不同的换药方法。

(1)无菌切口:对于手术一期缝合的清洁伤口,可用碘附棉球依次由内向外消毒切口、缝线和周围皮肤。

(2)线结脓肿:切口继发感染时,可见针眼周围暗红、肿胀,针眼处有脓点或见脓液溢出,为线结脓肿。小的脓点可先用无菌干棉球压出脓液,再涂以碘附。感染较深、切口周围明显红肿时应拆除该处缝线,甚至用镊、钳撑开切口处皮肤和皮下组织,敞开引流脓液。

(3)感染伤口:根据创面大小、深度,分泌物的量、性状创缘和创底组织变化,肉芽生长情况,结合细菌培养结果、体温变化、血常规改变,明确致病菌种类(表3-4)。

1)清洁方向:处理时先以碘附棉球由外向内擦拭消毒伤口周围皮肤,再以0.9%氯化钠棉球吸出创口内的分泌物及脓液。较深时用镊伸入脓腔尽量去除脓液。以0.9%氯化钠棉球擦洗伤口中央到边缘,反复数次。

2)伤口处理:坏死组织较多时用攸锁溶液湿敷或清洗;肉芽水肿时宜用3%~5%高渗氯化钠液湿敷;铜绿假单胞菌感染伤口。可用0.5%苯氧乙醇、磺胺嘧啶银软膏等。根据创面伤口情况选用引流物,浅部伤口常用凡士林或液状石蜡纱布;伤口较小而深时,应将凡士林纱条送达创口底部,但不可堵塞外口,个别小的引流口需再切开扩大。由于肉芽组织有一定的抗感染能力,一般无须在局部使用抗菌药物。

表 3-4　伤口感染表现

致病菌	脓液特点	创面情况
金黄色葡萄球菌	黄白色,较黏稠,无臭味	肉芽上沾有脓液,尚可生长
溶血性链球菌	红褐色,较稀薄,无臭味	肉芽少,周围皮肤浸润发红
铜绿假单胞菌	绿色,有甜腥味	肉芽不生长,或生长后溶化
多种菌混合	黄褐色,有或无臭味	肉芽生长慢,可见坏死组织
厌氧菌	棕色,较稀薄,有腥臭味,可有气泡	可见肌坏死
白色念珠菌	色暗,量少	有霉斑或颗粒。肉芽水肿

特殊感染的伤口,如气性坏疽时,遵守隔离原则,用 3%过氧化氢冲洗和湿敷,剪除已坏死的组织;真菌感染时选用酮康唑等溶液湿敷。

4.敷料覆盖

取大小和厚度合适的无菌纱布覆盖创面及伤口,用胶布或绷带固定。敷料覆盖的大小以不暴露伤口并达伤口外 3cm 左右为宜,数量视渗出情况而定,无渗出时 6～8 层纱布,分泌物增多,相应增加敷料。胶布固定时,粘贴方向应与皮纹平行,粘贴前擦净皮肤的汗液、油腻,干燥后再粘贴。

5.污物处理

更换下来的各种敷料集中于弯盘,倾倒入污物桶内;所用器械浸泡在消毒液中预处理,再进一步消毒灭菌。特殊感染的敷料应焚烧销毁,器械行特殊灭菌处理。

(三)换药的注意事项

(1)严格遵守无菌操作原则,动作轻柔,注意保护肉芽创面。

(2)若有多个患者需换药时,先处理清洁伤口,再处理感染伤口;先换分泌物少、创面小的伤口。后换创面大、分泌物多的创口;先换一般细菌感染创面,后换特异性感染的创面;换药时分清伤口和周黑皮肤的沾染程度,既不使伤口的感染扩散到周围,也不使周围皮肤上的细菌进入伤口。

(3)严重污染伤口或特异性感染伤口的换药,应在执行其他无菌操作如静脉输液、注射等之后进行,以免交叉感染。

(4)换药时采用"双镊"操作法,一把镊来夹持无菌棉球、纱布等;另一把镊夹持接触伤口的敷料,必须分开,不可混用。

(5)换药时间依伤口情况和分泌物多少而定。清洁伤口可在缝合后 2～3 日换药 1 次,至伤口愈合或拆线。放置引流的伤口,渗出较多时应及时更换。感染化脓伤口,脓液较多时,每日至少换药 1 次,保持外层敷料不被分泌物浸湿。分泌液不多、肉芽生长较好的伤口,可 2～3 日换药 1 次。

第四章　骨科疾病患者的护理

第一节　骨折概述

骨折(fracture)是指骨的完整性或连续性中断。骨折是由创伤和骨骼疾病所造成,其中创伤性骨折多见,如交通事故、坠落或摔倒等;剧烈运动不当也可造成骨折。本节重点讨论创伤性骨折。

【病因】

1.直接暴力

暴力直接作用使受伤部位发生骨折,常伴有较广泛的皮肤和软组织损伤。

2.间接暴力

暴力通过传导、杠杆、旋转和肌收缩使肢体受力部位的远处发生骨折。骨折部位的软组织损伤很轻微。如跌倒时以手掌撑地,由于上肢与地面的角度不同,暴力向上传导,可致桡骨远端或肱骨髁上骨折。肌肉突然猛烈收缩,其牵拉作用可造成肌肉附着处的骨折。如骤然跪倒时,股四头肌猛烈收缩可致髌骨骨折。直接暴力致小腿发生胫腓骨骨干骨折

3.疲劳性骨折(fatigue fracture)

指肢体某一特定部位的骨骼受到长期、反复和轻微的直接或间接损伤所致的骨折,又称为应力性骨折(stress fracture)。如远距离行军易致第2～3跖骨及腓骨下1/3骨干骨折。

骨髓炎、骨肿瘤等疾病可致骨质破坏,受轻微外力即发生的骨折,称为病理性骨折。

【分类】

(一)根据骨折的程度和形态分类

1.不完全骨折

骨的完整性和连续性未完全中断,按其形态又可分为:

(1)裂缝骨折:骨质发生裂隙,无移位,多发生于颅骨、肩胛骨等。

(2)青枝骨折:仅表现为骨皮质的劈裂,类似于青嫩树枝被折时的形状,可有成角畸形,多发生于儿童。

2.完全性骨折

骨的完整性或连续性全部中断。按骨折线的方向又可分为:

(1)横形骨折:骨折线与骨干纵轴接近垂直。

(2)斜形骨折:骨折线与骨干纵轴呈一定角度。

(3)螺旋形骨折:骨折线呈螺旋状。

(4)粉碎性骨折:骨碎裂成 3 块以上。骨折线呈 T 形或 Y 形,又称 T 形或 Y 形骨折。

(5)嵌插骨折:骨折块相互嵌插,多见于干骺端骨折。即骨干的密质骨嵌插入骺端的松质骨内。

(6)压缩性骨折:骨质因压缩而变形,多发生在松质骨,如脊椎骨或跟骨。

(7)骨骺分离:经过骨骺的骨折,骨骺的断面可带有数量不等的骨组织。

(二)根据骨折处皮肤、筋膜或骨膜的完整性分类

1.开放性骨折

骨折部位的皮肤及筋膜或骨膜破裂,骨折端直接或间接与外界相通。骨折处的创口可由刀伤、枪伤由外向内形成,亦可由骨折端刺破皮肤或黏膜从内向外所致,如合并膀胱或尿道破裂的耻骨骨折,合并直肠破裂的骶尾骨骨折均属开放性骨折。

2.闭合性骨折

骨折处皮肤及筋膜或骨膜完整,不与外界相通。

(三)根据骨折端的稳定程度分类

1.稳定性骨折

在生理外力作用下,骨折端不易发生移位,一般都保持良好的解剖对线,如裂缝骨折、青枝骨折、横形骨折、嵌插骨折及压缩性骨折等。

2.不稳定性骨折

在生理外力作用下,骨折端易发生移位的骨折,如斜形骨折、螺旋形骨折及粉碎性骨折等。

【骨折移位】

骨折端移位:大多数骨折均有不同程度的移位,常见的有成角移位、侧方移位、缩短移位、分离移位和旋转移位。

【骨折愈合】

(一)骨折愈合过程

骨折后的病理生理变化主要涉及骨折的愈合过程。骨折后,机体立即开始修复,骨折的愈合是一个复杂而又连续的过程,通常划分为 3 个阶段,但三者之间又不可截然分开,而是相互交织逐渐演进。

1.血肿炎症机化期

主要有肉芽组织形成过程和纤维连接过程。

骨折导致骨髓腔、骨膜下和周围组织血管破裂出血,在骨折断端及其周围形成血肿,伤后 6～8 小时,血肿凝结成血块。而且严重的创伤可致部分软组织和骨组织坏死,在骨折处引起无菌性炎性反应。炎性细胞逐渐清除血凝块、坏死软组织和死骨,而使血肿机化形成肉芽组织。

肉芽组织内成纤维细胞合成和分泌大量胶原纤维,转化为纤维结缔组织连接骨折两端,称为纤维连接。此过程约在骨折后 2 周完成。

2.原始骨痂形成期

主要是内、外骨痂及桥梁骨痂形成过程。

纤维连接的同时,骨内、外膜开始增生,新生血管长入,成骨细胞大量增殖,合成并分泌骨基质,使骨折端附近内、外膜形成的骨样组织逐渐骨化,形成新骨,分别称为内骨痂和外骨痂。

填充于骨折断端间和髓腔内的纤维组织逐渐转化为软骨组织,软骨组织经钙化而成骨,即软骨内成骨,形成环状骨痂和髓腔内骨痂,即为连接骨痂。连接骨痂与内外骨痂相连,形成桥梁骨痂,标志着原始骨痂形成。骨折达到临床愈合,成人一般需 12～24 周。此时 X 线片上可见骨折处有梭形骨痂阴影,但骨折线仍隐约可见。

骨痂形成过程中,膜内成骨比软骨内成骨快,膜内成骨又以骨外膜为主。因此任何对骨外膜的损伤均不利于骨折愈合。

3.骨痂改造塑形期

原始骨痂中新生骨小梁逐渐增粗,排列逐渐规则和致密。骨折端的坏死骨经破骨和成骨细胞的侵入,完成清除死骨和形成新骨的爬行替代过程。原始骨痂被板层骨替代,使骨折部位形成坚强的骨性连接,这一过程需 1～2 年。

随着肢体活动和负重,根据 Wolff 定律,骨的机械强度取决于骨的结构,成熟骨板经成骨细胞和破骨细胞相互作用,在应力轴线上成骨细胞相对活跃,有更多的新骨使之形成坚强的板层骨,而在应力轴线以外破骨细胞相对活跃,使多余的骨痂逐渐被吸收而清除。髓腔重新沟通,骨折处恢复正常骨结构,在组织学和放射学上不留痕迹。

(二)骨折临床愈合标准

临床愈合是骨折愈合的重要阶段,此时患者已可拆除外固定,通过功能锻炼,逐渐恢复患肢功能。其标准为:①局部无压痛及纵向叩击痛;②局部无异常活动;③X 线片显示骨折处有连续性骨痂,骨折线已模糊。

(三)影响骨折愈合的因素

1.全身因素

(1)年龄:不同年龄骨折愈合差异很大,儿童骨折愈合较快,老年人则愈合较慢。如新生儿股骨骨折 2 周即可达坚固愈合,成人股骨骨折一般需 3 个月左右。

(2)健康状况:健康状况欠佳,特别是患有慢性消耗性疾病者,骨折愈合时间明显延长。

2.局部因素

(1)骨折的类型和数量:螺旋形和斜形骨折,骨折断面接触面大,愈合较快。横形骨折断面接触面小,愈合较慢。多发性骨折或一骨多段骨折,愈合较慢。

(2)骨折部位的血液供应:这是影响骨折愈合的重要因素,骨折部位不同,骨折段的血液供应状况不同,骨折愈合的时间则不同。如股骨颈囊内骨折,股骨头血液供应几乎中断,容易发生骨折不愈合或缺血性坏死。

(3)软组织损伤程度:严重的软组织损伤,特别是开放性损伤,可直接损伤骨折段附近的肌肉、血管和骨膜,破坏其血液供应,影响骨折愈合。

(4)软组织嵌入:若有肌、肌腱等组织嵌入两骨折端之间不仅影响骨折的复位,而且阻碍两骨折端的对合及接触,骨折难以愈合甚至不愈合。

(5)感染:开放性骨折,局部感染可导致化脓性骨髓炎,出现软组织坏死和死骨形成,严重影响骨折愈合。

3.治疗方法的影响

(1)反复多次的手法复位,可损伤局部软组织和骨外膜,不利于骨折愈合,应予避免。手法复位的优点是能较好地保持骨折部位的血供,但缺点是常较难达到解剖复位。

(2)切开复位时,软组织和骨膜剥离过多影响骨折段血供,可能导致骨折延迟愈合或不愈合,应在严格的手术指征下使用,并尽可能少干扰和破坏局部血液供应。

(3)开放性骨折清创时,过多地清除碎骨片,造成骨质缺损,影响骨折愈合。

(4)骨折后行持续骨牵引治疗时,牵引力过大,可造成骨折端分离,并可因血管痉挛而致局部血液供应不足,导致骨折延迟愈合或不愈合。

(5)骨折固定不牢固,骨折处仍可受到剪力和旋转力的影响,干扰骨痂生长,不利于骨折愈合。

(6)过早或不恰当的功能锻炼,可能妨碍骨折部位的固定,影响骨折愈合。应当指出的是,正确而恰当的功能锻炼,可以促进肢体血液循环,消除肿胀;促进血肿吸收和骨痂生长;有利于关节功能的恢复。

【临床表现】

大多数骨折一般只引起局部症状,严重骨折和多发骨折可导致全身反应。

(一)全身表现

1.休克

主要由于骨折导致的大量出血和剧痛所致。常见于多发骨折、骨盆骨折、股骨骨折,出血量大者可达到2000ml以上。严重的开放性骨折或合并重要内脏器官损伤时可导致休克而死亡。

2.发热

骨折患者的体温多在正常范围。出血量较大的骨折血肿吸收以及损伤组织的吸收反应可使体温略有升高,一般不超过38℃。开放性骨折出现高热时,应考虑感染的可能。

(二)局部表现

1.骨折的一般表现

(1)局部肿胀、瘀斑或出血:局部可见软组织出血、肿胀,甚至出现张力性水疱;血肿浅表时,皮下出现瘀斑,由于血红蛋白的分解,可呈紫色、青色或黄色。开放性骨折时,可见骨折部位出血。

(2)疼痛:骨折部位出现剧烈疼痛,特别是移动患肢时加剧,伴明显压痛。

(3)活动受限:骨折部位的肿胀和疼痛使患肢活动受限,如完全性骨折,可使肢体丧失部分或全部活动功能。

2.骨折的特有体征

(1)畸形:骨折端移位后可使受伤肢体外形发生改变,表现为肢体短缩、成角或旋转畸形。

(2)反常活动:在肢体的非关节部位出现不正常的活动。

(3)骨擦音或骨擦感:骨折断端之间互相摩擦时所产生的轻微音响及感觉。

具有以上三者之一即可确诊骨折。但三者均不出现不能排除骨折,如裂缝骨折。应在初次检查时注意是否有反常活动、骨擦音或骨擦感,不可故意反复多次检查,以免加重周围组织损伤,特别是重要的血管、神经损伤。

【并发症】

骨折多由较严重的创伤所致。在一些复杂的损伤中,有时骨折本身并不重要,重要的是骨折伴有或所致重要组织或重要器官损伤,常引起严重的全身反应和并发症,甚至危及患者生命。骨折治疗过程中出现的一些并发症,将严重影响骨折的治疗效果,应特别注意加以预防并及时予以正确处理。

(一)早期并发症

1.休克

严重创伤,骨折引起大出血或重要器官损伤所致。

2.脂肪栓塞综合征

发生于成人,多见于股骨干骨折。是由于骨折处髓腔内血肿张力过大,骨髓被破坏,脂肪滴进入破裂的静脉窦内,可引起肺、脑脂肪栓塞。

3.重要内脏器官损伤

骨折致肺、肝、脾、膀胱、尿道和直肠等损伤。

4.重要周围组织损伤

骨折可致重要血管、周围神经、脊髓等损伤。

5.骨筋膜室综合征(osteofascial compartment syndrome)

骨筋膜室是由骨、骨间膜、肌间隔和深筋膜形成的密闭腔隙。骨筋膜室综合征主要是由于骨折部位骨筋膜室内压力增加致室内肌肉和神经缺血、水肿、循环障碍而产生的一系列严重病理改变,是一组综合征。最多见于前臂掌侧和小腿,常由创伤骨折的血肿和组织水肿使其室内容物体积增加或外包扎过紧,局部压迫骨筋膜室容积减小而导致骨筋膜室内压力升高所致。当压力达到一定程度(前臂 65mmHg,小腿 55mmHg)可使供应肌肉的小动脉关闭,形成缺血一水肿一缺血的恶性循环,根据缺血的不同程度可造成:①濒临缺血性肌挛缩:缺血早期,及时处理恢复血液供应后,可不发生或仅发生极小量肌肉坏死,可不影响肢体功能。②缺血性肌挛缩:较短时间或程度较重的不完全缺血,恢复血液供应后大部分肌肉坏死,形成挛缩畸形,严重影响患肢功能。③坏疽:广泛、长时间完全缺血,大量肌肉坏疽,常需截肢。若大量毒素进入血液循环,也可进一步并发休克、感染或急性肾衰竭导致患者死亡。

可根据以下 4 个体征确定诊断:①患肢感觉异常;②被动牵拉受累肌肉出现疼痛(肌肉被动牵拉试验阳性);③肌肉在主动屈曲时出现疼痛;④筋膜室即肌腹处有压痛。骨筋膜室综合征常出现肌红蛋白尿,治疗时应予以足量补液促进排尿,如筋膜室压力＞30mmHg,应及时行筋膜室切开减压手术。

(二)晚期并发症

1.坠积性肺炎(hypostatic pneumonia)

主要发生于因骨折长期卧床的患者,特别是老年、体弱和伴有慢性病的患者,有时可危及生命。应鼓励患者积极进行功能锻炼,及早下床活动。

2.褥疮(decubitus)

严重创伤骨折,长期卧床,身体骨突起处受压,局部血液循环障碍,易形成褥疮。常见部位有骶骨部、髋部、足跟部。特别是截瘫患者,由于失神经支配,缺乏感觉,局部血液循环更差,不仅更易发生压疮,而且发生后难以治愈,常成为全身感染的来源。

3.下肢深静脉血栓形成(deep vein thrombosis)

多见于骨盆骨折或下肢骨折,下肢长时间制动,静脉血回流缓慢,加之创伤所致血液高凝状态,易发生血栓。

4.感染(infection)

开放性骨折,特别是污染较重或伴有较严重的软组织损伤者,若清创不彻底,坏死组织残留或软组织覆盖不佳,可能发生感染。处理不当可致化脓性骨髓炎。

5.缺血性骨坏死(ischemic necrosis of the bone)

有时被称为无菌性坏死,是由于骨折段的血液供应中断所致;常见的有股骨颈骨折后股骨头缺血性坏死、腕舟状骨骨折后近侧骨折端缺血性坏死。

6.缺血性肌挛缩(ischemic contracture)

是骨折最严重的并发症之一,是骨筋膜室综合征处理不当的严重后果。患者可出现爪形手或爪形足等,严重者可致残。

7.急性骨萎缩(acute bone atrophy,Sudeck's atrophy)

即损伤所致的关节附近的痛性骨质疏松,亦称反射性交感神经性骨营养不良。常见于手、足骨折后,典型临床表现为疼痛和血管舒缩紊乱。骨折后早期应抬高患肢、积极进行主动功能锻炼,促进肿胀消退,预防其发生。一旦发生,治疗十分困难,以功能锻炼和物理治疗为主,必要时可采用交感神经封闭。

8.关节僵硬(joint stiffness)

是骨折和关节损伤最为常见的并发症。多因长期固定,导致静脉和淋巴回流不畅,关节周围组织中浆液纤维性渗出和纤维蛋白沉积、发生纤维粘连并伴有关节囊和周围肌肉挛缩,致使关节活动障碍。及时拆除固定和积极进行功能锻炼是预防和治疗关节僵硬的有效方法。

9.损伤性骨化(traumatic myositis ossifcans)

又称骨化性肌炎。因局部血肿、关节扭伤和关节附近的骨折使骨膜剥离,形成骨膜下血肿所致。若处理不当或较大的血肿经机化和骨化后,在关节附近的软组织内可形成较广泛的异位骨化,造成严重关节活动功能障碍。特别多见于肘关节,如肱骨髁上骨折,反复暴力复位或骨折后肘关节伸屈活动受限而进行的强力反复牵拉所致。

10.创伤性骨关节炎(traumatic osteoarthritis)

关节内骨折,关节面遭到破坏,又未能准确复位,愈合后使关节面不平整,长期磨损易引起创伤性关节炎。活动时关节疼痛,多见于膝、踝等负重关节。

【辅助检查】

1.X线检查

可明确骨折的部位、类型和移位等。凡疑为骨折者应常规进行 X 线平片检查,可以显示临床上难以发现的不完全骨折、深部的骨折、关节内骨折和小的撕脱性骨折等。值得注意的是,有些轻微的裂缝骨折,急诊拍片未见明显骨折线,如临床症状较明显者,应于伤后 2 周拍片复查,此时,骨折端的吸收可出现骨折线,如腕舟状骨骨折。

2.CT 检查

X 线平片目前仍是骨折特别是四肢骨折最常用的和行之有效的检查方法,但对早期、不典型病例及复杂的解剖部位,X 线在确定病变部位和范围上受到限制。CT 以其分辨率高、无重叠和图像后处理的优点,弥补了传统 X 线检查的不足。CT 能清晰地显示椎体爆裂骨折碎裂的后方骨片突入椎管的情况。

3.MRI 检查

磁共振所获得的图像异常清晰、精细,分辨率高,对比度好,信息量大,特别对软组织层次显示和观察椎体周围韧带、脊髓损伤情况和椎体挫伤较好。行横轴位、矢状位及冠状位或任意断层扫描,可以清晰显示椎体及脊髓损伤情况,并可观察椎管内是否有出血,还可发现 X 线平片及 CT 未能发现的隐匿性骨折,并确定骨挫伤的范围。

【处理原则】

处理原则包括复位、固定、早期康复治疗和预防并发症,但现场急救仍属首要。

(一)现场急救

骨折急救的目的是用最为简单而有效的方法抢救生命、保护患肢、迅速转运以便尽快得到妥善处理。

1.抢救休克

首先检查患者全身情况,如处于休克状态,应注意保暖,尽量减少搬动,有条件时应立即输血、补液。合并颅脑损伤处于昏迷状态者,应注意保持呼吸道通畅。

2.止血和包扎

开放性骨折,伤口出血绝大多数可用加压包扎止血。大血管出血,加压包扎不能止血时,可采用止血带止血。最好使用充气止血带,并记录所用压力和时间。止血带应每 40~60 分钟放松 1 次,放松的时间以恢复局部血流、组织略有新鲜渗血为宜。创口可用无菌敷料或清洁布类包扎,以免伤口污染。若骨折端已戳出伤口,并已污染,又未压迫重要血管、神经者,不应将其复位,以免将污物带到伤口深处。应送至医院经清创处理后,再行复位。

3.妥善固定

凡疑有骨折者,均应按骨折处理。闭合性骨折,急救时不必脱去患肢的衣裤和鞋袜,以免过多地搬动患肢,增加疼痛。若患肢肿胀严重,可用剪刀将患肢衣袖和裤脚剪开,减轻压迫。骨折有明显畸形,并有穿破软组织或损伤附近重要血管、神经的危险时,可适当牵引患肢,使之变直后再行固定。

骨折固定的目的是:①避免骨折端在搬运过程中对重要组织,如血管、神经、内脏的损伤;②减少骨折端的活动,减轻患者的疼痛;③便于运送。固定可用特制的夹板,或就地取材用木板、木棍、树枝等。若无任何可利用的材料时,上肢骨折可将患肢固定于胸部,下肢骨折可将患肢与对侧健肢捆绑固定。

4.迅速转运

经上述初步处理后迅速将患者转运至就近医院进行治疗。

（二）临床处理

1.复位

是将移位的骨折端恢复正常或近乎正常的解剖关系，重建骨的支架作用，是治疗骨折的首要步骤，也是骨折固定和康复治疗的基础。早期正确的复位是骨折愈合过程顺利进行的必要条件。

2.固定

即将骨折维持在复位后的位置，使其在良好的对位情况下达到牢固愈合，是骨折愈合的关键。

3.康复治疗

是骨折治疗的重要组成部分，目的在于促进功能恢复。应在医务人员指导下，充分发挥患者的积极性，遵循动静结合、主动与被动相结合、循序渐进的原则，鼓励患者早期进行康复治疗，促进骨折愈合和功能恢复，防止并发症的发生。

（1）早期：术后1～2周之内，此期功能锻炼的主要目的是促进肢体血液循环，消除肿胀，防止失用综合征。此期病变部位可能由于疼痛、肿胀导致肢体活动受限，因此功能锻炼应以肌肉等长舒缩运动为主，而身体其他部位应加强各关节的主动活动。

（2）中期：术后2周，即手术切口愈合、拆线到解除牵引或外固定支具，此时病变部位肿胀已消退，局部疼痛减轻，应根据病情需要，在医护人员指导和健肢的帮助下，配合简单的器械或支具辅助锻炼，逐渐增加病变肢体的运动范围和运动强度。

（3）后期：骨折接近临床愈合，外固定已拆除。功能锻炼的目的是增强肌力、克服挛缩与恢复关节活动度。此期为抗阻力下锻炼，可从上肢提重物，下肢踢沙袋等开始，到各种机械性或物理治疗，如划船、蹬车等。关节活动练习包括主动锻炼、被动活动或用关节练习器锻炼等。

【护理措施】

1.心理护理

鼓励患者及家属表达自己的思想、减轻其心理负担。护士通过和蔼的态度、亲切的语言、精湛的技术取得患者的信任，通过沟通、交流帮助患者树立战胜疾病的信心和勇气。

2.疼痛护理

应根据疼痛原因采取相应的措施。

（1）创伤性骨折所致疼痛多在整复固定后逐渐减轻，在现场急救中应予以临时固定可缓解疼痛。

（2）伤口感染引起疼痛，应及时清创并应用抗生素等进行治疗。

（3）疼痛较轻时可鼓励患者听音乐或看电视以分散注意力，也可用局部冷敷或抬高患肢来减轻水肿以缓解疼痛，热疗和按摩可减轻肌肉痉挛引起的疼痛。

（4）疼痛严重时应遵医嘱给予镇痛药。

（5）护理操作时动作应轻柔准确，严禁粗暴搬动骨折部位。

3.患肢缺血的护理

（1）预防和纠正休克：根据医嘱输血、补液，及时处理出血，保持血压在正常范围。

（2）保暖：注意室温和躯体保暖，以改善微循环。

(3)取合适体位,促进静脉回流:根据骨折的部位、程度、治疗方式和有无合并其他损伤等采取不同的体位。休克患者取中凹卧位;患肢肿胀时,遵医嘱用枕头或悬吊牵引抬高患肢,使之高于心脏水平,以促进静脉回流和减轻水肿;若疑有骨筋膜室综合征发生,应避免局部按摩、热敷、理疗或使患肢高于心脏水平,以免加重组织缺血和损伤。患肢制动后,固定关节于功能位;如股骨转子间骨折牵引治疗者,患肢需取外展中立位,踝关节保持于90°功能位,避免受压,造成足下垂畸形。

(4)加强观察:观察患者的意识、体温、脉搏、血压、呼吸、尿量和末梢循环,如毛细血管再充盈时间、患肢骨折远端脉搏情况、皮温和色泽、有无肿胀及感觉和运动障碍。

4.预防感染

(1)监测患者有无感染症状和体征:定时测量患者的体温和脉搏。体温明显增高和脉搏加快时,常提示有感染发生。若骨折处疼痛减轻后又进行性加重或呈搏动性疼痛,皮肤红、肿、热,伤口有脓液渗出或有异味时,应警惕继发感染,及时报告医师。

(2)伤口护理:严格按无菌技术清洁伤口和更换敷料,保持敷料干燥。

(3)合理应用抗生素:遵医嘱及时和合理安排抗生素的应用时间和方式。

(4)体位:无禁忌者可每1~2小时变更卧姿,预防压疮和坠积性肺炎的发生。

5.生活护理

指导患者在患肢制动期间进行力所能及的活动,为其提供必要的帮助,如协助进食、进水、排便和翻身等。

6.加强营养

指导患者进食高蛋白、高维生素、高热量、高钙和高铁的食物,多饮水。增加晒太阳时间以增加骨中钙和磷的吸收,促进骨折修复。对不能到户外的患者注意补充鱼肝油滴剂、维生素 D 片、强化维生素 D 牛奶和酸奶等。

7.指导功能锻炼

早期功能锻炼可提高肢体活动能力和预防并发症,有助于损伤部位功能的恢复。

(1)肌肉等长舒缩练习和关节活动:与患者共同制订适宜的锻炼和康复计划。伤后1~2周内,除医嘱要求制动的患者外,术后6小时应开始股四头肌的等长收缩练习。可采用 tens 法则,即收缩股四头肌10秒,休息10秒,收缩10次为一组,重复10次,每天3~4次。身体其他各部位的关节、肢体亦应进行功能锻炼。鼓励下肢骨折患者每3小时利用牵引床的吊架锻炼1次。伤后2周,指导患者活动骨折部位的上、下关节。

(2)行走锻炼:做患肢外固定的患者,疼痛减轻后可早期进行患肢的行走锻炼;行走时护士应提供安全保护。先指导患者在平地上行走,然后上下楼梯。

(3)拐杖的应用:拐杖是常用的助行器械。理疗师和护士应指导患者使用拐杖,如拐杖应加垫,以防滑和避免损伤腋部;当手握把柄时,屈肘不超过30°。用拐杖者,要求上肢有足够的肌力,具有身体平衡和协调能力。患者每日用拐杖行走2~3次,行走时,患肢不负重。

(4)助行器的应用:当患肢仅需轻微的支持时,可用手杖。直手杖提供的支持最小,四角手杖因支撑面积大,支持力大。手杖用于患侧,顶部应与股骨大转子平行。

(5)练习深呼吸:长时间卧床的患者需练习深呼吸,增加肺活量。

8.健康指导

(1)安全指导:指导患者及家属评估家庭环境的安全性、有无影响患者活动的障碍物,如台阶、小块地毯、散放的家具等。患者早期活动时应在家属陪伴下进行,预防再次骨折的发生。

(2)长期坚持功能锻炼:告知患者出院后继续功能锻炼的方法和意义。向患者和家属详细说明有关夹板、石膏或外固定器械的应用和护理知识,如夹板、石膏或外固定器械的保护、清洁、使用的方法及可能发生的问题。指导患者使用轮椅、步行辅助物,提高患者自我照顾的能力。指导家属如何协助患者完成各项活动。

(3)定期复查:告知患者如何识别并发症。若患者肢体肿胀或疼痛明显加重,骨折远端肢体感觉麻木、肢端发凉,夹板、石膏或外固定器械松动等,应立即到医院复查并评估功能恢复情况。

第二节　常见四肢骨折

常见的上肢骨折包括肱骨干骨折、肱骨髁上骨折、尺桡骨干双骨折、桡骨远端骨折;下肢骨折包括股骨颈骨折、股骨干骨折和胫腓骨骨折。

一、肱骨干骨折

肱骨干骨折(fracture of the shaft of the humerus)是指发生在肱骨外科颈下 1~2cm 至肱骨髁上 2cm 段内的骨折,常见于青年和中年人。

【病因】

由直接或间接暴力引起。直接暴力常由外侧打击肱骨干中段导致横形或粉碎性骨折。间接暴力常由于手掌或肘部着地,暴力上传,加之身体倾倒产生的剪式应力,导致肱骨中下 1/3 段斜形或螺旋形骨折。有时因投掷运动或"掰腕",也可导致中下 1/3 骨折。

【临床表现】

受伤后,上臂出现疼痛、肿胀、畸形、皮下瘀斑及功能障碍。肱骨干可出现假关节活动、骨擦感、患肢缩短等。肱骨干中下 1/3 段骨折易发生桡神经损伤,合并桡神经损伤时可出现垂腕、各手指掌指关节不能背伸,拇指不能伸,前臂旋后障碍;手背桡侧皮肤感觉减弱或消失等表现。

【治疗要点】

主要取决于骨折的位置和移位情况,大多数肱骨干横形或短斜形骨折可采用非手术方法治疗,粉碎性、开放性及合并神经血管损伤的肱骨干骨折多采用手术治疗。

1.石膏固定

复位后比较稳定的骨折,可用 U 形石膏固定。若为中、下段长斜形或长螺旋形骨折,手法复位后不稳定,可用上肢悬垂石膏固定,但有可能因重量太大,导致骨折端分离,宜采用轻质石膏,并在固定中严密观察骨折对位、对线情况。

2.小夹板固定

用四块合适长度的小夹板分别置于上臂前、内、外、后侧捆扎固定。在屈肘90°位用三角巾悬吊。成人固定6~8周,儿童固定4~6周。

3.康复治疗

复位术后抬高患肢,主动练习手指屈伸活动。2~3周后,开始主动的腕、肘关节屈伸活动和肩关节的外展、内收活动,但活动量不宜过大,逐渐增加活动量和活动频率。6~8周后加大活动量,并作肩关节旋转活动。在锻炼过程中,要随时检查骨折对位、对线及愈合情况。骨折完全愈合后去除外固定。内固定物可在半年以后取出,若无不适也可不必取出。在锻炼过程中,可配合理疗、体疗、中医、中药治疗等。

二、肱骨髁上骨折

肱骨髁上骨折(supracondylar fracture of humerus)是指发生在肱骨干与肱骨髁交界处的骨折。肱骨干轴线与肱骨髁轴线之间有30°~50°的前倾角,这是容易发生肱骨髁上骨折的解剖因素。在肱骨髁内、前方,有肱动脉、正中神经经过。一旦发生骨折,神经血管容易受到损伤。在肱骨髁的内侧有尺神经,外侧有桡神经,均可因肱骨髁上骨折的侧方移位而受到损伤。在儿童期,肱骨下端有骨骺,若骨折线通过骺板,有可能影响骨骺的发育,因而常出现肘内翻或外翻畸形。肱骨髁上骨折多发生于10岁以下儿童。

【病因和分类】

根据暴力来源和移位方向,可分伸直型和屈曲型骨折。

1.伸直型

较常见,占85.4%。多因间接暴力引起,跌倒时肘关节呈半屈或伸直位,手掌着地,暴力经前臂向上传递,身体向前倾,由上向下产生剪式应力,使肱骨干与肱骨髁交界处发生骨折。骨折近端常损伤肱前肌,压迫或损伤正中神经和肱动脉,造成前臂缺血性肌痉挛。骨折远端向侧方移位可挫伤桡神经或尺神经。

2.屈曲型

少见。跌倒时肘关节屈曲,肘后部着地,外力自上而下,尺骨鹰嘴直接撞击肱骨下端,导致髁上部屈曲型骨折。很少合并血管和神经损伤。

【临床表现】

肘关节明显肿胀、压痛、功能障碍;有时可出现皮下瘀血或皮肤水疱。伸直型骨折时,鹰嘴与远侧骨折端向后方突出,近折端向前移,外形如肘关节脱位,但保持正常的肘后三角,可有骨擦音、反常活动等。还可伴有正中、桡、尺神经损伤,表现为手的感觉、运动功能障碍。肱动脉挫伤或受压者因发生血管痉挛可致前臂缺血,出现剧痛、手部皮肤苍白、发凉、麻木、被动伸指疼痛,桡动脉搏动减弱或消失等表现。与肱骨髁上骨折相关的缺血性肌挛缩,可导致爪形手或后遗肘内翻畸形。

三、尺桡骨干双骨折

尺桡骨干双骨折(fracture of the radius and ulna)较多见,占各类骨折的6%左右,以青少年多见;易并发前臂骨筋膜室综合征。

【病因】

1.直接暴力

多为重物直接打击、机器或车轮的直接碾压,或刀砍伤等。特点为两骨的骨折线在同一平面,呈横行或粉碎性骨折,多伴有不同程度的软组织损伤,包括肌、肌腱断裂、神经血管损伤等。

2.间接暴力

常为跌倒时手掌着地,暴力沿腕关节及桡骨下端上传,致桡骨中 1/3 部骨折;暴力又通过骨间膜斜行向下方传导,造成尺骨低位斜形骨折。

3.扭转暴力

跌倒时手掌着地,同时前臂发生扭转,导致不同平面的尺桡骨螺旋或斜形骨折。尺骨的骨折线多高于桡骨的骨折线。

【临床表现】

前臂疼痛、肿胀、畸形及功能障碍,尤其是不能旋转活动。检查可发现骨擦音和反常活动。严重者可出现疼痛进行性加剧、肢体肿胀、手指呈屈曲状态、皮肤苍白发凉、毛细血管充盈时间延长等骨筋膜室综合征的早期表现。

四、桡骨远端骨折

桡骨远端骨折(fracture of the distal radius)是指距桡骨远端关节面以内的骨折。这个部位是松质骨与密质骨的交界处,为解剖薄弱处,一旦遭受外力,容易骨折。常见于骨质疏松的中老年人。

【病因】

多由间接暴力所致。跌倒时,手部着地,暴力向上传导,发生桡骨远端骨折。根据受伤的机制不同,可发生伸直型和屈曲型骨折。伸直型骨折(Colles 骨折)多因跌倒后手掌着地、腕关节背伸、前臂旋前而受伤。屈曲型骨折(Smith 骨折)由于跌倒后手背着地、腕关节屈曲而受伤,也可由腕背部受到直接暴力打击发生,较伸直型骨折少见。

【临床表现】

伤后腕关节局部疼痛和皮下瘀斑、肿胀、功能障碍。伸直型骨折由于远折端移向背侧,侧面看手腕可呈"餐叉"畸形;又因远折端向桡侧移位,且有缩短移位、桡骨茎突上移,正面看手腕呈"枪刺刀"畸形。屈曲型骨折者受伤后腕部出现下垂畸形。

股骨颈骨折(fracture of the femoral neck)多发生于中老年人,以女性多见。常出现骨折不愈合(约 15%)和股骨头缺血性坏死(20%~30%)。

【病因】

老年人,特别是女性,由于骨质疏松使股骨颈脆弱,加之髋周肌群退行性变,在平地滑倒、床上跌下,下肢突然扭转,甚至无明显外伤等诱因的情况下就可发生骨折。青壮年股骨颈骨折一般由于严重损伤,如车祸或高空坠落等所致。

【分类】

1.按骨折线部位

可分为:①股骨头下骨折;②经股骨颈骨折;③股骨颈基底骨折。头下骨折和经颈骨折属于关节囊内骨折,由于股骨头的血液循环大部分中断,因而骨折不易愈合或造成股骨头缺血性坏死。基底骨折由于两骨折段的血液循环良好而较易愈合。

2.按骨折线角度(X线片表现)分类

(1)内收骨折:远端骨折线与两髂脊连线的延长线所形成的角度(Pauwells角)大于50°。由于骨折面接触较少,容易再移位,属于不稳定骨折。Pauwells角越大,骨折端所受的剪切力越大,骨折越不稳定。

(2)外展骨折:Pauwells角小于30°,由于骨折面接触多,不容易再移位,属于稳定骨折。

3.按骨折移位程度分类

Garden分型是常用分型之一,其根据股骨近端正位X线平片上骨折移位程度分为4型:①Ⅰ型:不完全骨折,骨的完整性仅部分中断,股骨颈的一部分出现裂纹。②Ⅱ型:完全骨折但无移位。③Ⅲ型:完全骨折,部分移位且股骨头与股骨颈有接触。④Ⅳ型:完全移位的骨折,骨折端完全失去接触。

【临床表现】

中老年人有摔倒受伤史,伤后感髋部疼痛,下肢活动受限,不能站立和行走,应怀疑患者有股骨颈骨折。有时伤后并不立即出现活动障碍,仍能行走,但数天后,髋部疼痛加重,逐渐出现活动后疼痛更加重,甚至不能行走,这说明受伤时可能为稳定骨折,以后发展为不稳定骨折而出现功能障碍。检查时可发现患肢出现外旋畸形,一般在45°～60°之间,患肢有短缩;部分出现髋部肿胀及瘀斑,叩击足跟部或大粗隆时髋部疼痛。

【治疗要点】

(一)非手术治疗

适用于无明显移位的骨折,外展型或嵌插型等稳定性骨折。此外,亦适用于年龄过大,全身情况较差或有其他脏器并发症者。可穿矫正鞋、下肢持续皮牵引或骨牵引6～8周,同时进行股四头肌等长收缩训练和踝、足趾的屈伸活动,避免静脉回流障碍或静脉血栓形成。卧床期间不可侧卧,不可使患肢内收,避免骨折发生移位。一般8周后可逐渐在床上坐起,但不能盘腿而坐。3个月后,骨折已基本愈合,可逐渐扶双拐下地,患肢不负重行走。6个月后,骨已牢固愈合,可逐渐弃拐行走。非手术治疗卧床时间长,常因长期卧床而引发一些并发症,如肺部感染、泌尿道感染、褥疮等。

(二)手术治疗

1.手术指征

(1)移位的股骨颈骨折:应采用闭合复位内固定手术治疗。对无移位骨折,也应尽早采用内固定治疗,以防转变为移位骨折,而增加治疗难度。

(2)65岁以上老年人的股骨颈头下型骨折:由于股骨头的血液循环已严重破坏,股骨头坏死发生率很高,多采用人工关节置换术治疗。

(3)由于误诊、漏诊,或治疗方法不当,导致股骨颈陈旧骨折不愈合,影响功能的畸形愈合,股骨头缺血坏死甚至髋关节骨性关节炎的,应采用手术方法治疗。

2.手术方法

(1)闭合复位内固定:在 X 线透视下进行,手法复位成功后,在股骨外侧纵形切口,暴露大转子及股骨近端,经大转子向股骨头方向打人内固定。这种手术方法不切开关节囊,不暴露骨折端,对股骨头血液循环干扰较少。在 X 线监视下,复位及固定均可靠,术后骨折不愈合及股骨头坏死的发生率均较低。

(2)切开复位内固定:手法复位失败,或固定不可靠,或者陈旧性骨折不愈合,宜采用切开复位内固定术。

(3)人工股骨头或全髋关节置换术:对全身情况尚好的高龄患者的股骨头下型骨折,或已合并骨关节炎或股骨头坏死者,可选择单纯人工股骨头置换术或全髋关节置换术治疗。

3.术后处理

行内固定术后,骨折端增强了稳定性,经过 2～3 天卧床休息后,即可在床上坐起,活动膝、踝关节。6 周后扶双拐下地部分负重行走,骨愈合后可弃拐负重行走。对于人工股骨头置换或全髋关节置换术患者可在术后 1 周开始借助助行器下地活动。

五、股骨干骨折

股骨干骨折(fracture of the femoral shaft)是指转子以下,股骨髁以上这一段骨干的骨折,约占全身各类骨折的 6%,多见于青壮年。股骨干是人体最粗、最长、承受应力最大的管状骨。全股骨的抗弯强度与铸铁相近,弹性比铸铁更好。由于股骨的解剖及生物力学特点,需遭受强大暴力才能发生股骨干骨折,同时也使骨折后的愈合与重塑时间延长。

【病因】

重物直接打击、车轮碾轧、火器性损伤等直接暴力作用于股骨,容易引起股骨干的横形或粉碎性骨折,同时有广泛的软组织损伤。高处坠落伤、机器扭转伤等间接暴力作用常导致股骨干斜形或螺旋形骨折,周围软组织损伤较轻。

【临床表现】

局部疼痛、肿胀和畸形较明显,活动障碍,远端肢体异常扭曲,出现反常活动、骨擦音。股骨干骨折可因出血量大出现休克症状和体征。

【辅助检查】

髋或膝关节正侧位 X 线摄片可确定骨折的部位、类型和移位情况。

【治疗要点】

(一)非手术治疗

1.牵引治疗

(1)垂直悬吊皮牵引:用于 3 岁以内小儿,将双下肢向上悬吊。

(2)骨牵引:用于成人股骨干骨折,牵引可持续 8～10 周。

2.手法复位

横断面骨折需待重叠畸形矫正后行手法复位,手法复位后可行持续牵引复位。

3.外固定

对少数合并大范围软组织损伤者可采用外固定器固定。

（二）手术治疗

主要为切开复位内固定术。适用于非手术治疗失败，伴有多发损伤或血管神经损伤，不宜长期卧床的老年患者或者病理性骨折。多采用钢板、带锁髓内钉、弹性钉内固定或外固定架外固定。

六、胫腓骨干骨折

胫腓骨干骨折(fracture of the shaft of the tibia and fibu-la)指胫骨平台以下至踝以上部分发生的骨折。很常见，约占全身各类骨折的6.8%，多见于青壮年和儿童。

【病因】

1.直接暴力

多为直接暴力打击和压轧所致，骨折线在同一水平面，呈横断，短斜或粉碎性骨折。因胫骨前内侧紧贴皮肤，所以多为开放性骨折。

2.间接暴力

多由高处坠落、滑倒所致。骨折线呈斜形或螺旋形，腓骨的骨折面高于胫骨的骨折面，软组织损伤小，骨折尖端穿破皮肤可造成开放性骨折。儿童胫腓骨干骨折多为青枝骨折。

【临床表现】

局部疼痛、肿胀，可出现反常活动和畸形。开放性骨折可见骨折端外露。小儿青枝骨折表现为不敢负重和局部压痛。常伴有腓总神经或腘动脉损伤的症状和体征。胫前区和腓肠肌群张力升高。胫骨上1/3骨折，由于远端骨折段向上移位，腘动脉分叉处受压，易造成小腿缺血或坏疽。中1/3骨折，可导致骨筋膜室综合征。胫骨下1/3段几乎无肌肉附着，血运差，易发生骨折延迟愈合，甚至不愈合。腓骨上端骨折、腓骨颈有移位的易损伤腓总神经。

【治疗要点】

胫腓骨骨干骨折的治疗目的是矫正成角、旋转畸形，恢复胫骨上、下关节面的平行关系，恢复肢体长度。

无移位的胫腓骨骨干骨折采用小夹板或石膏固定。有移位的横形或短斜形骨折采用手法复位、小夹板或石膏固定。固定期间注意夹板和石膏的松紧度，并定时行X线检查，发现移位应随时进行夹板调整，或重新石膏固定，10～12周可扶拐部分负重行走。

不稳定的胫腓骨干双骨折可采用跟骨结节牵引，纠正短缩畸形后，施行手法复位，小夹板固定。牵引中注意观察肢体长度，避免牵引过度。6周后，取消牵引，改用小腿功能支具固定，或行石膏固定，10～12周可扶双拐下地部分负重行走。

严重的粉碎性骨折或双段骨折、污染不重、受伤时间较短的开放骨折或手法复位失败时可采用切开复位内固定，可选择钢板螺钉或髓内针固定。若固定牢固，术后4～6周可扶双拐下地部分负重行走。软组织损伤严重的开放性胫腓骨干双骨折，在行彻底的清创术后，内固定的同时作局部皮瓣或肌皮瓣转移覆盖创面，不使内固定物或骨质暴露，或在复位后，采用外固定架固定，既稳定骨折，又便于术后换药。

第三节　脊柱骨折和脊髓损伤

一、脊柱骨折

脊柱骨折(fracture of the spine)十分常见,约占全身骨折的 6.4%,其中胸腰段骨折最多见。脊柱骨折可并发脊髓或马尾神经损伤,特别是颈椎骨折－脱位合并有脊髓损伤最高可达70%,能严重致残甚至丧失生命。

每块椎骨分椎体与附件两部分。从解剖结构和功能上可将脊柱分成前、中、后三柱。中柱和后柱组成椎管,容纳了脊髓和马尾神经,该区的损伤可以累及神经系统,特别是中柱损伤,碎骨片和髓核组织可以突入椎管的前半部而损伤脊髓,因此对每个脊柱骨折病例都必须了解有无中柱损伤。胸腰段脊柱($T_{10} \sim L_2$)处于两个生理弧度的交汇处,是应力集中之处,也是常见骨折之处。

【分类】

(一)颈椎骨折分类

1.屈曲型损伤

指颈椎在屈曲位时受暴力所致,表现为前柱压缩、后柱牵张损伤。

2.垂直压缩型损伤

颈椎在直立位时受到垂直应力打击所致,无过屈或过伸力量,如高空坠物或高台跳水。

3.过伸损伤

(1)无骨折-脱位的过伸损伤:常因跌倒时患者面部着地,颈部过伸所致,其特征性体征是额面部有外伤痕迹,这部分患者常有颈椎椎管狭窄,因而在过伸时常造成脊髓受压,也可发生于高速驾驶时,因急刹车或撞车,由于惯性作用,头部撞于挡风玻璃或前方座椅的靠背上,并迫使头部过度仰伸,接着又过度屈曲,使颈椎发生严重损伤(也称为"挥鞭伤"-whip-lash 损伤)。

(2)枢椎椎弓骨折:暴力来自颏部,使颈椎过度仰伸,在枢椎的后半部形成强大的剪切力量,致枢椎的椎弓发生垂直状骨折。以往多见于缢死者,故又称缢死者骨折(Hangman's fracture)。

4.齿状突骨折

机制还不明确。暴力可能来自水平方向,从前至后,经颅骨而致齿状突。

(二)胸腰椎骨折的分类

1.根据骨折的稳定性

(1)稳定性骨折:轻度和中度的压缩骨折,脊柱的后柱完整。单纯横突、棘突和椎板的骨折也属于稳定骨折。

(2)不稳定性骨折:①三柱中有两柱骨折。②爆裂骨折:中柱骨折后,椎体后部骨折块突入椎管,有神经损伤的可能性。③累及前、中、后三柱的骨折一脱位,常伴有神经损伤症状。

2.根据骨折的形态分类

(1)压缩骨折:椎体前方受压缩楔形变。

(2)爆裂骨折:椎体呈粉碎骨折,骨折块向四周移位,向后移位可压迫脊髓、神经。

(3)Chance 骨折:经椎体、椎弓及棘突的横向骨折。

(4)骨折一脱位:脊柱骨折并脱位可能是椎体向前或向后的移位,可伴有关节突关节脱位或骨折。

【临床表现】

1.症状

(1)局部疼痛:颈椎骨折的患者可有头、颈部疼痛,不能活动;胸腰椎骨折的患者因腰背部肌痉挛、局部疼痛,不能站立或站立时腰背部无力、疼痛加剧。

(2)腹胀、腹痛:由于腹膜后血肿对自主神经的刺激,可有腹胀、腹痛、肠蠕动减慢等症状。

2.体征

(1)局部压痛和肿胀:损伤部位肿胀,有明显压痛。

(2)活动受限和脊柱畸形:颈、胸、腰段骨折患者,常表现为活动受限和后突畸形。严重者常合并脊髓损伤,造成截瘫,患者丧失全部或部分生活自理能力。

【辅助检查】

1.影像学检查

(1)X 线检查:有助于明确脊椎骨折的部位、类型和移位情况。

(2)CT 检查:用于检查椎体的骨折情况、椎管内有无出血及碎骨片。

(3)MRI 检查:有助于观察及确定脊髓损伤的程度和范围。

2.肌电图

测量肌的传导情况,鉴别脊髓完整性的水平。

【治疗要点】

1.抢救生命

脊柱损伤患者伴有颅脑、胸、腹脏器损伤或并发休克时,首先处理紧急问题,抢救生命。

2.卧硬板床

胸腰椎骨折和脱位,单纯压缩骨折椎体压缩不超过 1/3 者,可仰卧于木板床,在骨折部位加枕垫,使脊柱过伸。

3.复位固定

较轻的颈椎骨折和脱位者用枕颌吊带做卧位牵引复位;明显压缩移位者做持续颅骨牵引复位。牵引重量 3～5kg,复位后用头颈胸石膏固定 3 个月。胸腰椎复位 3 个月后用石膏背心、腰围或支具固定。也可用两桌法或双踝悬吊法复位。复位后不稳定或关节交锁者,可手术治疗,做植骨和内固定。

二、脊髓损伤

脊髓损伤是脊柱骨折脱位最严重的并发症,发生率很高,常发生于颈椎下部和胸腰段。脊髓损伤的高危人群包括摩托车赛手、酗酒和吸毒者、跳水者和足球运动员、警察、司机和军事人员。

【病理生理】

1.脊髓震荡

脊髓受到强烈震荡后而发生超限抑制,脊髓功能处于生理停滞状态。脊髓神经细胞结构正常,无形态学改变。

2.不完全性脊髓损伤

伤后 3 小时灰质内出血较少,白质无改变;伤后 6～10 小时,出血扩大,神经组织水肿,24～48小时以后逐渐消退。由于不完全脊髓损伤程度有轻、重差别,轻者仅有中心小坏死灶,保留大部分神经纤维;重者脊髓中心可出现坏死软化灶,并由胶质或瘢痕代替,只保留小部分神经纤维。

3.完全性脊髓损伤

伤后 3 小时脊髓灰质内多灶性出血,白质尚正常;伤后 6 小时灰质内出血增多,白质水肿;12 小时后白质内出现出血灶,神经轴索开始退行性变,灰质内神经细胞退行性变坏死;24 小时灰质中心出现坏死,白质中多处轴索退行性变;48 小时灰质中心软化,白质退行性变。总之,完全性脊髓损伤,脊髓内的病变呈进行性加重,从中心出血至全脊髓出血,从中心坏死到大范围脊髓坏死,可长达 2～3cm。晚期脊髓为胶质组织代替。

【临床表现】

1.脊髓震荡

临床上表现为损伤平面以下感觉、运动及反射完全消失或大部分消失,一般经过数小时至数天,感觉和运动开始恢复,不留任何神经系统后遗症。

2.不完全性脊髓损伤

损伤平面以下保留部分感觉和运动功能。包括以下 4 种类型:

(1)前脊髓综合征:颈脊髓前方受压严重,有时可引起脊髓前中央动脉闭塞,出现四肢瘫痪,下肢瘫痪重于上肢瘫痪,但下肢和会阴部仍保持位置觉和深感觉,有时还保留有浅感觉。此型损伤的预后最差。

(2)后脊髓综合征:脊髓受损平面以下运动功能和痛温觉、触觉存在,但深感觉全部或部分消失。

(3)脊髓中央管周围综合征:多数发生于颈椎过伸性损伤,表现为损伤平面以下的四肢瘫,上肢重于下肢,没有感觉分离。

(4)脊髓半切综合征:损伤平面以下同侧肢体的运动和深感觉消失,对侧肢体的痛觉和温觉消失。

3.完全性脊髓损伤

脊髓实质完全性横贯性损害,损伤平面以下的最低位骶段感觉、运动功能完全丧失,包括肛门周围的感觉和肛门括约肌的收缩运动丧失,称为脊髓休克期。2～4 周后逐渐演变为痉挛性瘫痪,表现为肌张力升高,腱反射亢进,并出现病理性锥体束征。胸段脊髓损伤表现为截瘫,颈段脊髓损伤表现为四肢瘫。

4.脊髓圆锥损伤

第一腰椎骨折可造成脊髓圆锥损伤。表现为会阴部皮肤鞍状感觉缺失,括约肌功能丧失,大小便不能控制,性功能障碍。两下肢的感觉、运动正常。

5.马尾神经损伤

第2腰椎以下骨折脱位可引起马尾神经损伤,表现为受伤平面以下弛缓性瘫痪,感觉和运动障碍,括约肌功能丧失,腱反射消失。

【并发症】

1.呼吸衰竭与呼吸道感染

这是脊髓损伤的严重并发症。人体有胸式呼吸与腹式呼吸两组肌肉。胸式呼吸由肋间神经支配的肋间肌管理,而腹式呼吸则来自膈肌的收缩。膈神经由 $C_{3\sim5}$ 组成,C_4 是主要成分。颈髓损伤后,肋间肌完全麻痹,因此伤者能否生存,很大程度上取决于腹式呼吸是否存在。$C_{1\sim2}$ 的损伤往往是伤者在现场即已死亡,$C_{3\sim4}$ 的损伤由于影响到膈神经的中枢,也常于早期因呼吸衰竭而死亡,即使是 $C_{4\sim5}$ 以下的损伤,也会因伤后脊髓水肿的蔓延,波及中枢而产生呼吸功能障碍,只有下颈椎损伤才能保住腹式呼吸。由于呼吸肌力量不足,呼吸非常费力,使呼吸道的阻力相应增加,呼吸道的分泌物不易排出,久卧者又容易产生坠积性肺炎。一般在1周内便可发生呼吸道感染,吸烟者更是提前发生,其结果是伤者因呼吸道感染难以控制或痰液堵塞气管窒息而死亡。

2.泌尿生殖道的感染与结石

由于括约肌功能的丧失,伤员因尿潴留而需长期留置导尿管,容易发生泌尿道的感染与结石,男性患者还会发生副睾丸炎。

3.褥疮

截瘫患者长期卧床,皮肤感觉丧失,骨隆突部位的皮肤长时间受压于床褥与骨隆突之间而发生神经营养性改变,皮肤出现坏死,形成褥疮。褥疮最常发生的部位为骶部、股骨大转子、髂嵴和足跟等处。

4.体温失调

颈脊髓损伤后,自主神经系统功能紊乱,受伤平面以下皮肤不能出汗,对气温的变化丧失了调节和适应能力,常易产生高热,可达 40℃ 以上。

【辅助检查】

X 线平片和 CT 检查为脊髓损伤最常规的影像学检查手段,可发现损伤部位的脊柱骨折或脱位。MRI 检查可观察到脊髓损害变化。MRI 不仅可了解脊髓受压程度,还可观察脊髓信号强度、脊髓信号改变的范围和脊髓萎缩情况等。

【治疗要点】

1.非手术治疗

伤后 6 小时内是关键时期,24 小时为急性期,应抓紧时机尽早治疗。

(1)保持气道通畅和有效通气:必要时行气管插管或切开,机械辅助呼吸。

(2)输液或输血:建立静脉通道,输液或输血,保持有效循环血量。

（3）药物治疗：甲泼尼龙冲击疗法，减轻脊髓水肿和继发性损伤。

（4）留置导尿管：防止膀胱过度膨胀或破裂。

（5）胃肠减压：有麻痹性肠梗阻的患者，可留置胃管并行胃肠减压。

（6）固定和局部制动：颈椎骨折和脱位较轻者，用枕颌吊带卧位牵引复位；明显压缩移位者，做持续颅骨牵引复位。牵引重量3～5kg，复位后用头颈胸石膏固定3个月，保持中立位或仰伸位，可用沙袋固定颈部，防止颈部侧旋。胸腰椎复位后用石膏背心、腰围或支具固定。胸腰椎骨折和脱位，单纯压缩骨折椎体压缩不超过1/3，可仰卧于木板床，在骨折部位加枕垫，使脊柱过伸。

2.手术治疗

目的在于尽早解除对脊髓的压迫和稳定脊柱。手术方式和途径需视骨折的类型和受压部位而定。手术指征：

（1）脊柱骨折、脱位有关节交锁者。

（2）脊柱骨折复位后不满意或仍有不稳定因素存在者。

（3）影像显示有碎骨片突至椎管内压迫脊髓者。

（4）截瘫平面不断上升，提示椎管内有活动性出血者。

【护理措施】

1.保持有效的气体交换，防止呼吸骤停

（1）加强观察和保持气道通畅：脊髓损伤的48小时内因脊髓水肿可造成呼吸抑制。需密切观察患者的呼吸情况，做好抢救准备。无自主呼吸或呼吸微弱的患者，应立即行气管插管或气管切开，用呼吸机维持呼吸。

（2）吸氧：给予氧气吸入，根据血气分析结果调整给氧浓度和持续时间，改善机体的乏氧状态。

（3）减轻脊髓水肿：根据医嘱应用地塞米松等激素治疗，以减轻脊髓水肿。

（4）加强呼吸道管理：预防因气道分泌物阻塞而并发坠积性肺炎及肺不张。①翻身叩背：每2小时帮助患者翻身、叩背1次，促进痰液的松动与排出。②辅助咳嗽排痰：指导患者做深呼吸和用力咳嗽，促进肺膨胀和排痰。患者咳嗽排痰困难时应辅助患者咳嗽排痰：护士将两手放在患者上腹部两侧肋缘下，嘱患者深吸气，在其呼气时向上推，以加强膈肌向上反弹的力量，促使咳嗽及排痰。③吸痰：患者不能自行咳嗽或排痰或有肺不张时，用吸痰管插入气管吸出分泌物，必要时协助医生通过气管镜吸痰。④雾化吸入：根据医嘱进行雾化吸入以促进分泌物的稀释和排出。

（5）深呼吸锻炼：指导患者练习深呼吸，防止呼吸活动受限引起的肺部并发症。每2～4小时用呼吸训练器进行呼吸锻炼1次。

（6）气管插管或切开护理：①保持气道通畅：及时吸出气道内的分泌物，定期消毒更换内管和检查气囊。②妥善固定气管插管或套管：经常检查气管插管或套管有无滑出。③避免气道干燥：导气管口用双层湿纱布覆盖，定时做湿化护理。

2.维持正常体温

颈髓损伤者对环境温度的变化丧失调节和适应能力，常产生高热或低热，可达40℃以上或 35℃以下。

(1)降低体温:对高热患者,使用物理方法降温,如乙醇或温水擦浴,冰袋,冰水灌肠等;同时调节室温勿过高,在夏季采取通风和降温措施。

(2)保暖:对低温及采用物理降温措施的患者,注意保暖并避免烫伤。

3.尿潴留

(1)留置或间歇导尿:观察膀胱有无涨满,防止尿液逆流或膀胱破裂。截瘫早期可给予留置导尿管,持续引流尿液并记录尿量,2～3周后改为定时开放,每4～6小时开放1次,以预防泌尿系统感染和膀胱萎缩。也可白天每4小时导尿1次,晚间每6小时1次。

(2)人工排尿:3周后拔出留置尿管,进行人工排尿。方法:当膀胱胀满时,操作者用右手由外向内按摩患者的下腹部,待膀胱缩成球状,紧按膀胱底向前下方挤压,在膀胱排尿后用左手按在右手背上加压,待尿不再流出时,可松手再加压1次,将尿排尽。同时训练膀胱的反射排尿动作或自律性收缩功能。注意不可用力过猛,防止膀胱破裂。

(3)预防泌尿道感染:①鼓励患者多饮水:每天2000～4000ml,以稀释尿液,预防泌尿道感染和结石。准确记录24小时出入液体量,以评价液体平衡。②定期做尿培养:每周做1次尿培养,以及时发现感染。③会阴部和膀胱护理:每日冲洗膀胱1～2次,以冲出膀胱内积存的沉渣。每日清洁会阴部2～4次,每周更换1次导尿管。④应用抗生素:患者一旦发生感染,按医嘱应用抗生素。

4.预防便秘

脊髓损伤后72小时内患者易发生麻痹性肠梗阻或腹胀。①观察:观察患者有无腹胀、肠鸣音降低或丧失等麻痹性肠梗阻的表现。由于胃肠动力降低,患者可出现便秘、粪块嵌塞及大便失禁,故还应观察患者每日大便的性状、量、颜色和排便时间。②饮食:鼓励患者多食富含膳食纤维的食物,新鲜的水果和蔬菜,多饮水,以利大便通畅。③训练排便:指导或协助患者在餐后30分钟做腹部按摩,从右到左,沿结肠走行的方向,以刺激肠蠕动。④药物通便:顽固性便秘的患者,可根据医嘱给予灌肠或缓泻剂。

5.心理护理

由于脊柱和脊髓损伤,患者常出现紧张、焦虑、恐惧、多疑、担忧和绝望等心理改变,缺乏自信心。护士应帮助患者掌握正确的应对机制,提高患者的自我保护能力和发挥最大的潜能。可让患者和家属参与护理计划的制订,重要的是家庭成员和医务人员相信并认真倾听患者诉说。帮助患者建立有效的支持系统,包括家庭成员,亲属,朋友,医务人员和同事等。

6.加强皮肤护理,保持皮肤完整性

7.健康指导

①患者出院后须继续康复锻炼,并预防并发症的发生;②指导患者练习床上坐起、上下床和行走方法,练习使用轮椅、助行器等;③指导患者及家属应用清洁导尿术进行间歇导尿,预防长期导尿而引起泌尿道感染;④告知患者需定期复查,进行理疗有助于刺激肌收缩和功能恢复。

第四节 骨 盆 骨 折

骨盆骨折(fracture of the pelvis)多由直接暴力挤压骨盆所致。骨盆边缘有许多肌肉和韧带附着。特别是韧带结构对维护骨盆起着重要作用,在骨盆底部,更有坚强的骶结节韧带和骶棘韧带。骨盆保护着盆腔内脏器,骨盆骨折后对盆腔内脏器也会产生重度损伤。

【分类】

(一)按骨折部位分类

1.骨盆边缘撕脱性骨折

由肌肉猛烈收缩造成的骨盆边缘肌附着点撕脱性骨折,骨盆环不受影响。常见有:髂前上棘撕脱骨折、髂前下棘撕脱骨折和坐骨结节撕脱骨折。

2.骶尾骨骨折

包括骶骨骨折和尾骨骨折。

3.髂骨翼骨折

多为侧方挤压暴力所致,移位不明显,可为粉碎性,不影响骨盆环。

4.骨盆环骨折

多为双处骨折。包括双侧耻骨上、下支骨折;一侧耻骨上、下骨折合并耻骨联合分离;耻骨上、下骨折合并骶髂关节分离;耻骨上、下去骨折合并髂骨骨折;髂骨骨折合并骶髂并节脱位;耻骨联合分享合并骶髂关节脱位。

(二)按暴力的方向分类

1.侧方挤压损伤

侧方挤压力量使骨盆的前后结构及骨盆底部韧带发生一系列损伤,约占骨盆骨折的38.2%。

2.前后挤压损伤

约占52.4%,通常是由来自前方的暴力造成的。

3.垂直剪力损伤

约占5.8%,通常为高处坠落伤。前方的耻骨联合分离或耻骨支垂直骨折,骶结节和骶棘韧带都断裂,后方的骶髂关节完全脱位,一般还有骶骨或髂骨的骨折块,半个骨盆可以向前上方或后上方移位。

4.混合暴力损伤

约占3.6%,通常是混合性骨折。

【临床表现】

1.休克

严重骨盆骨折伴大量出血时,常合并休克。

2.其他

局部肿胀、压痛、畸形,骨盆反常活动,会阴部瘀斑,肢体长度不对称。

3.骨盆分离试验和骨盆挤压试验阳性

检查者双手交叉撑开患者的两髂嵴,使两骶髂关节的关节面更紧贴,而骨折的骨盆前环产生分离,如出现疼痛即为骨盆分离试验阳性。双手挤压患者的两髂嵴,伤处仍出现疼痛为骨盆挤压试验阳性。

4.并发症

(1)腹膜后血肿:骨盆各骨主要为松质骨,邻近又有许多动脉、静脉丛,血液供应丰富。巨大血肿可沿腹膜后疏松结缔组织间隙蔓延至肠系膜根部、肾区与膈下,还可向前至侧腹壁。

(2)盆腔内脏器损伤:包括膀胱、后尿道与直肠损伤,尿道的损伤远比膀胱损伤多见。耻骨支骨折移位容易引起尿道损伤、会阴部撕裂,可造成直肠损伤或阴道壁撕裂。直肠破裂如发生在腹膜反折以上可引起弥漫性腹膜炎;如在反折以下,则可导致直肠周围感染。

(3)神经损伤:主要是腰骶神经丛与坐骨神经损伤。腰骶神经丛损伤大部分为节前性撕脱,预后差;骶神经损伤会导致括约肌功能障碍。

(4)脂肪栓塞与静脉栓塞:盆腔内静脉丛破裂可引起脂肪栓塞,其发生率可高达35%～50%。

【辅助检查】

X线检查可显示骨折类型及骨折块移位情况,但骶髂关节情况以CT更为清晰。CT的三维重建可以更立体直观地显示骨折类型和移位的方向。

【处理原则】

首先处理休克和各种危及生命的并发症,再处理骨折。

1.非手术治疗

(1)卧床休息:骨盆边缘骨折,骶尾骨骨折应根据损伤程度卧硬板床休息3～4周,以保持骨盆的稳定。

(2)复位与固定:不稳定性骨折可用骨盆兜悬吊牵引,髋人字石膏,骨牵引等方法达到复位与固定的目的。

2.手术治疗

(1)骨外固定架固定术:适用于骨盆环双处骨折患者。

(2)切开复位钢板内固定术:适用于骨盆环两处以上骨折患者,以保持骨盆的稳定。

【护理措施】

1.补充血容量和维持正常的组织灌注

(1)观察生命体征:骨盆骨折常合并静脉丛及动脉出血,出现低血容量性休克。应注意观察患者的意识、脉搏、血压和尿量,及时发现和处理血容量不足。

(2)建立静脉通路:及时按医嘱输血和补液,纠正血容量不足。

(3)及时止血和处理腹腔内脏器官损伤:若经抗休克治疗和护理仍不能维持血压,应及时通知医生,并协助做好手术准备。

2.骨盆兜带悬吊牵引的护理

骨盆兜带一般用厚帆布制成,其宽度上抵髂骨翼,下达股骨大转子,依靠骨盆挤压合拢的力量,使耻骨联合分离复位。选择宽度适宜的骨盆兜带,悬吊重量以将臀部抬离床面为宜,不要随意移动,保持兜带平整,排便时避免污染兜带。

3.保持排尿、排便通畅

(1)病情观察:注意患者有无排尿困难、尿量及色泽;有无腹胀和便秘。

(2)排尿护理:对于尿道损伤致排尿困难者,予以导尿或留置导尿,并加强尿道口和导尿管的护理,保持导尿管通畅。

(3)饮食指导:鼓励患者多食富含膳食纤维的食物、多进食新鲜水果和蔬菜,多饮水,以利大便通畅。

4.皮肤护理

(1)保持个人卫生清洁:注意卧床患者的皮肤护理,保持皮肤清洁和床单平整干燥,防止发生压疮。

(2)体位:协助患者更换体位,骨折愈合后方可向患侧卧位。

5.健康指导

卧床期间,髂前上、下棘撕脱骨折可取髋、膝屈曲位;坐骨结节撕脱骨折者应取大腿伸直、外旋位;骶尾骨骨折者可在骶部垫气圈或软垫。骨折愈合后才可患侧卧位。行牵引的患者需12周以后才能负重,长期卧床的患者需练习深呼吸,进行肢体肌肉的等长舒缩锻炼。帮助患者活动上、下关节,允许患者下床后,可使用助行器和拐杖,以使上下肢共同分担体重。

第五节 关节脱位

一、概述

关节脱位(俗称脱臼)指骨与骨之间相对关节面失去正常的对合关系。失去部分正常对合关系的称半脱位。多见于青壮年和儿童。上肢关节脱位多于下肢关节脱位。常见脱位的关节有肩关节、肘关节,髋关节次之。

【病因】

1.创伤

多发生于青壮年,主要由外来暴力间接作用于正常关节引起,是导致关节脱位最常见的原因。

2.先天性关节发育不良

因胚胎发育异常而致关节先天性发育不良,出生后即发生脱位且逐渐加重。

3.病理改变

关节结构发生病变,骨端遭到破坏,不能维持关节面的正常对合关系。

4.习惯性脱位

创伤性脱位后,关节囊及韧带松弛或在骨附着处被撕脱,使关节结构不稳定,轻微外力即可导致反复多次再脱位,多次复发,形成习惯性脱位,如习惯性肩关节脱位、习惯性颞下颌关节脱位。

【分类】

1.按脱位程度

分为全脱位与半脱位。前者指关节面对合关系完全丧失,后者指关节面对合关系部分丧失。

2.按脱位发生的时间

分为新鲜脱位与陈旧性脱位。脱位时间未超过 2 周称为新鲜脱位;脱位时间超过 2 周称为陈旧性脱位。

3.按脱位后关节腔与外界是否相通

分为闭合性脱位与开放性脱位。闭合性脱位患者局部皮肤完好,脱位处不与外界相通;开放性脱位者脱位关节腔与外界相通。

【临床表现】

1.一般表现

疼痛和压痛,局部肿胀,瘀斑,功能障碍。

2.特有体征

(1)畸形:关节脱位处明显畸形,患肢可出现旋转、内收或外展、变长或缩短等畸形,与健侧不对称。关节的正常骨性标志发生改变。

(2)弹性固定:关节脱位后,由于关节囊周围韧带及肌肉的牵拉,使患肢固定于异常位置,被动活动时感到弹性阻力。

(3)关节盂空虚:脱位后可触到空虚的关节盂,移位的骨端可在邻近异常位置触及,但肿胀严重时常难以触知。

【辅助检查】

X 线检查可明确诊断。关节正侧位片可确定有无脱位以及脱位的类型、程度,有无合并骨折等,以防止漏诊或误诊。

【处理原则】

1.复位

以手法复位为主,时间越早越好。对于合并关节内骨折、经手法复位失败、有软组织嵌入、手法难以复位以及陈旧性脱位经手法复位失败者可行手术复位。

2.固定

复位后将关节固定于稳定位置 2～3 周,使损伤的关节囊、韧带、肌肉等组织得以修复愈合。

3.功能锻炼

在固定期间要经常进行关节周围肌和患肢其他关节的活动,防止肌肉萎缩和关节僵硬。

【护理措施】

1.体位

抬高患肢并保持患肢与关节的功能位,以利静脉回流,减轻肿胀。

2.缓解疼痛

(1)局部冷热敷:受伤24小时内局部冷敷,达到消肿镇痛目的;受伤24小时后,局部热敷以减轻肌肉痉挛引起的疼痛。

(2)避免加重疼痛的因素:移动患者时,应帮助患者托扶固定患肢,动作轻柔,避免因活动患肢加重疼痛。

(3)镇痛:指导患者及家属应用心理暗示、转移注意力或松弛疗法等缓解疼痛,必要时遵医嘱应用镇痛剂,以促进患者的舒适与睡眠。

3.病情观察

移位的骨端可压迫邻近血管和神经,引起患肢缺血和感觉、运动障碍。

(1)定时检查患肢末端的血液循环状况,若发现患肢苍白、发冷、动脉搏动消失,应及时通知医生并配合处理。

(2)动态观察患肢的感觉和运动情况,以了解神经损伤的程度和恢复情况。

4.保持皮肤的完整性

对使用牵引或石膏固定的患者,应注意观察皮肤的色泽和温度,避免因固定物压迫而损伤皮肤。对髋关节脱位后较长时间卧床的患者,应注意预防压疮的发生。

5.健康指导

指导并使患者能够自觉地按计划进行正确的功能锻炼,减少盲目性。进行功能锻炼时,应注意以患者主动锻炼为主,切忌用被动手法,强力拉伸关节,以防加重关节损伤。对于习惯性脱位应避免发生再脱位的原因,强调保持有效固定和严格遵医嘱坚持功能锻炼,以避免复发。

二、肩关节脱位

【解剖概要】

参与肩关节运动的关节包括肱盂关节、肩锁关节及肩胸(肩胛骨与胸壁形成)关节,但以肱盂关节的活动最为重要。习惯上将肱盂关节脱位称为肩关节脱位(dislocation of the shoulder joint)。

肱盂关节由肱骨头与肩胛盂构成,关节活动范围大,关节盂面积小而浅,肱骨头相对大而圆,关节囊和韧带松弛,周围韧带较薄弱,关节结构不稳定,故易发生脱位。

【病因和分类】

肩关节脱位好发于青壮年,男多于女。多由于间接暴力引起。根据肱骨头脱位的方向可分为前脱位、后脱位、盂下脱位和盂上脱位4种,由于肩关节前下方组织薄弱,因此以前脱位最多见。前脱位又分为喙突下脱位、盂下脱位和锁骨下脱位。脱位后常合并肱骨大结节骨折,严重者可伴有肱骨外科颈骨折及臂丛神经损伤。

【临床表现】

肩关节疼痛、肿胀和活动障碍。患者有以健侧手托住患侧前臂、头向患侧倾斜的特殊姿势即应考虑有肩关节脱位的可能。肩关节脱位后,关节盂空虚,肩峰突出,失去正常的膨隆外形,呈方肩畸形。杜加试验(Dugas 征)阳性,即将手掌被动搭到健侧肩部,则肘部不能贴近胸壁,或将患侧肘部紧贴胸壁时,则手掌搭不到健侧肩部。

【辅助检查】

X 线正、侧位片可确定肩关节脱位的类型、移位方向及有无撕脱骨折。目前对怀疑有肱骨头骨折者临床可行 CT 扫描。

【治疗要点】

无论肩关节脱位的类型及肱骨头所处的位置不同,均应首先采用手法复位、外固定方式治疗。手法复位前应准确判断是否有骨折。

1.手法复位

一般在局部麻醉下行手牵足蹬法(Hippocrates 法)复位:患者仰卧,术者站在患侧床边,腋窝处垫棉垫,以同侧足跟置于患者腋下靠胸壁处,双手握住患肢于外展位做徒手牵引,以足跟顶住腋部作为反牵引力。左肩脱位时术者用左足,右肩脱位时术者用右足。牵引须持续,用力须均匀,牵引一段时间后肩部肌逐渐松弛,此时内收、内旋上肢,肱骨头便会经前方关节囊的破口滑入肩胛盂内,可感到有弹跳及听到响声,提示复位成功,Dugas 征由阳性转为阴性。

2.固定

单纯肩关节脱位复位后用三角巾悬吊上肢,肘关节屈曲 90°,腋窝处垫棉垫,一般固定 3 周。合并大结节骨折者应延长 1～2 周。避免过早去除外固定,否则损伤的关节囊修复不良,容易导致习惯性脱位的发生。

3.功能锻炼

固定期间活动腕部和手指。疼痛肿胀缓解后,可指导患者用健侧手缓慢推动患肢外展与内收活动,活动范围以不引起患侧肩部疼痛为宜。3 周解除固定后,指导患者做手指爬墙外展、爬墙上举、弯腰垂直锻炼、滑车带臂上举顶锻炼,使肩关节功能完全恢复。

三、肘关节脱位

【病因和分类】

外伤是导致肘关节脱位(dislocation of the elbow)的主要原因。常见于跌倒时肘关节呈伸直位,前臂旋后位,暴力经前臂传递至尺、桡骨上端,在尺骨鹰嘴处产生杠杆作用,使尺、桡骨近端同时脱向肱骨远端的后方,发生肘关节后脱位,此类最为常见。若肘关节从后方受到直接暴力作用,可产生尺骨鹰嘴骨折和肘关节前脱位,较少见。

【临床表现】

外伤后,肘部疼痛、肿胀、活动障碍;检查发现肘后凸畸形,前臂处于半屈位,并有弹性固定;肘后出现空虚感,可扪到凹陷;肘后三角关系发生改变;应考虑肘关节后脱位的存在。

【辅助检查】

肘部正、侧位 X 线摄片可发现肘关节脱位的移位情况,有无合并骨折等。

【处理原则】

1.复位

肘关节置于半屈曲位,术者一手握患臂腕部,沿前臂纵轴方向牵引,另一手拇指压在尺骨鹰嘴上,沿前臂纵轴方向作持续推挤即可复位。

2.固定

复位后,用超关节夹板或长臂石膏托固定肘关节于90°位,再用三角巾悬吊于胸前,一般固定2～3周。

3.功能锻炼

固定期间,可做伸掌、握拳、手指屈伸等活动,同时在外固定保护下作肩、腕关节、手指活动。去除固定后,练习肘关节的屈伸、前臂旋转活动及锻炼肘关节周围肌力。

四、髋关节脱位

髋关节由股骨头和髋臼构成,是典型的杵臼关节。髋臼为半球形,深而大,周围又有坚强韧带与强壮的肌群,结构相当稳定,因此只有强大的暴力才会引起髋关节脱位(dislocation of the hip joint)。

【病因和分类】

髋关节脱位往往由高能暴力引起。如发生交通事故时,患者膝、髋关节处于屈曲位,强大的外力使大腿急剧内收、内旋,以致股骨颈前缘抵于髋臼前缘而形成一个支点,股骨头因受杠杆作用而离开髋臼,冲破后关节囊而向后方脱出。另外,外力直接作用于屈曲的膝部,沿股骨干纵轴方向向后,或外力由后方作用于骨盆,均可使股骨头向后方脱位。

根据脱位后股骨头的位置,可分为前脱位、后脱位和中心脱位。以后脱位最常见,占全部髋关节脱位的85%～90%。脱位时常造成关节囊撕裂、髋臼后缘或股骨头骨折。有时合并坐骨神经挫伤或牵拉伤。

【临床表现】

患髋疼痛,活动障碍。髋关节后脱位时,患肢呈短缩、屈曲、内收、内旋畸形,臀部可触及脱出的股骨头,大转子上移明显。可合并坐骨神经损伤,大多为挫伤,主要原因为股骨头压迫。表现为大腿后侧、小腿后侧及外侧和足部全部感觉消失,膝关节的屈肌、小腿和足部全部肌瘫痪,足部出现神经营养性改变。

【辅助检查】

X线检查有助于确诊,可了解脱位的类型及有无合并髋臼或股骨头骨折。CT可清楚显示髋臼后缘及关节内骨折情况。

【处理原则】

1.复位

髋关节复位宜在全身麻醉或椎管内麻醉下行手法复位。复位宜早,最好在24小时内,超过24小时后再复位,十分困难。常用的方法为提拉法(Allis法)或旋转法(Bigelow法),也可手术复位。

2.固定

复位后,用持续皮牵引或穿丁字鞋固定患肢于外展中立位,患肢保持于外展、伸直位,防止髋关节屈曲、内收、内旋,禁止患者坐起。一般固定2～3周。

3.功能锻炼

固定期间患者可进行股四头肌舒缩锻炼、患肢距小腿关节的活动及其余未固定关节的活动。3周后开始活动关节。4周后,去除皮牵引,指导患者扶双拐下地活动。3个月内,患肢不负重,以免发生股骨头缺血性坏死或因受伤而变形。3个月后,经X线检查证实股骨头血液供应良好者,可完全负重。

第五章　心胸外科疾病患者的护理

第一节　胸部损伤

根据损伤暴力性质,胸部损伤可分为钝性伤和穿透伤;根据是否穿破全层胸壁造成胸膜腔与外界相通,分为闭合性损伤和开放性损伤。

一、肋骨骨折

在胸部损伤中,肋骨骨折(rib fracture)最为常见。可为单根或多根肋骨骨折,同一肋骨又可在一处或多处折断。第1~3肋骨较短,且有锁骨、肩胛骨和肌肉的保护,较少发生骨折。第4~7肋骨较长且固定,最易折断。第8~10肋骨虽较长,但前端与胸骨连成肋弓,较有弹性,不易折断。第11~12肋骨前端游离不固定,故也不易折断。中年人和老年人的肋骨骨质疏松,脆性较大,容易发生骨折。肿瘤侵犯肋骨可发生病理性骨折。

【病理生理】

单根或数根肋骨单处骨折,若上、下仍有完整的肋骨支持胸廓,对呼吸功能的影响不大。尖锐的肋骨断端向内移位,刺破壁层胸膜和肺组织,可产生气胸、血胸。多根多处肋骨骨折可使局部胸壁失去完整肋骨的支撑而软化,出现反常呼吸运动,即吸气时,软化区胸壁内陷,呼气时外突。此类胸廓又称连枷胸(flail chest)。若软化区范围较广泛,在呼吸时两侧胸膜腔内压力不平衡,形成纵隔左右扑动,影响肺通气和静脉血液回流,导致体内缺氧和二氧化碳潴留,严重者可发生呼吸和循环衰竭。

【临床表现】

1.疼痛

主要为局部疼痛,尤其在深呼吸、咳嗽或转动体位时加剧。局部明显压痛,挤压胸部疼痛加剧,甚至产生骨摩擦音,可与软组织挫伤鉴别。

2.局部

胸壁肿胀,胸壁可有畸形。

3.肺不张

胸痛使呼吸变得浅快、咳嗽无力,呼吸道分泌物潴留,易导致肺不张和肺部感染。

4.其他

如合并气胸、血胸,患者可出现相应的临床表现,如气促、呼吸困难、咯血、发绀、休克。

【辅助检查】

胸部X线检查显示肋骨骨折断裂线或断端错位情况,还可显示有无气胸、血胸。

【治疗要点】

处理原则是镇痛、清理呼吸道分泌物、固定胸廓和防治并发症。固定胸廓的方法因肋骨骨折的损伤程度与范围不同而异。

1.固定

闭合性单处肋骨骨折,因骨折的断端有上、下完整的肋骨和肋间肌支撑,较少错位、重叠,多能自行愈合。固定胸廓的目的主要是减少肋骨断端活动、减轻疼痛,可采用多条胸带或弹性胸带固定胸廓。

2.局部处理

闭合性多根多处肋骨骨折,因胸壁软化出现反常呼吸运动时,需进行局部处理。①较小范围的胸壁软化,可用厚敷料加压包扎、沙袋压盖于胸壁软化区,再粘贴胶布固定,或用多头胸带包扎胸廓。②对于大片胸壁软化,可在患侧胸壁放置牵引支架,在体外用毛巾钳或电视胸腔镜下导入不锈钢丝,固定在支架上。具备其他手术适应证而开胸手术时,在肋骨两端分别钻孔,贯穿不锈钢丝固定肋骨断端。

3.清创、固定

开放性肋骨骨折的胸壁伤口需彻底清创,固定肋骨断端。胸膜穿破者,行胸膜腔闭式引流术。

4.保持呼吸道通畅

对咳嗽无力、不能有效排痰或呼吸衰竭者,行气管插管或气管切开,以利抽吸痰液、给氧和施行辅助呼吸。

二、损伤性气胸

胸膜腔内积气,称为气胸(pneumothorax)。气胸一般分为闭合性、开放性和张力性气胸3类。①闭合性气胸(closed pneumothorax):胸膜腔内压低于大气压。随着胸膜腔内积气与肺萎陷程度增加,肺表面裂口缩小,直至吸气也不开放,气胸则可趋于稳定。②开放性气胸(open pneumothorax):外界空气经胸壁伤口或软组织缺损处,随呼吸而自由地出入胸膜腔。空气出入量与胸壁伤口大小有密切关系。③张力性气胸(tension pneumothorax):又称高压性气胸。气管、支气管或肺损伤处形成活瓣,吸气时空气从裂口进入胸膜腔内,呼气时活瓣关闭,使胸膜腔内积气不断增多,导致胸膜腔压力高于大气压。

【病理生理】

1.闭合性气胸

胸膜腔内压低于大气压。胸膜腔积气量决定伤侧肺萎陷的程度。伤侧肺萎陷使肺呼吸面积减少,影响肺通气和换气功能。

2.开放性气胸

由于患侧胸膜腔和大气直接相通,伤侧胸膜腔负压消失,肺被压缩而萎陷;两侧胸膜腔压力不等使纵隔移位,健侧肺受压。吸、呼气时,两侧胸膜腔压力不均衡出现周期性变化,即吸气时,健侧胸膜腔负压程度升高,与伤侧压力差增大,纵隔向健侧进一步移位;呼气时,两侧胸膜腔压力差减小,纵隔移回伤侧,导致纵隔位置随呼吸运动而左右摆动,称为纵隔扑动。纵隔扑动影响静脉回流,导致循环功能严重障碍。

3.张力性气胸

胸膜腔内的高压迫使伤侧肺严重萎缩,并将纵隔推向健侧,挤压健侧肺,产生呼吸和循环功能严重障碍。

【临床表现】

1.闭合性气胸

小量气胸,肺萎陷小于30%,多无明显症状。大量气胸,患者出现胸闷、胸痛和气促症状,气管向健侧移位,伤侧胸部叩诊呈鼓音,听诊呼吸音减弱或消失。

2.开放性气胸

患者出现气促、发绀、呼吸困难以致休克等症状。伤侧胸壁可见伴有气体进出胸膜腔发出吸吮样声音的伤口,称为吸吮样伤口(sucking wound)。伤侧胸部叩诊呈鼓音,听诊呼吸音减弱或消失,气管和心脏明显向健侧移位。

3.张力性气胸

患者极度呼吸困难,端坐呼吸。缺氧严重者,发绀、烦躁不安、昏迷,甚至窒息。体格检查可见气管向健侧偏移,伤侧胸部饱满,肋间隙增宽,呼吸幅度减小,可有明显皮下气肿。叩诊呈鼓音,听诊呼吸音消失。

【辅助检查】

胸部X线显示肺萎陷和胸膜腔内积气,还可见气管、心脏向健侧移位。胸膜腔穿刺可抽出气体。

【治疗要点】

(1)小量闭合性气胸不需治疗,可于1~2周内自行吸收。

(2)开放性气胸应立即封闭胸壁伤口。

(3)大量闭合性气胸、开放性气胸和张力性气胸,因胸膜腔积气较多,需进行胸膜腔穿刺抽气或胸膜腔闭式引流术,促进肺及早膨胀,同时应用抗生素预防感染。若持续漏气、疑有胸膜腔内脏器严重损伤或进行性出血,应考虑剖胸探查或电视胸腔镜手术探查。

三、血胸

胸部损伤引起胸膜腔积血称为血胸(hemothorax)。胸膜腔积血来自:①肺组织裂伤出血;②肋间血管或胸廓内血管破损出血;③心脏和大血管受损破裂出血。

【临床表现】

根据出血速度、出血量和患者体质的不同,而有不同的临床表现。少量血胸(成人0.5L以下),可无明显症状。中量(0.5~1L)和大量(1L以上)出血,尤其急性失血,可出现面色苍白、脉搏快弱、血压下降和末梢血管充盈不良等低血容量性休克表现;同时可伴有胸膜腔积液征象,如肋间隙饱满、气管向健侧移位、伤侧胸部叩诊浊音、呼吸音减弱或消失。

【辅助检查】

1.血常规检查

示红细胞计数、血红蛋白、血细胞比容降低。

2.胸部 X 线检查

少量血胸胸部 X 线检查仅示肋膈窦消失,大量血胸可见胸膜腔有大片积液阴影,纵隔可向健侧移位。如合并气胸,可显示气液平面。胸膜腔穿刺抽出血液可明确诊断。

【治疗要点】

少量积血可自行吸收,不必穿刺抽吸。积血量较多者,早期即行胸膜腔穿刺,必要时放置胸膜腔闭式引流管。进行性血胸者,应立即剖胸止血,及时补充血容量。凝固性血胸者,需在出血停止后数日内剖胸清除积血和血块,以防感染或机化为纤维组织。机化性血胸者,可在伤情稳定后早期进行血块和纤维组织剥除术。对感染性血胸按脓胸处理。

【护理措施】

(一)急救

1.连枷胸

行胸壁加压包扎固定或牵引固定,消除或减轻反常呼吸运动,恢复呼吸功能。

2.开放性气胸

将开放性气胸变为闭合性气胸。使用无菌敷料如凡士林纱布、棉垫或清洁器材如塑料袋、衣物等制作成不透气敷料和压迫物,在用力呼气末封盖伤口,并加压包扎。转运途中如伤员呼吸困难加重,应在呼气时开放密闭敷料,排出高压气体后再封闭伤口。

3.张力性气胸

立即排气,在危急时可用一粗针头在伤侧第 2 肋间锁骨中线处刺入胸膜腔。在转送过程中,可于针柄外接剪有小口的柔软塑料袋、橡胶手指套或气球,即在呼气时能张开裂口排气,吸气时闭合,防止空气进入。

(二)病情观察

严密观察生命体征;注意有无气促、发绀、气管移位、皮下气肿征象;注意观察神志、瞳孔的变化;重视胸部和腹部体征以及肢体活动等情况,警惕多发性损伤。

(三)减轻疼痛与不适

疼痛限制患者深呼吸及有效咳痰,应采取有效的镇痛措施。镇痛的方法有多种,可酌情使用吲哚美辛、布洛芬、可待因、曲马朵、布桂嗪、哌替啶、吗啡等镇痛药,也可使用患者自控镇痛装置或1%普鲁卡因肋间神经阻滞。对肋骨骨折患者可采用胸带固定。

(四)维持呼吸功能

1.保持呼吸道通畅,预防窒息

常规给予鼻导管吸氧;鼓励和协助患者翻身、深呼吸、有效咳嗽排痰,以减少肺不张等肺部并发症的发生;及时清除口腔和呼吸道内的血液、痰液及呕吐物,痰液黏稠不易排出时,应用祛痰药物以及雾化吸入;大量呼吸道分泌物潴留和有误吸或呼吸衰竭的患者,采用鼻导管深部吸痰或支气管镜下吸痰,必要时行气管切开,呼吸机辅助呼吸。

2.卧位

病情稳定者取半卧位,有利于呼吸、咳嗽排痰及胸膜腔引流。

（五）补充血容量，维持正常心排血量

迅速建立静脉通路。在监测中心静脉压(CVP)的前提下，补充液体，维持水、电解质及酸碱平衡。通过补充血容量或抗休克处理，病情无明显好转且出现胸膜腔活动性出血征象者，如：①脉搏逐渐增快，血压持续下降，或经补充血容量后血压仍不稳定；②胸膜腔闭式引流引出血性液体在 200ml/h 以上，持续 3 小时；③血红蛋白、红细胞计数、血细胞比容进行性降低；④引流液的血红蛋白含量和红细胞计数与周围血接近，且迅速凝固，需迅速协助医生做好剖胸止血的准备。

（六）咯血的护理

痰中带血丝为轻度肺、支气管损伤，安静休息数日后可自愈。咯血或咳大量泡沫样血痰，常提示肺、支气管严重损伤，应首先稳定患者情绪，鼓励咳出支气管内积血，以减少肺不张的发生。大量咯血时，行体位引流以防止窒息，并做好剖胸探查的准备。

（七）预防感染

密切观察体温的变化，注意无菌操作，鼓励患者深呼吸，有效咳嗽、排痰，保持胸膜腔引流管通畅；遵医嘱应用抗生素，预防胸膜腔感染的发生。

【健康指导】

(1)胸部损伤后出现肺功能下降或严重肺纤维化的患者，活动后可能出现气短症状，应嘱患者戒烟或避免刺激物的吸入。

(2)出院指导：①注意安全，防止意外事故的发生。②肋骨骨折患者 3 个月后复查胸部 X 线片，以了解骨折愈合情况。③根据损伤的程度注意休息和营养。

第二节　肺癌

肺癌(lung cancer)大多数起源于支气管黏膜上皮，也称支气管肺癌。近 50 年来，全世界肺癌的发病率明显增加，发病年龄大多在 40 岁以上，以男性多见，男女之比 3～5：1。

【病因】

肺癌的病因尚未完全明确。据流行病学调查发现，肺癌与个人生活史、职业史及某些疾病史、家族史等关系密切。

1.吸烟

大量资料表明，长期大量吸烟是肺癌的一个重要致病因素。吸烟量越多、时间越长、开始吸烟年龄越早，则肺癌发病率越高。多年每日吸烟 40 支以上者，肺鳞癌和小细胞癌的发病率比不吸烟者高 4～10 倍。

2.致癌物质接触史

某些工业部门和矿区职工，肺癌的发病率较高，这可能与长期接触石棉、铬、镍、铜、锡、砷、放射性物质等致癌物质有关。城市居民的肺癌发病率比农村高，这可能与大气污染和烟尘中致癌物有关。此外，家庭炊烟的小环境污染也是致癌因素之一。

3.人体内在因素

如免疫状态、代谢活动、遗传因素以及肺部慢性感染等,也可能对肺癌的发病有影响。

近来在肺癌分子生物学方面的研究表明,某些基因表达的变化及基因突变与肺癌的发病有密切的关系。

【病理】

肺癌的分布以右肺癌多于左肺,上叶多于下叶。起源于主支气管、肺叶支气管的肺癌,位置靠近肺门者称为中心型肺癌;起源于肺段支气管以下的肺癌,位于肺的周围部分者称为周围型肺癌。

(一)分类

肺癌主要分两类:非小细胞肺癌(non-small cell lung cancer,NSCLC)和小细胞肺癌(small cell lungcancer,SCLC)。

1.非小细胞肺癌

(1)鳞状细胞癌(鳞癌):患者年龄大多在50岁以上,以男性多见。一般起源于较大的支气管,以中心型肺癌多见。鳞癌生长缓慢,病程较长。通常先经淋巴转移,血行转移发生较晚,对放射、化学疗法较敏感。

(2)腺癌:发病年龄较小,多见于女性。多数起源于较小的支气管上皮,多为周围型肺癌。一般生长较慢,但局部浸润和血行转移在早期即发生,淋巴转移则较晚发生。早期无明显症状,往往在胸部X线检查时发现。近年来肺腺癌的发病率明显升高。

(3)大细胞癌:此型肺癌少见。约半数起源于大支气管。分化程度低,预后很差,常在发生脑转移后才被发现。

2.小细胞癌(未分化小细胞癌)

又称燕麦细胞癌,发病年龄轻,多见于男性。一般起源于较大支气管,生长速度快,恶性程度高,转移较早。对放射、化学疗法虽较敏感,但在各型肺癌中预后较差。

此外,少数肺癌病例同时存在不同类型的癌肿组织,称为混合型肺癌。

(二)转移

肺癌的扩散和转移主要有直接扩散、淋巴转移、血行转移3个途径。

1.直接扩散

癌肿可沿支气管壁并向支气管腔内生长,亦可直接扩散侵入邻近肺组织或侵犯胸膜、胸壁、胸内其他组织和器官。

2.淋巴转移

最常见。癌细胞经支气管和肺血管周围的淋巴管道,先侵入邻近的肺段或肺叶支气管周围的淋巴结,然后到达肺门或气管隆凸下淋巴结,或侵入纵隔和气管旁淋巴结,最后累及锁骨上前斜角肌淋巴结和颈部淋巴结。纵隔和气管旁以及颈部淋巴结转移一般发生在肺癌同侧,但也可以在对侧,即所谓交叉转移。肺癌侵入胸壁或膈肌后,可向腋下或主动脉旁淋巴结转移。

3.血行转移

血行转移是肺癌的晚期表现,常见的有肝、骨骼、脑、肾上腺等。

【临床表现】

肺癌的临床表现与肿瘤的部位、大小、是否压迫或侵犯邻近器官、有无转移等情况有着密切关系。

1.早期

特别是周围型肺癌往往没有任何症状,大多在胸部 X 线检查时发现。肿瘤在较大的支气管内长大后,常出现刺激性咳嗽;另一个常见症状是血痰,通常为痰中带血点、血丝或断续地少量咯血,大量咯血很少见。部分肺癌患者,可出现胸闷、哮鸣、气促、发热和胸痛等症状。

2.晚期

晚期肺癌压迫、浸润邻近器官及组织或发生远处转移时,可出现相应的症状,如声音嘶哑、吞咽困难、胸膜腔积液、胸痛、上肢静脉怒张及水肿、臂痛和上肢运动障碍、颈交感神经综合征等。

3.非转移性的全身症状

如骨关节病综合征、Cushing 综合征、重症肌无力、男性乳腺增大、多发性肌肉神经痛等。这些症状在切除肺癌后可能消失。

【辅助检查】

1.影像学检查

胸部 X 线和 CT 检查可了解癌肿大小及其与肺叶、肺段、支气管的关系。肺部可见块状阴影,边缘不清或呈分叶状,周围有毛刺。

2.痰细胞学检查

若痰细胞学检查找到癌细胞,可明确诊断。

3.支气管镜检查

对中心型肺癌诊断的阳性率较高,可采取小块组织作病理切片检查,亦可经支气管刷取肿瘤表面组织或吸取支气管内分泌物进行细胞学检查。

4.正电子发射断层扫描(PET)

目前是肺癌定性诊断和分期的最好、最准确的无创检查。

5.其他检查

纵隔镜、放射性核素肺扫描、经胸壁穿刺活组织检查、胸腔积液检查、剖胸探查等。

【治疗要点】

肺癌采取以外科手术为主的综合治疗。具体的治疗方案应根据肺癌的 TNM 分期、细胞病理类型、患者的心肺功能和全身情况以及其他因素来决定。

1.手术治疗

目的是彻底切除肺部原发癌肿病灶和局部及纵隔淋巴结,并尽可能保留健康的肺组织。

(1)肺切除术的范围,决定于病变的部位和大小,常用(基本)术式为肺叶切除术或一侧全肺切除术,此外还有支气管袖状肺叶切除术及肺动脉袖状肺叶切除术。肺切除的同时,应进行系统的肺门和纵隔淋巴结清除术。

(2)手术禁忌证包括:①远处转移;②心、肺、肝、肾功能不全,全身情况差的患者;③广泛肺门、纵隔淋巴结转移;④严重侵犯周围器官及组织;⑤胸外淋巴结转移。

2.放射治疗

在各种类型的肺癌中,小细胞癌对此最敏感,鳞癌次之,腺癌最低。

3.化学治疗

临床上可单独应用于晚期肺癌病例,或与手术、放射等疗法综合应用。

4.中医中药治疗

应用辨证论治法则治疗肺癌,一部分患者的症状可以得到改善。

5.免疫治疗

①特异性免疫疗法:用经过处理的自体肿瘤细胞或加用佐剂后作皮下接种治疗。②非特异性免疫疗法:用卡介苗、转移因子、干扰素、胸腺素等生物制品激发和增强人体免疫功能。

【护理措施】

(一)手术前护理

1.改善

肺泡的通气与换气功能,预防术后感染。

(1)戒烟:术前应戒烟2周以上。

(2)维持呼吸道通畅:支气管分泌物较多者,行体位引流;痰液黏稠不易咳出者,行雾化吸入。注意观察痰液的量、颜色、黏稠度及气味。遵医嘱给予支气管扩张剂、祛痰药等药物,以改善呼吸状况。

(3)注意口腔卫生:口腔是细菌进入下呼吸道的门户,故应加强口腔卫生。

(4)控制感染:对伴有慢性支气管炎、肺内感染、肺气肿的患者,遵医嘱应用抗生素。

2.术前指导

(1)腹式呼吸训练:指导患者用鼻吸气,吸气时将腹部膨起,随即屏气1~2秒,呼气时让气体从口中慢慢呼出。手术前每天均应坚持训练数次。

(2)有效咳嗽训练:咳嗽前嘱患者做数次深呼吸。咳嗽时,嘱患者吸气后屏气3~5秒,口型呈半开状态,用力从胸部深处咳嗽,不要从口腔后面或咽喉部咳嗽,用两次短而有力的咳嗽将痰咳出。有效的咳嗽声音应是低音调、深沉的。

(3)练习使用深呼吸训练器,预防肺部术后并发症的发生。深呼吸训练器的使用方法为:将深呼吸训练器的刻度指针置于预期刻度,平静呼气后,用口含住口含器,缓慢吸气,使呼吸训练器内的活塞缓慢升起。活塞到达预定刻度后,保持吸气状态5~10秒后平静呼气,待活塞下降至底部,松开口含器。根据患者的身高、体重、性别、年龄、病情调整预期刻度,3~4次/天,15~20分钟/次。

(二)手术后护理

1.监测生命体征

手术后每15~30分钟测生命体征1次;麻醉苏醒,且脉搏和血压平稳后改为0.5~1小时测量1次。术后24~36小时内,血压常有波动现象,需严密观察。

2.呼吸道护理

(1)肺切除术后24~36小时内,由于肺通气量和肺换气面积减少、麻醉后遗不良反应、伤口疼痛、肺膨胀不全等,会造成不同程度的缺氧,常规给予鼻导管吸氧。

(2)对于术前心肺功能差、全麻清醒较迟、动脉血氧饱和度过低者,术后可短时间使用呼吸机辅助呼吸。

(3)观察呼吸频率、幅度及节律;双肺呼吸音;有无气促、发绀等缺氧征象以及经皮血氧饱和度情况。

(4)鼓励并协助患者深呼吸及咳嗽:患者清醒后鼓励并协助患者深呼吸及有效咳嗽,术后早期每1~2小时1次。叩背可使存在于肺叶、肺段处的分泌物松动流至支气管中并咯出,咳嗽前应给患者叩背。此外,按压胸骨切迹上方的气管也可刺激患者咳痰。患者咳痰时固定其胸部,避免或减轻由于胸廓震动而引起的疼痛。

(5)稀释痰液:痰液黏稠不易咳出时,可采用雾化吸入。

(6)吸痰:对于咳痰无力、呼吸道分泌物潴留的患者,可行鼻导管深部吸痰,必要时协助医生行纤维支气管镜下吸痰或气管切开术。

3.维持胸膜腔引流通畅

定时挤压引流管,避免引流管受压、折曲、滑脱及阻塞。观察引流液的量、色、性状的变化。全肺切除术后引流管护理见"一侧全肺切除术后护理"。

4.减轻疼痛

肺手术切口较大,引流管穿过肋间使肋间神经受压,故手术后切口疼痛较剧烈。手术后应适当应用镇痛药。

5.活动与锻炼

(1)肩关节与手臂的活动:须及早进行,当患者完全清醒后先开始患侧肩、臂的被动活动,每3~4小时活动1次;手术后第1天鼓励患者做主动活动,以患肩的前屈、后伸、外展、内收、内旋、外旋活动为主。

(2)早期下床活动:术后早期生命体征平稳后,协助患者坐起。鼓励患者逐步下床活动,根据患者的情况逐渐增加活动量,如出现头晕、气促、心动过速、心悸和出汗等症状时,应立即停止活动。

6.一侧全肺切除术后护理的特殊要求

(1)胸膜腔引流管呈钳闭状态,以减轻或纠正明显的纵隔移位。

(2)注意胸膜腔内压力的改变:经常检查颈部气管的位置有无变化。如气管偏向健侧,可酌情放出适量的气体或积液,以维持气管、纵隔于中间位置。每次放液时,速度宜慢,每次放液量不宜过多,否则快速多量放液可引起纵隔突然移位,患者出现胸闷、呼吸困难、心动过速,甚至心搏骤停。

(3)严格掌握输液的速度和量:一侧全肺切除术后24小时补液量宜控制在2000ml内,速度以20~30滴/分为宜。

(4)一侧全肺切除术后的患者,其支气管残端缝合处就在气管隆凸下方,深部吸痰时吸痰管进入气管长度以不超过气管的1/2为宜。

(5)休息与活动:患者手术后早期应卧床休息,禁忌健侧卧位。但要适当活动肢体,进行功能锻炼,促进循环、呼吸功能恢复。

（三）术后并发症的预防及护理

1.肺不张与肺部感染

患者表现为烦躁不安、不能平卧、心动过速、体温升高、哮鸣、发绀、呼吸困难等症状,肺部听诊可有管状呼吸音,血气分析显示为低氧血症、高碳酸血症。肺不张的护理应着眼于预防。术前力劝患者戒烟。术前术后加强口腔卫生,加强深呼吸和咳嗽动作的训练。做好呼吸道的管理,及时清除呼吸道分泌物,必要时行鼻导管深部吸痰或支气管镜吸痰,病情严重者可行气管切开术。

2.支气管胸膜瘘

多发生于术后1周。表现为术后3～14天仍可从胸膜腔引流管引出大量液体,患者可出现发热、刺激性咳嗽、呼吸困难、血痰等症状。胸膜腔内注入亚甲蓝后,患者咳出蓝色痰液即可确诊。支气管胸膜瘘可造成张力性气胸、皮下气肿、脓胸等,如从瘘口吸入大量胸膜腔积液则可导致窒息。一旦发生,立即通知医生,患者置于患侧卧位,以防漏液流向健侧;继续行胸膜腔闭式引流。早期瘘可及早手术修补瘘口,并遵医嘱给予抗生素治疗。小瘘口可自行愈合,但应延长胸膜腔引流时间;较大瘘口,必要时行开胸手术。

【健康指导】

1.防止便秘

一侧全肺切除术后应保持排便通畅,必要时可应用缓泻剂,防止用力排便增加心脏负担。

2.活动

术后教会患者综合进行患侧肩、肘、前臂、肩胛区及健侧肢体活动,并逐渐增大运动量和范围。全肺切除术后患者,在坐、立、行走或卧床时,都应保持脊柱的直立功能姿势,预防脊柱侧弯畸形的发生。

3.出院后定期复查

出院后如出现伤口疼痛、剧烈咳嗽、咯血等症状,或有进行性倦怠情形,应立即就医。

第三节　食管癌

食管癌(esophageal carcinoma)是一种常见的消化道癌肿,全世界每年约有30万人死于食管癌。发病年龄多在40岁以上,男性多于女性。我国是世界上食管癌高发地区之一,发病率以河南省最高,此外江苏、山西、河北、福建、陕西、安徽、湖北、山东、广东等省均为高发区。

【病因】

食管癌的病因尚不明确,据流行病学调查发现,食管癌与种族、地理、生活环境、饮食、生活习惯、营养状况、慢性疾病史、家族遗传史等有一定关系。

1.化学因素

如长期进食亚硝胺含量较高的食物。

2.生物因素

如某些真菌有致癌作用,能促使亚硝胺及其前体形成。

3.缺乏某些微量元素

如钼、铁、锌、氟、硒等在粮食、蔬菜、饮水中含量偏低。

4.缺乏维生素

缺乏维生素 A、维生素 B_1、维生素 B_2、维生素 C 以及动物蛋白、新鲜蔬菜、水果摄入不足,是食管癌高发区的一个共同特点。

5.其他

烟、酒、热食、热饮、口腔不洁等因素如长期饮烈性酒、嗜好吸烟、食物过硬、过热、进食过快、炎症、创伤或口腔不洁、龋齿等对局部黏膜的慢性刺激引起癌变。

6.遗传易感因素

据统计,在食管癌高发区,家族史阳性者达 27%～61%。

【病理】

临床上食管的解剖分段多分为:①颈段:自食管入口至胸骨柄上沿的胸廓入口处。②胸段:又分为上、中、下三段。胸上段——自胸廓上口至气管分叉平面;胸中段——自气管分叉平面至贲门口全长度的上一半;胸下段——自气管分叉平面至贲门口全长度的下一半。通常将食管腹段也包括在胸下段内。食管癌以胸中段较多见,下段次之,上段较少,多系鳞癌。

按病理形态,食管癌可分为四型:①髓质型:食管壁明显增厚并向腔外扩展,癌肿的上下缘呈坡状隆起,多数累及食管周径的全部或大部分。②蕈伞型:瘤体呈卵圆形扁平肿块状,向腔内呈蘑菇样突起。③溃疡型:瘤体的黏膜面呈深陷而边缘清楚的溃疡。④缩窄型(即硬化型),瘤体部位形成明显的环状狭窄,累及食管全周,较早出现梗阻症状。

扩散及转移:癌肿最先向黏膜下层扩散,继而向上、下及全层浸润,很易穿过疏松的外膜侵入邻近器官。癌肿主要通过淋巴转移,血行转移发生较晚。

【临床表现】

早期症状常不明显,仅在吞咽粗硬食物时有不同程度的不适感觉,包括咽下食物哽噎感、停滞感、胸骨后烧灼样、针刺样或牵拉摩擦样疼痛,食管内异物感。哽噎停滞感常在饮水后缓解。症状时轻时重,进展缓慢。

中、晚期食管癌典型的症状为进行性咽下困难。先是难咽干硬食物,继而半流质,最后水和唾液也不能咽下,常吐黏液样痰。患者逐渐消瘦、贫血、无力、脱水。当癌肿侵及邻近器官时,可出现相应的临床表现,如癌肿侵犯喉返神经,可发生声音嘶哑;侵入主动脉,溃烂破裂,可引起大量呕血;侵入气管,可形成食管气管瘘,引起进食时呛咳及肺部感染;高度阻塞可致食物反流,亦可引起肺部感染;持续胸痛或背痛为晚期症状,表示癌肿已侵犯食管外组织。

体格检查时应特别注意锁骨上有无肿大淋巴结,肝有无肿块,有无腹腔积液、胸腔积液等远处转移体征。

【辅助检查】

1.食管吞钡 X 线双重对比造影

早期可见:①食管黏膜皱襞紊乱、粗糙或有中断现象;②小的充盈缺损;③局限性管壁僵硬,蠕动中断;④小龛影。中、晚期有明显的不规则狭窄和充盈缺损,管壁僵硬。有时狭窄上方食管有不同程度的扩张。

2.纤维食管镜检查

对临床已有症状或怀疑而未能明确诊断者,应早作纤维食管镜检查,可直视肿块并钳取活组织作病理组织学检查。

3.CT、超声内镜检查

可判断食管癌的浸润层次、向外扩展深度以及有无淋巴结转移。

【治疗要点】

食管癌的治疗采用综合治疗,包括外科治疗、放射治疗、化学治疗等。

1.手术治疗

适用于全身情况和心肺功能储备良好、无明显远处转移征象的患者;对较大的鳞癌估计切除可能性不大而患者全身情况良好者,可先采用术前放疗,待瘤体缩小后再作手术。手术方法应根据病变部位及患者具体情况而定。手术路径常经左胸切口,中段食管癌切除有经右胸切口者。联合切口有经胸腹联合切口或颈、胸、腹三切口者。

食管下段癌,与代食管器官吻合多在主动脉弓上;食管中段或上段癌应吻合在颈部,可用器械或手工吻合。常用的代食管器官是胃,有时用结肠或空肠。

对晚期食管癌,不能根治且吞咽困难者,可作姑息性减状手术,如食管腔内置管术、食管胃转流吻合术、食管结肠转流吻合术或胃造瘘术等。

2.放射疗法

(1)放射和手术综合治疗:可增加手术切除率,也能提高远期生存率。术前放疗后,间隔2～3周再做手术较为合适。手术时不能完全切除的残留癌组织处作金属标记,一般在术后3～6周开始术后放疗。

(2)单纯放射疗法:多用于颈段、胸上段食管癌,因手术难度大,并发症多,手术疗效常不满意;也可用于有手术禁忌证而病变长度不长,尚可耐受放疗的患者。

3.化学药物治疗

采用化疗与手术治疗相结合或与放疗、中医中药相结合的综合治疗,有时可提高疗效,或使食管癌患者症状缓解,延长存活期。

4.食管原位癌的内镜治疗

食管原位癌,可在内镜下行黏膜切除,术后 5 年生存率可达 86%～100%。

【护理措施】

(一)手术前护理

1.营养支持

术前应保证患者的营养摄入,能口服者,指导患者合理进食高热量、高蛋白、富含维生素的饮食;若患者仅能进流质或长期不能进食者,可经静脉补充液体、电解质或提供肠外营养。

2.保持口腔卫生

口腔内细菌可随食物或唾液进入食管,而食管梗阻可造成食物积存,易引起细菌繁殖,造成局部感染,影响术后吻合口愈合,故应保持口腔清洁,进食后漱口,并积极治疗口腔疾病。

3.呼吸道准备

手术前患者戒烟2周以上,训练患者有效咳痰和腹式深呼吸,练习使用深呼吸训练器,为改善手术后肺部通气,预防术后肺炎和肺不张做好准备。

4.消化道准备

①食管癌可导致不同程度的梗阻和炎症,手术前1周每餐后嘱患者饮少量温开水,并口服抗生素溶液,以起到冲洗食管和局部消炎抗感染作用。②食管有明显梗阻者,术前3日每晚以0.9%氯化钠溶液加抗生素经鼻胃管冲洗食管,可减轻局部充血水肿,减少术中污染,防止吻合口瘘。③结肠代食管手术患者,术前3～5日口服肠道抗生素;术前2日进无渣流质饮食,术前晚行清洁灌肠或全肠道灌洗后禁饮、禁食。④术日晨常规置胃管时,如不能通过梗阻部位,可置于梗阻部位上端,待手术中直视下再置于胃中。否则强行插管,有致癌细胞大量脱落或局部穿孔的危险。

(二)手术后护理

1.监测生命体征

手术后密切监测生命体征;麻醉苏醒,且生命体征平稳后改为0.5～1小时测量1次。

2.呼吸道护理

食管与胃吻合术后,胃拉入胸膜腔,使肺受压,肺扩张受限;手术后切口疼痛、体质虚弱使咳痰无力等,患者易发生呼吸困难、缺氧,以及肺不张、肺炎,甚至呼吸衰竭。术后应密切观察呼吸状况,协助患者咳嗽、咳痰,保持呼吸道通畅,必要时行纤维支气管镜吸痰或气管切开吸痰。

3.饮食护理

(1)手术后3～4日内吻合口处于充血水肿期,胃肠蠕动尚未恢复正常,需禁食、禁饮。

(2)肛门排气、胃肠减压引流量减少后,拔除胃管。停止胃肠减压24小时后,若无吻合口瘘症状,先试饮少量水,若无异常,可给予少量全清流质饮食,每2小时给100ml,每日6次。如无不适,进食量逐渐增加至全量。

(3)一般术后10天左右考虑进半流质饮食,术后3周后患者若无特殊不适可进普食。应注意少食多餐,防止进食过多、速度过快,避免进食生、冷、硬食物。进食量过多、过快或因吻合口水肿可导致进食时呕吐,水肿严重者应禁食,给予肠外营养,待3～4日水肿消退后再继续进食。

(4)留置十二指肠营养管者,遵医嘱早期经营养管注入38～40℃的营养液。一般在手术后留置十二指肠营养管7～10天。营养管拔除后经口摄入流食或半流食。

4.胃肠道护理

(1)胃肠减压的护理:食管癌手术后胃肠减压的目的是减轻腹胀和胃内胀气,以免影响吻合口的愈合。手术后3～4日内持续胃肠减压,保持胃管通畅并妥善固定,防止脱出。严密观察引流量、性状、气味并准确记录。若引流出大量鲜血或血性液体,患者出现烦躁、血压下降、脉搏增快等,应考虑吻合口出血,需立即通知医生并配合处理。经常挤压胃管,避免管腔堵塞。如胃管不通畅,可用少量0.9%氯化钠溶液冲洗并及时回抽,避免胃扩张增加吻合口张力,导致吻合口瘘。胃管脱出后不应再盲目插入,以免戳穿吻合口,造成吻合口瘘。

(2)胃肠造瘘术后的护理:行胃肠造瘘术的患者,在手术72小时后,胃肠蠕动功能逐渐恢复正常,即可由导管灌食。观察造瘘管周围有无渗出液或胃液漏出。由于胃液对皮肤刺激较大,应保持敷料的清洁并在瘘口周围涂氧化锌软膏或置凡士林纱布保护皮肤,防止发生皮炎。妥善固定胃造瘘管,防止脱出、阻塞。

(3)结肠代食管术后护理:①保持置于结肠袢内的减压管通畅。②注意观察腹部体征。③若从减压管内吸出大量血性液体或呕吐较多咖啡样液并伴全身中毒症状,应考虑代食管的结肠袢坏死;如出现以上情况,需及时通知医生并配合抢救。④结肠代食管吻合术后,因结肠逆蠕动,患者常嗅到粪便味,需向患者解释清楚,并指导其注意口腔卫生,一般此情况于半年后逐步缓解。

(三)手术后并发症的护理

1.吻合口瘘

是食管癌术后极为严重的并发症,也是术后死亡的主要原因之一,死亡率达50%。吻合口瘘多发生在术后5~10日。颈部吻合的吻合口瘘比胸内吻合发生率高数倍。吻合口瘘的临床表现为呼吸困难,胸膜腔积液,全身中毒症状,休克甚至脓毒血症。胸穿可抽出带臭味的混浊液体,往往呈暗褐色。口服亚甲蓝,如引出蓝色液体则可诊断为吻合口瘘。

手术后5~10日应严密观察有无吻合口瘘的症状,一旦出现,应立即通知医生并配合处理:①嘱患者立即禁食;②肠外营养支持;③严密观察生命体征,若出现休克症状,应积极抗休克治疗;④早期应用广谱抗生素,控制感染和全身中毒症状;⑤如为胸内吻合口瘘,应行胸膜腔闭式引流,保持引流通畅;⑥如为颈部吻合口瘘,切开引流,保持局部清洁,多可自愈,无须特殊处理。

2.乳糜胸

多发生在术后2~10日,少数病例可在2~3周后出现,因术中损伤胸导管所致。乳糜液的多少与性质同进食的量与性质有密切关系。术后早期由于禁食,乳糜液含脂肪甚少,胸膜腔闭式引流可为淡血性或淡黄色液,但量较多;恢复进食后,乳糜液漏出量增多,呈白色乳状液体或小米饭汤样。由于乳糜液大量积聚在胸膜腔内,可压迫肺及纵隔并使之向健侧移位。患者表现为胸闷、气急、心悸,甚至血压下降。由于乳糜液中95%以上是水,并含有大量脂肪、蛋白质、胆固醇、酶、抗体和电解质,若未及时治疗,可在短期内造成全身消耗、衰竭而死亡。

乳糜胸发生后,行胸膜腔闭式引流,及时引流出胸膜腔内乳糜液,使肺膨胀。嘱患者进低脂甚至是无脂饮食,必要时禁食,给予肠外营养支持。输血、血浆及清蛋白,纠正营养失衡,并注意纠正水、电解质紊乱。行胸导管结扎术者,手术前1~2小时口服或经营养管注入牛奶200ml或芝麻油50ml,有利于术中瘘口的暴露。

【健康指导】

1.饮食指导

①少食多餐,由稀到干,细嚼慢咽,逐渐增加食量,并注意进食后的反应。②避免进食刺激性食物与碳酸饮料,防止进食过多、速度过快;避免进食生、冷、硬食物(包括质硬的药片和带骨刺的肉类、花生、豆类等),质硬的药片可碾碎后服用。

2.卧位

食管癌、贲门癌切除术后,可发生胃液反流至食管,患者可有反酸、呕吐等症状,平卧时加重。嘱患者饭后 2 小时内不宜平卧,睡觉时上身适当垫高。

3.食管胃

吻合术后患者,可能有胸闷、进食后呼吸困难,建议患者少食多餐,经 1～2 个月后,此症状多可缓解。

4.术后

3 周仍有吞咽困难,有吻合口狭窄的可能,应随时复诊。

第六章　神经外科疾病患者的护理

第一节　重症颅脑损伤

颅脑损伤(craniocerebral trauma,head inj ury)是神经外科常见的疾病,占全身各部损伤的10%～20%,仅次于四肢损伤。重症颅脑损伤患者往往病情危重复杂,死残率位居外伤榜首,死亡率可高达30%～50%。因此,如何降低重症颅脑损伤患者的死残率,成为神经外科亟待解决的问题。

【病因及分类】

(一)病因

颅脑损伤是因暴力作用于头部而引起。常因交通和工矿事故、高处坠落、跌倒、锐器或钝器打击头部所致,火器伤多见于战时。颅脑损伤包括头皮损伤、颅骨损伤、脑损伤,三者可单独或同时存在。

(二)分类

1.按损伤机制分类

一般可分为闭合性和开放性损伤。

2.按损伤程度分类

按伤情轻重可分为以下三级:

Ⅰ级(轻型):主要指单纯脑震荡,昏迷在30分钟以内。

Ⅱ级(中型):主要指轻度脑挫裂伤或颅内小血肿,昏迷在6小时以内。

Ⅲ级(重型):主要指广泛颅骨骨折、广泛脑挫裂伤、脑干损伤或颅内血肿,昏迷在6小时以上;意识障碍逐渐加重或出现再昏迷,有明显的神经系统阳性体征及生命体征改变。

3.按Glasgow昏迷评分法分类

(1)轻度:昏迷时间在30分钟以内,处于13～15分。

(2)中度:昏迷时间在30分钟至6小时以内,处于8～12分。

(3)重度:昏迷时间超过6小时,处于3～7分。

4.按形态学分类

可广义地分为颅骨骨折和颅内损伤。

(1)颅骨骨折:按骨折部位可分为颅盖骨折和颅底骨折;按骨折形态分为线性骨折、凹陷骨折和粉碎性骨折;按是否与外界相通分为开放性骨折和闭合性骨折。

(2)颅内损伤:可分为局灶性脑损伤和弥漫性脑损伤。局灶性脑损伤按血肿部位可分为硬膜外血肿、硬膜下血肿、颅内血肿。

5.按颅内血肿形成速度分类

按外伤后血肿引起颅内压升高或早期脑疝症状所需时间分为 3 型:①急性:72 小时以内;②亚急性:3 日至 3 周内;③慢性:3 周以上。

【临床表现】

(一)颅骨骨折

1.颅盖骨折

分为线性骨折、闭合性凹陷性骨折、开放性凹陷性骨折。

2.颅底骨折

分为颅前窝骨折、颅中窝骨折、颅后窝骨折(表 6-1)。

表 6-1　颅底骨折的临床表现

骨折部位	脑脊液漏	瘀斑部位	可能损伤的脑神经
颅前窝	鼻漏	眶周、球结膜下("熊猫眼")	嗅神经、视神经
颅中窝	鼻漏和耳漏	乳突区(Battle 征)	面神经、听神经
颅后窝	无	乳突区、枕下部、咽后壁	第Ⅸ～Ⅻ对脑神经

(二)原发性脑损伤

1.脑震荡

伤后立即出现短暂的意识丧失,一般持续时间不超过 30 分钟。

2.脑挫裂伤

脑挫裂伤指软脑膜、血管及脑组织同时破裂,伴有外伤性蛛网膜下隙出血。在局灶症状和体征的基础上表现为头痛、恶心、呕吐、生命体征明显改变、脑膜刺激征等症状。昏迷时间一般超过 30 分钟,伤后脑水肿高峰期为 3～7 日。

3.脑干损伤

指中脑、脑桥、延髓部分的挫裂伤,是一种严重的、甚至是危及生命的损伤。①中脑损伤:意识障碍较为突出,并出现瞳孔时大时小、双侧交替变化及去皮质强直症状。②脑桥损伤:除有持久意识障碍之外,双侧瞳孔极度缩小,角膜反射及咀嚼肌反射消失。③延髓损伤:主要为呼吸抑制和循环紊乱。

4.下丘脑损伤

①意识与睡眠障碍:伤后即可出现嗜睡症状,严重时即刻出现昏睡不醒。②循环和呼吸紊乱:以低血压、脉速多见。③体温调节障碍:伤后即可出现中枢性高热,可高达 41～42℃。

(三)继发性脑损伤

1.急性硬脑膜外血肿

临床症状可因出血速度、血肿部位及年龄而有所不同。表现为:①意识障碍:"中间清醒期"是急性硬脑膜外血肿的意识障碍特点,即昏迷一好转或清醒一昏迷的过程。②瞳孔改变:患侧瞳孔先缩小,随之进行性散大,对光反应消失。③锥体束征:出现一侧肢体肌力下降,并进行性加重。④生命体征变化:常为进行性血压升高,心率减慢和体温升高。⑤血肿形成:脑膜中动脉破裂出血是硬膜外血肿形成的主要原因。

2.急性硬膜下血肿

硬膜下血肿形成是由脑挫裂伤出血引起血肿和颅骨骨折累及大血管或静脉窦出血所致。表现为：①急性硬膜下血肿：伤后持续昏迷或昏迷进行性加重，并且很快出现脑疝的表现，少有"中间清醒期"，颅内压升高和脑疝症状出现较早。②亚急性硬膜下血肿：由于原发性脑挫裂伤较轻，出血速度较慢，逐渐出现颅内压升高症状，主要表现为头痛、呕吐加剧，躁动不安及意识状态进行件恶化。

3.慢性硬膜下血肿

表现为慢性颅内压升高，神经功能障碍及精神症状。

4.颅内血肿

出现颅内压升高症状；颅内血肿累及功能区，可出现偏瘫、偏盲、偏身感觉障碍、失语及局灶性癫痫等症状；意识障碍持久且进行性加重。

【辅助检查】

1.X 线

可显示骨折损伤程度。如：骨折陷入深度，颅内积气情况等。

2.CT

可以如实地反映损伤的病理改变及范围，同时还可以动态地观察病变的发展与转归。尽早发现脑挫裂伤及颅内较小血肿，及时复查 CT，可早期发现迟发血肿，帮助确定治疗方案。如：急性硬膜外血肿显示颅骨内板与脑表面之间有双凸镜形高密度影；硬膜下血肿显示颅骨内板与脑表面之间出现高密度、低密度、混合密度的新月形或半月形影；颅内血肿在脑挫裂伤灶附近或脑深部白质内可见类圆形或不规则高密度血肿影。

3.MRI

对颅脑损伤中一些 CT 检查较困难的病变，如等密度的硬膜下血肿、轻度脑挫裂伤、小量颅内血肿等有显著的优越性。

4.颅内压监测

适用于重症颅脑损伤患者，特别是年龄较大、伤情较严重、曾有过低血压、缺氧及高碳酸血症的患者。

5.脑干诱发电位

可分别反映脑干、皮质下和皮质等不同部位的神经功能情况，有助于确定受损部位、判断病情严重程度和预后。

【治疗要点】

原则上，凡颅脑损伤发生颅内血肿、开放性损伤、颅骨凹陷性骨折引起急性脑受压或脑疝的患者均需急诊手术治疗。若合并内脏出血、其他部位开放性骨折和休克等，应同时紧急处理。

1.一般治疗

昏迷期间如能防止各种并发症，保持内外环境的稳定，则患者可获得较好的预后。

2.脑水肿的治疗

采用脱水疗法,静脉应用20％甘露醇、呋塞米、甘油果糖和皮质激素;重型脑损伤通过过度换气可使脑血管适度收缩,从而降低颅内压。

3.手术治疗

有手术指征的患者均应尽快手术治疗。急性颅内血肿的外科手术指征评价包括血肿量、血肿部位和颅内占位效应,并要结合患者年龄、损伤程度、意识状态、合并伤和全身状态进行综合评价。

【护理措施】

(一)一般护理

1.保持呼吸道通畅

(1)体位:床头抬高15°～30°,以利于静脉回流。昏迷及吞咽功能障碍患者取侧卧位或侧俯卧位,以免呕吐物、分泌物误吸,引起吸入性肺炎或窒息。

(2)及时清除呼吸道分泌物:颅脑损伤患者多有不同程度的意识障碍,丧失有效的咳嗽反射和吞咽功能,需及时清除呼吸道分泌物、血液、脑脊液及呕吐物等,避免通气功能障碍导致颅内压进一步升高。

(3)开放气道:保持呼吸道通畅,吸氧并监测动脉血氧饱和度,必要时放置口咽(鼻咽)通气道、行气管插管或气管切开。

(4)湿化气道:适宜的室内温度、湿度及雾化吸入,有利于降低呼吸道分泌物黏稠度,利于排痰。

(5)预防感染:遵医嘱及时合理应用抗生素防治呼吸道感染。

2.脑疝的观察与急救

(1)病情观察:①意识状态:可通过格拉斯哥(GCS)评分进行动态观察加以判断。②瞳孔:是观察重型颅脑损伤病情的窗口。如两侧瞳孔不等大,一侧进行性散大,对光反应迟钝或消失,并伴有意识障碍,则提示有脑受压及脑疝。③生命体征:可反映中枢功能及颅内压的变化。如血压升高、脉搏慢而有力、呼吸浅慢常提示颅内压升高。④颅内压的观察:头痛、呕吐、视盘水肿是颅内压升高的3个主要症状。患者剧烈头痛,频繁呕吐,常为急性颅内压升高的表现,应注意发生脑疝的危险。⑤肢体活动情况:如果患者逐渐出现肢体活动障碍,尤其是继发于意识障碍加重和瞳孔改变之后,则提示病情加重。⑥颅内压监测:GCS评分≤8分者均适合于颅内压监测,颅内压有逐渐上升的趋势,并高于40mmHg,应及时通知医生处理。

(2)小脑幕切迹疝:常表现为患侧瞳孔先缩小,对光发射迟钝,随病情进展,患侧瞳孔逐渐散大,直接和间接对光反射消失;进行性意识障碍,病变对侧肢体肌力减弱或瘫痪;对侧瞳孔早期正常,晚期也随之散大;血压忽高忽低、脉搏细数、心律不齐、呼吸浅而不规则。护理措施:迅速建立静脉通路同时通知医生;快速静点20％甘露醇250～500ml;做好备血、备皮、抗生素试敏等急诊手术准备;配合急诊CT检查。

(3)枕骨大孔疝:颅后窝血肿的患者易发生急性枕骨大孔疝,表现为剧烈头疼、频繁呕吐、颈项强直或强迫体位,生命体征变化较早,意识障碍出现较晚,早期突发呼吸骤停。护理措施:协助医生进行气管插管;呼吸囊或呼吸机辅助通气;做好脑室穿刺术配合及开颅手术前的准备工作。

3.脑脊液漏的护理

主要是防止颅内感染。

(1)体位:患者取半坐卧位,头偏向患侧,借重力作用使脑组织移至颅底,促使脑膜形成粘连而封闭漏口,待脑脊液漏停止3～5日后改平卧位。

(2)保持局部清洁:每日2次清洁、消毒外耳道、鼻腔或口腔,避免棉球过湿,以防液体逆流入颅。勿挖鼻、抠耳。

(3)防治颅内逆行感染:禁忌堵塞鼻腔、耳道;禁忌冲洗鼻腔、耳道及经鼻腔给药;脑脊液鼻漏者,严禁经鼻腔置胃管、吸痰及鼻导管给氧;观察有无头疼、发热等颅内感染迹象;遵医嘱应用抗生素和破伤风抗毒素,预防颅内感染。

(4)避免颅内压骤升:避免用力排便、咳嗽、打喷嚏、擤鼻涕等,以免颅内压骤升;禁止灌肠,以防腹压升高,引起颅内压剧增,诱发脑疝;保证氧的供给,防止窒息及吸入性肺炎加重脑乏氧;保证血压稳定,维持正常脑灌注量。

(5)观察记录脑脊液漏量:在外耳道口或鼻前庭疏松地放置干棉球,棉球渗湿后及时更换,并记录24小时浸湿的棉球数,以此估计漏出的脑脊液量。

(6)观察有无低颅压综合征:脑脊液外漏多时,若出现立位头疼加重、卧位时缓解,并出现头疼、眩晕、呕吐、畏食、反应迟钝、脉搏细数、血压偏低等症状考虑颅内压过低,遵医嘱迅速补充液体以缓解症状。

4.营养支持

颅内损伤患者常因昏迷、高热、呕吐或呼吸急促和抑制而造成代谢紊乱。

(1)营养途径选择:如内环境稳定,循环、呼吸功能趋于平稳,应尽早给予营养支持。营养方式已由肠外营养为主的营养供给方式,转变为通过鼻胃管、鼻腔肠管或胃造口、肠造口途径为主的肠内营养。

(2)控制速度:最好应用喂食泵,速度从20ml/h开始,每4～6小时测量1次胃(肠)残余量,根据患者消化能力逐渐增加鼻饲总量及泵入速度,有胃潴留者行胃肠减压,暂停鼻饲。

(3)监测指标:定期测量体重,监测氮平衡,了解血浆蛋白、血糖、电解质等生化指标,以便及时调整热量和各种营养成分。

5.亚低温治疗和护理

亚低温是应用冬眠药物和物理降温,使患者体温处于一种可控制的低温状态以降低脑代谢和脑耗氧,防止脑水肿。亚低温治疗在临床上又称冬眠疗法或人工冬眠。体温在33～35℃为轻度低温;28～32℃为中度低温;17～27℃为深度低温;16℃以下为超深低温。动态监测颅内压的变化,维持脑压在20mmHg以下,防止冻伤及压疮的发生。

6.躁动护理

颅脑损伤后,患者常出现躁动。

(1)原因:分析引起躁动的原因,给予相应护理措施。①颅内因素:患者存在脑挫裂伤、脑水肿及颅内血肿等疾病时,患者由安静转为躁动,提示病情恶化,需通知医生处理;若处于疾病稳定期,患者由昏迷转为躁动,常提示病情好转。②颅外因素:呼吸道不畅所致的缺氧、尿潴留、便秘、瘫痪肢体受压及冷、热、痛、痒、饥饿等刺激,均可引起患者躁动,应积极寻找原因并对症处理。

(2)慎用镇静药物:勿轻率给予镇静药,以防掩盖病情变化及引起呼吸抑制,对已确诊的躁动患者,可适量给予镇静药,严密观察病情变化。

(3)安全护理:防止意外发生。可加床栏以防坠床,必要时由专人守护;勤剪指甲以防抓伤;远离危险物品;保持床单平整以防皮肤擦伤;注射时需有人相助以防断针;适当约束,避免患者过度挣扎,导致颅内压进一步升高和加重能量消耗。

7.急性神经源性肺水肿

常见于丘脑和脑干损伤。主要表现为:呼吸困难、咳血性泡沫样痰、肺部布满水泡音,血气分析显示 PaO_2 下降和 $PaCO_2$ 升高。护理措施:患者取半卧位,双下肢下垂,以减少回心血量;保持呼吸道通畅,必要时行气管切开,呼吸机辅助呼吸,行呼气末正压通气。

8.引流管的护理

(1)残腔引流管:引流血性脑脊液和局部渗血。护理措施:①引流高度在基线上:仰卧时以外耳道为基线、侧卧位时以正中矢状面为基线。引流管过高会导致引流不充分;引流管过低则会导致引流过度,造成低颅压,有时还会造成桥静脉断裂,形成颅内远隔部位的血肿。②引流管勿受压和折叠,适当限制患者头部活动范围,活动及翻身时避免牵拉引流管。③观察并记录引流液的颜色、量及性质。发现异常,及时通知医生进行处理。

(2)慢性硬膜下血肿:引流瓶(袋)应低于创腔 30cm,保持引流管通畅,观察引流液的颜色、性质和量。

(3)脓腔引流:取利于引流的体位;引流瓶(袋)至少低于创腔 30cm,引流管的开口在创腔的中心,应根据 X 线检查结果加以调整。

9.水电解质代谢紊乱

长期应用脱水剂如甘露醇、呋塞米及患者摄入量不足,易出现水电解质代谢紊乱。

10.暴露性角膜炎

详见本章第二节"听神经瘤"。

11.并发症的护理

(1)肺内感染:预防肺部感染和防止坠积性肺炎的发生。鼓励清醒患者咳痰,昏迷患者加强翻身、叩背和吸痰,保持呼吸道通畅,促进肺膨胀。

(2)消化道出血护理:为下丘脑或脑干损伤引起应激性溃疡所致,大量使用激素也可诱发。护理措施:①观察:应注意观察患者的生命体征及全身情况,若患者出现呕血、胃管内抽出咖啡色胃内容物及黑粪,及时报告医师。②处理:大量出血者应禁食,行胃肠减压,采用冰盐水洗胃,胃管内注入凝血酶;小量出血仅有黑粪无呕血者,给予清淡无刺激的流质饮食或行肠内营养。

(3)预防泌尿系感染:对留置导尿管的患者行会阴护理,训练膀胱功能,尽量缩短留置尿管的时间,采用有防逆流装置的一次性尿袋,同时嘱患者多饮水,达到冲洗膀胱和尿道的作用。

(4)预防褥疮:保持患者皮肤清洁、干燥,每天擦浴 1 次;评估褥疮发生危险因素,必要时保护骨隆突部位;每 2 小时翻身 1 次,给予肢体功能位,背部可应用 R 枕。

（5）失用综合征:存在意识或肢体功能障碍者,可发生关节挛缩和肌萎缩。保持患者肢体于功能位,防止足下垂。每日行被动肢体康复训练,防止肢体挛缩和畸形。

12.心理护理

颅脑损伤多为意外发生,病情急、伤势严重、威胁生命,患者及家属易产生恐惧心理。帮助患者调整心态,保持积极乐观的情绪,树立战胜疾病的信心。

（二）术后并发症的预防与护理

1.术后血肿

开颅术后血肿可以发生在头皮帽状腱膜下、硬脑膜外、硬脑膜下和脑内。开颅手术后血肿多发生在术后 24～48 小时。术后早期幕上血肿表现为手术结束后,患者意识迟迟不清醒;或术后患者麻醉已清醒,继之意识逐渐变差,肢体运动障碍,病理征阳性。后颅窝的术后血肿,病情变化快,患者可能突然呼吸停止。因此,应正确选择心电监护报警系统,严密观察病情变化,及时通知医生。

2.术后感染

开颅术后常见的直接感染有头皮切口感染、脑膜炎等神经系统感染。护理措施:①颅内压的观察:术后 3 天患者出现高热、头痛、颈强直、神志改变等症状,应通知医生处理。②体位:床头抬高 15°～30°,头下铺无菌治疗巾,保持头部敷料清洁,有脑脊液漏及切口敷料渗出应及时通知医生。③高热:可用冰敷或亚低温治疗,必要时遵医嘱给予药物降温;加强营养摄入。④遵医嘱正确应用抗生素。

3.开颅术后脑梗死

开颅术后脑梗死并不少见,可分为全脑梗死和局灶性脑梗死。脑灌注压必须高于 55mmHg 以上才能保证脑的血液供应,因此,必须有效控制血压。

4.开颅术后脑积水

外伤后脑积水分为正常颅压脑积水和颅内压升高的外伤后脑积水。前者表现为痴呆、共济失调和大小便失禁。后者表现为高血压、心动过缓和通气不足,还可出现整体功能的低下,步态不稳、长期昏迷、癫痫及进行性的肌张力增强。护理上需对患者作连续的、详尽的临床表现和神经体征的观察与记录,必要时通知医生;正确应用降颅内压药物,并观察降压效果;协助医生动态地进行 CT 检查,观察脑室系统的变化,备好脑室外引流所需物品。

5.深静脉血栓和肺栓塞

是开颅术后常见的并发症,多发生于手术后、昏迷、长期卧床及肢体活动障碍者。若出现不明原因的发热,下肢压痛和肿胀,应及时进行多普勒超声或静脉造影检查以明确诊断。深静脉血栓脱落会造成肺栓塞,严重者可危及生命。预防下肢深静脉血栓形成的措施:①活动:鼓励患者尽早下床活动,瘫痪下肢可行被动运动。②卧位:昏迷及长期卧床的患者抬高下肢 15°～30°,促进静脉回流,肢体功能位摆放。③保护静脉:避免在下肢静脉滴注液体,特别是瘫痪侧,长期输液者应交替使用静脉。④预防:术后患者可使用弹力袜或间歇性腓肠肌压力泵。

【健康指导】

1.休息

劳逸结合,避免过度劳累和过度用脑。

2.癫痫者指导

出院后继续按医嘱服用抗癫痫药物,不可突然停药,以免诱发癫痫发作;禁用口腔测体温;不做登高、游泳、驾驶车辆等危险性活动,防止癫痫发作时的意外伤害;如出现肢体麻木、眩晕、心悸、幻嗅等症状,提示可能会发生癫痫,应立即平卧,避免摔伤。

3.颅骨缺损

①心理护理:脑组织失去正常颅骨的屏障作用而使骨窗塌陷、膨隆及脑组织受伤,且颅骨缺损影响美观,因此心理护理尤为重要,家属需理解患者的感受。②保护缺损部位:行健侧卧位,避免患侧卧位,防止脑组织受压,外出时佩戴松紧适度的帽子保护骨窗部位,避免缺损处再次受伤。活动强度适宜、速度勿快,避免脑组织移位。③舒适管理:不在高温环境下长期工作,远离有噪声的地方,以免感到头部不适。④避免颅内压剧烈波动:保持情绪稳定,高血压患者适当控制血压,多食粗纤维的食物,保持大便通畅。

4.复诊

如缺损区脑组织膨出、饱满、硬度大,或出现头疼、呕吐、癫痫、脑脊液漏等症状应及时来诊;3～6个月复诊,考虑行颅骨缺损修补。

第二节　听神经瘤

听神经瘤(acoustic neuroma)是指起源于听神经鞘的肿瘤,为良性肿瘤,是常见的颅内肿瘤之一,占颅内肿瘤的 8%～10%,约占桥小脑角区肿瘤的 80%。肿瘤多数发生于听神经前庭段,少数发生于该神经的耳蜗部。随着肿瘤生长,可出现一些神经压迫症状。

【病因与病理】

(一)病因

从解剖角度看,听神经包括前庭神经和耳蜗神经,与面神经共同走行于内听道中;听神经颅内部分长 17～19mm,从脑干到内听道口无神经鞘膜,仅为神经胶质细胞和软脑膜被覆,至内听道口穿过软脑膜后,由 Schwann 细胞被覆,故其多发生在内听道内的前庭神经鞘膜,并逐渐向颅内扩展。

前庭神经鞘瘤起源于外胚层,其前庭神经的鞘膜细胞增生瘤变,逐渐形成肿瘤。

(二)病理

听神经瘤是一具有完整包膜的良性肿瘤,表面光滑,有时可呈结节状。肿瘤大多从内听道内开始生长,逐渐突入颅腔。肿瘤小者局限在内听道内,直径仅数毫米,仅有内听道扩大,随着肿瘤的不断增大,大者可占据整个一侧后颅窝,可向上经小脑幕向幕上、幕下生长达枕骨大孔,内侧可越过脑桥的腹侧达对侧。相邻的脑神经、小脑和脑干等结构可遭受不同程度的推移,面神经、三叉神经可被压向前方或前上方,向下延伸至颈静脉孔可累及舌咽神经、迷走神经及副神经,向内可压迫脑干、小脑和第四脑室。

【临床表现】

一般听神经瘤病程较长,随着肿瘤的生长,临床症状和体征按一定顺序出现。

1.早期耳部症状

肿瘤体积小时,出现一侧耳鸣、听力减退、眩晕和平衡障碍。听力障碍是最常见的症状,发生率为95%。耳鸣可伴有发作性眩晕或恶心、呕吐。

2.中期面部症状

肿瘤继续增大,压迫同侧的面神经和三叉神经时,出现患侧面肌痉挛及泪腺分泌减少,或有轻度周围性面瘫。三叉神经损害表现为同侧面部麻木、疼痛、触觉减退、角膜反射减弱、颞肌和咀嚼肌肌力差或肌萎缩。

3.晚期脑桥小脑角综合征及后组脑神经症状

肿瘤体积大时,压迫脑干、小脑及后组脑神经,引起交叉性偏瘫及偏身感觉障碍,小脑性共济失调、声音嘶哑、吞咽困难、饮食呛咳等;发生脑脊液循环梗阻则有头痛、呕吐、视力减退、视盘水肿或继发性视神经萎缩。

4.其他

听神经瘤瘤内出血,可引起急性脑桥小脑角综合征,出现病情的急剧变化。患者突然出现听力下降,急性面肌痉挛或面瘫,面部感觉障碍,声音嘶哑,严重者可出现意识和呼吸障碍。

【辅助检查】

1.X线检查

岩骨平片见内耳道扩大、骨侵蚀或骨质吸收。

2.CT及MRI

CT表现为瘤体呈等密度或低密度,少数呈高密度影像。肿瘤多为类圆形或不规则形,位于内听道口区,多伴内听道扩张,增强效应明显。MRI T1加权像上呈略低或等信号,在T2加权像上呈高信号。第四脑室受压变形,脑干及小脑变形移位。注射造影剂后瘤体实质部分明显强化,囊变区不强化。

3.神经耳科检查

常进行听力检查及前庭神经功能检查。

4.其他

脑干听觉诱发电位或脑干电反应听力测定。

【治疗要点】

听神经瘤是良性肿瘤,治疗原则主要是手术治疗,尽可能安全、彻底地切除肿瘤,避免毗邻神经的损伤。多数学者认为肿瘤全切除后,可获得根治。如果手术残留,可以考虑辅助 γ 刀治疗。若为急性瘤内出血,肿瘤体积增大,出现颅内压升高和意识障碍,可先予激素和脱水治疗,然后进行急诊手术。

【护理措施】

(一)术前护理

1.疾病指导

告知患者各项术前检查的目的和重要性,如何做好各项检查的配合,完善术前准备;了解患者对疾病和手术的认知程度,告知术后可能发生的脑神经损伤情况、并发症及需要配合的事项。

2.预防枕骨大孔疝发生

观察患者意识状态、生命体征、肢体活动情况,避免一切诱发颅内压升高的因素。若出现剧烈头痛、频繁呕吐、颈强直、呼吸变慢,应及时通知医生。

3.改善患者的营养状况

注意监测肝脏功能及水、电解质情况,保持水、电解质及酸碱平衡。对后组脑神经麻痹有饮水呛咳或吞咽困难的患者,行肠内、肠外营养支持,防止吸入性肺内感染。

4.生活护理

患者存在小脑性共济失调,动作不协调。嘱患者卧床休息,指导患者练习床上大小便,给予生活护理,加强安全护理,防止意外发生。

5.沟通障碍的护理

耐心与患者交谈,必要时辅助手势及文字或护患沟通图解进行沟通,以满足患者需求。

6.心理护理

评估患者的文化程度及对疾病的认识程度,向患者讲解手术和麻醉的相关知识、手术的目的和意义,减轻患者的焦虑和恐惧。

(二)术后护理

1.病情观察

观察患者意识状态、生命体征、瞳孔、肢体活动情况,密切观察患者呼吸、血氧饱和度的变化。给予吸氧、心电血氧监测。遵医嘱给予脱水剂及激素类药物。注意观察患者是否有头痛、呕吐及颈强直的情况。

2.体位

麻醉未清醒者取仰卧位头偏向健侧,清醒后头部抬高15°~30°,对肿瘤切除后残腔较大的患者,术后24~48小时内取头部健侧卧位,行轴位翻身,避免颈部扭曲或动作过猛,造成脑干摆动或移位,而导致呼吸骤停。

3.引流管护理

详见本章第一节"重症颅脑损伤"。

4.呼吸道护理

第Ⅴ、Ⅶ、Ⅸ、Ⅹ、Ⅻ对脑神经损伤,可导致吞咽和呛咳反射异常;由于手术时间长,常采取侧卧位,气管插管的留置和摩擦也会导致咽后部水肿。患者可有不同程度的咳嗽无力,痰液不能排出,导致窒息和并发肺部感染。护理措施:①及时吸痰保持呼吸道通畅,充足给氧。②每2小时翻身、叩背1次,每4~6小时雾化吸入1次,防止呕吐物误吸引起窒息。③术后咳嗽无力不能排痰者,可用导管插入气管吸出分泌物,必要时协助医生通过支气管镜吸痰。发生呼吸困难、发绀,血氧饱和度低于90%应及时通知医生,必要时考虑行气管切开。

5.并发症的预防和护理

(1)颅内继发出血:颅内血肿多发生在术后24～48小时内,由于后颅窝容积狭小,代偿容积相对较小,术区脑组织水肿或瘤腔渗血时病情变化较快。需监测患者生命体征,特别是血压、呼吸、动脉血氧饱和度;因此术后24小时内应严密观察有无剧烈头痛、频繁呕吐及血压升高、心率减慢、呼吸深慢或不规则、动脉血氧饱和度下降、烦躁不安、意识模糊等颅内压升高症状,如有变化应立即通知医生,并做好抢救的准备。

(2)颅内继发感染:颅内感染与脑室外引流、切口愈合不良、脑脊液漏有关。护理措施:①保持脑室外引流或腰大池引流装置通畅,管道勿受压、扭曲、脱落,倾倒时严格遵守无菌操作原则,防止逆流。②保持头部敷料清洁干燥,发现切口渗出,及时通知医生处理。③监测体温的变化,遵医嘱合理应用抗生素。

(3)暴露性角膜炎:患者肿瘤体积较大时,术前可出现周围性面瘫及三叉神经功能障碍,手术也可导致或加重脑神经的损伤,出现眼睑闭合不全、瞬目动作减少、球结膜干燥、面部感觉消失、口角向健侧歪斜等症状。护理措施:①给患者戴眼罩,形成湿房;②日间用眼药水滴眼2～3次,夜间涂眼膏;③保持眼部清洁,每日眼部护理2次。如果出现暴露性角膜炎,必要时需要行眼睑缝合术。

(4)吞咽困难:由于手术牵拉刺激可伴有舌咽和迷走神经的损伤,出现声音嘶哑、吞咽困难。①饮水试验:术后6小时需进行饮水试验,进食呛咳者,予以鼻饲流食,并行吞咽康复训练,待吞咽功能恢复后给予经口饮食;经口进食无呛咳者,给予流食,并逐渐改为半流食及软食;②进食时需注意:床头抬高30°～45°,健侧卧位,温度在38～40℃,避免过热造成烫伤;注意进食速度,将食物放在健侧舌上方,小口、细嚼慢咽,少量多餐,防误吸发生。③口腔清洁:进食后漱口或行口腔护理,以免食物残留发生口腔感染。④吞咽功能训练:临床上可应用日本洼田俊夫饮水试验评估,筛选患者吞咽障碍的程度,以便及时给予相应的干预。进行咽部冷刺激、空吞咽、屏气-发声运动及摄食训练,有助于吞咽功能的恢复。

(5)面部带状疱疹:与术中三叉神经受刺激有关,多在2周内消失。护理措施:①每日2次口腔护理,保持口唇周围清洁,并涂抗生素软膏;②根据医嘱给予抗病毒药物及B族维生素;③超短波治疗。

【健康指导】

1.用药指导

根据医嘱服用药物,不可擅自停药或漏服药物。

2.眼睑闭合不全

保持眼部清洁,指导患者禁止用不洁净的物品擦眼,白天滴眼药水,外出时戴太阳镜或眼罩,以防阳光和异物的伤害;睡前涂眼药膏,用干净的塑料薄膜覆盖,以形成湿房,防止发生暴露性角膜炎。

3.面瘫

指导患者进行面部肌肉练习,对着镜子做皱眉、闭眼、吹口哨及呲齿等动作;避免进食过硬、不易嚼碎的食物,最好进食软食;每日2次进行患侧面部按摩,按摩时力度适宜、部位准确。

4.活动指导

出院后注意休息,在身体尚未完全恢复前,减少去公共场所的机会,注意自我保护,防止感染其他疾病。逐渐增加活动量,3个月后根据身体恢复情况可适当做些简单的家务,避免头部剧烈运动及重体力劳动。

5.饮食指导

饮食合理,忌食辛辣等刺激性食物,给予高热量、高蛋白、丰富维生素及易消化的饮食,多吃富含维生素 A、维生素 C 的绿色蔬菜和杧果。吞咽困难者应进软食,并遵循少量多餐、小口慢咽的原则。

6.复诊

出院后 3 个月到门诊复查,若病情稳定,每 6 个月复查 1 次,持续 2 年,此后,改为每年复查 1 次。出现以下症状,应立即随诊:切口处出现漏液;头痛逐渐加重,恶心、呕吐;体温持续高于 38℃,颈部僵直;不稳步态加重等。

第三节　垂体瘤

垂体瘤(pituitary adenoma)是一组从腺垂体和神经垂体及颅咽管上皮残余细胞发生的肿瘤。此组肿瘤以腺垂体的腺瘤占大多数,来自神经垂体者少见。垂体瘤约占颅内肿瘤的10%,大部分为良性腺瘤,极少数为恶性。

【病因及分类】

1.病因

垂体瘤的发病机制是一个多种因素共同参与的复杂的多步骤过程,至今尚未明确。主要包括两种假说:一是下丘脑调控异常机制,二是垂体细胞自身缺陷机制。人们对下丘脑-垂体轴生理功能的不断研究,发现腺垂体可分泌如下激素:生长激素(growth hormone,GH)、泌乳素(prolactin,PRL)、促肾上腺皮质激素(adrenocortlcotropic hormone,ACTH)、促甲状腺素(thyroid stimulating hormone,TSH)、促卵泡激素(follicle stimulating hormone,FSH)、黄体生成素(luteinizing hormone,LH)。

2.分类

(1)根据肿瘤细胞染色的特性:分为嫌色性、嗜酸性、嗜碱性细胞腺瘤。

(2)根据肿瘤内分泌功能:分为泌乳素瘤(PRL 腺瘤)、生长激素瘤(GH 腺瘤)、促肾上腺皮质激素瘤(ACTH 腺瘤)、促甲状腺素瘤(TSH 腺瘤)、促性腺素瘤(FSH 和 LH 腺瘤)、混合性激素分泌瘤、无功能垂体腺瘤。

(3)按肿瘤大小:分为微腺瘤(直径≤1cm),大腺瘤(1cm＜直径≤3cm),巨腺瘤(直径＞3cm)。

【临床表现】

垂体瘤可有一种或几种垂体激素分泌亢进的临床表现。除此之外,还可因肿瘤周围的正常垂体组织受压和破坏引起不同程度的腺垂体功能减退的表现;以及肿瘤向鞍外扩展压迫邻近组织结构的表现。

1.激素分泌过多综合征

(1)PRL 腺瘤:女性多见,典型表现为闭经、溢乳、不育。男性则表现为性欲减退、阳痿、乳腺发育、不育等。

(2)GH 腺瘤:未成年人可表现为生长过速、巨人症。成人表现为肢端肥大。

(3)ACTH 腺瘤:临床表现为向心性肥胖、满月脸、水牛背、多血质、皮肤紫纹、毳毛增多等。重者闭经、性欲减退、全身乏力,有的患者伴有高血压、糖尿病、低血钾、骨质疏松等。

(4)TSH 腺瘤:少见,由于垂体促甲状腺激素分泌过盛,多引起甲状腺功能亢进症状。

(5)FSH 和 LH 瘤:非常少见,有性功能减退、闭经、不育、精子数目减少等。

2.激素分泌减少

某种激素分泌过多干扰了其他激素的分泌,或肿瘤压迫正常垂体组织而使激素分泌减少,表现为继发性性腺功能减退(最为常见)、甲状腺功能减退(次之)、肾上腺皮质功能减退。

3.垂体周围组织压迫症

(1)头痛:因为肿瘤造成鞍内压升高,垂体硬膜囊及鞍膈受压,多数患者出现头痛,主要位于前额、眶后和双颞部,程度轻重不同,间歇性发作。

(2)视力减退、视野缺损:肿瘤向前上方发展压迫视交叉,多数为颞侧偏盲或双颞侧上方偏盲。

(3)海绵窦综合征:肿瘤向侧方发展,压迫第Ⅲ、Ⅳ、Ⅵ对脑神经,引起上眼睑下垂、眼外肌麻痹和复视。

(4)下丘脑综合征:肿瘤向上方发展,影响下丘脑可导致尿崩症、睡眠异常、体温调节障碍、饮食异常、性格改变。

(5)脑脊液鼻漏:如肿瘤破坏鞍底可导致脑脊液鼻漏。

(6)垂体卒中:由瘤体内出血、坏死导致。起病急骤,剧烈头痛、恶心、呕吐,并迅速出现不同程度的视力减退,严重者可在数小时内双目失明,常伴眼外肌麻痹,可出现神志模糊、定向力障碍、颈项强直甚至突然昏迷。

【辅助检查】

1.激素测定

包括 PRL、GH、ACTH、TSH、FSH、LH、MSH、T_3、T_4 等。

2.影像学检查

(1)MRI:垂体瘤的影像学检查首选 MRI,因其敏感,能更好地显示肿瘤及其与周围组织的解剖关系,可以区分视交叉和蝶鞍隔膜,清楚显示脑血管及垂体肿瘤是否侵犯海绵窦和蝶窦、垂体柄是否受压等情况,MRI 比 CT 检查更容易发现小的病变。MRI 检查的不足是它不能像 CT-样显示鞍底骨质破坏征象以及软组织钙化影。

(2)CT:常规 5mm 分层的 CT 扫描仅能发现较大的垂体占位病变。高分辨率多薄层(1.5mm)冠状位重建 CT 在增强扫描检查时可发现较小的垂体瘤。

(3)X 线平片:瘤体较大时平片可见蝶鞍扩大、鞍底呈双边,后床突及鞍背骨质吸收、变薄及向后竖起。

(4)放射性核素:应用于鞍区疾病的放射性核素成像技术也发展迅速,如正电子断层扫描(PET)已开始用于临床垂体瘤的诊断。

3.其他检查

垂体瘤的特殊检查主要指眼科检查。包括视野检查、视力检查和眼球活动度检查。肿瘤压迫视交叉或视束、视神经时可引起视野缺损,或伴有视力下降。

【治疗要点】

垂体瘤的治疗方法有手术治疗、放射治疗、药物治疗及激素替代治疗。

1.手术治疗

瘤体微小限于鞍内者可经鼻蝶入路显微手术切除。有鼻部感染、鼻窦炎、鼻中隔手术史(相对),巨大垂体瘤明显向侧方、向额叶底、向鞍背后方发展者(相对),有凝血机制障碍或其他严重疾病的患者禁忌经鼻蝶手术方式,需经颅垂体瘤切除术。手术方法有:

(1)经颅垂体瘤切除术:包括经额叶、经颞叶和经蝶骨嵴外侧入路。

(2)经蝶垂体瘤切除术:包括经口鼻蝶入路、经鼻(单侧或双侧)蝶窦入路,经筛窦蝶窦入路和上颌窦蝶窦入路。

(3)立体定向手术(经颅或经蝶),垂体内植入同位素180,90Ir,放射外科(γ刀和X刀)。

2.放射治疗

放射治疗对无功能性垂体瘤有一定效果。适应证:①肿瘤体积较小,视力、视野未受影响。②患者全身情况差,年老体弱,有其他疾病,不能耐受手术者;③手术未能切除全部肿瘤,有残余肿瘤组织者,术后加放射治疗。

3.药物治疗

常用药物为溴隐亭,可减少分泌性肿瘤过高的激素水平,改善临床症状及缩小肿瘤体积。

4.激素替代治疗

有腺垂体功能减退者,应补充外源性激素,纠正内分泌紊乱。

【护理措施】

(一)术前护理

1.心理护理

垂体瘤由于病程长,常伴有头晕、头痛、视力减退、肢端肥大、性功能障碍、闭经、泌乳等症状,使患者思想负担重,精神压力大,常有恐惧、焦虑、自卑、抑郁等心理障碍。入院后护士应准确评估患者心理,加强沟通和交流,做好心理疏导。

2.术前准备

经蝶垂体瘤切除术:①经口呼吸训练:术后患者由于鼻腔填塞碘仿纱条及手术创伤切口疼痛,需经口呼吸,因此术前应训练患者经口呼吸,让患者或他人将双鼻腔捏紧;②鼻腔准备:因手术经鼻腔蝶窦暴露鞍底,经过鼻腔黏膜,因此需保持口、鼻腔清洁,用生理盐水棉签清洗鼻腔或眼药水滴鼻,注意保暖,防止感冒,术前剃鼻毛。

3.垂体卒中

应避免一切诱使颅内压升高的因素,防止感冒、咳嗽及保持排便通畅。如发生垂体卒中,应遵医嘱应用肾上腺皮质激素,并做好急诊手术的准备工作。

4.垂体功能低下

晚期由于肿瘤的压迫,垂体萎缩,腺体组织内分泌功能障碍,致垂体功能下降。表现为面色苍白、嗜睡、低体温、低血压、食欲缺乏。如出现上诉症状立即通知医生,遵医嘱应用激素替代治疗。

(二)术后护理

1.体位

麻醉完全清醒后取半卧位,床头抬高 30°~60°,除有利于呼吸和颅内静脉回流,减轻脑水肿外,对经蝶垂体瘤切除的患者,还可减少创腔渗液,利于切口愈合。

2.气道管理

经鼻蝶垂体手术术后早期易发生气道梗阻,危险因素与手术入路和患者的基础疾病有关。鼻腔、口腔积血和鼻腔填塞物均可造成堵塞。护理上需注意:①及时清除口腔及呼吸道内分泌物;②由于鼻腔用凡士林纱布条或膨胀海绵填塞,吸氧管应放于口腔或行面罩吸氧,指导患者用口呼吸;③对经蝶入路患者,禁忌经鼻腔安置气管插管、鼻胃管以及经面罩无创正压通气。

3.视力、视野观察

密切观察患者视力、视野改变,若患者术后视力、视野同术前或较术前明显改善,但数小时后又出现视力、视野损害,甚至失明,应高度警惕继发鞍区血肿或水肿。

4.鼻部护理

鼻内镜下术后鼻腔伤口一般经过肿胀期、结痂期、恢复期。术后肿胀最为明显,患者术后鼻腔用高分子膨胀海绵填塞止血,由于手术和海绵的刺激,鼻腔常有少量液体渗出,术后应注意观察渗出液的颜色、性质及量,保持鼻前庭周围及敷料清洁,避免打喷嚏、擤鼻等动作,当咽部有异物感或窒息感时,立即通知医生处理,直至 48 小时后拔出纱条。

5.并发症的观察和护理

(1)出血:密切观察患者生命体征、意识状态,评估视力及视野变化以及有无剧烈头痛,如有异常,立即通知医生。

(2)水钠平衡失调:尿崩症是垂体瘤术后最常见的并发症之一,由于垂体柄和神经垂体受损,引起抗利尿激素分泌减少所致。多发生在术后 48 小时内,可出现烦渴、多饮多尿,每小时尿量大于 250ml,或 24 小时尿量在 4000~10 000ml。尿比重<1.005。护理:①及时发现尿崩症状,根据医嘱应用垂体后叶素。②排除引起多尿的因素,如脱水剂的应用、大量饮水、大量及过快地补液等,准确记录尿量、尿比重,严格记录 24 小时出入液体量。③遵医嘱术后 3 日内每日 2~3 次检测血电解质,及时纠正电解质紊乱。④评估患者脱水情况,指导患者饮水。⑤部分患者表现为低钠血症,需缓慢纠正,避免中枢脱髓鞘。

(3)脑脊液鼻漏:可出现拔出引流条后鼻腔有水样液体流出,患者坐起、低头时加重。护理上详见本章第一节"重症颅脑损伤"。

(4)消化道出血:由于下丘脑损伤使自主神经功能障碍所致。可出现呕吐或由胃管内抽出大量的咖啡色胃内容物,伴有呃逆、腹胀等症状。护理:①密切观察生命体征的变化。②保持静脉输液通畅。③出血期遵医嘱禁食,出血停止后给予温凉流质、半流质和易消化软食;④可遵医嘱给予预防消化道出血的药物。⑤出血后3天未排便者慎用泻药。

(5)高热:是由于下丘脑体温调节中枢受损所致。体温可高达39～40℃,持续不降,肢体发凉。护理措施包括:①监测体温变化及观察周身情况。②给予物理降温,必要时应用药物降温。③及时更换潮湿的衣服、被褥,保持床单清洁干燥。④给予口腔护理,每日两次,鼓励患者多饮水。⑤给予清淡易消化的高热量、高蛋白流质或半流质饮食。

(6)垂体功能低下:护理同术前。

(7)激素替代治疗的护理:①用药时间:选择早晨静脉滴注或口服激素治疗,使激素水平的波动符合生理周期,减少不良反应。②预防应激性溃疡:应用抑酸剂预防应激性溃疡,增加优质蛋白的摄入,以减少激素的蛋白分解作用所致的营养不良。③监测生命体征:大剂量应用激素者需严格监测生命体征,激素在减量时注意观察患者的意识状态,若意识由清醒转为嗜睡、淡漠甚至昏迷需及时通知医师,同时监测血糖。

【健康指导】

1.用药指导

指导患者用药方法和注意事项,自觉遵医嘱服用药物,若服用激素类药物,不可擅自减量,需经门诊检查后遵医嘱调整用量。

2.活动指导

出院后注意休息,在体力允许的情况下逐渐增加活动量,避免劳累,少去公共场所,注意自我保护,防止感冒。视力、视野障碍未恢复时,尽量不外出,如需外出应有家人陪伴。

3.饮食

进食清淡易消化饮食,勿食辛辣食物,戒烟酒;术后有尿崩者,需及时补充水分,以保证出入液量的平衡;口渴时喝水要慢,以延长水分在体内停留的时间;血钠过低的患者,可在水中加少许盐,饮食宜偏咸,以补充丢失的盐分。

4.复诊

出院后3个月到门诊复查。出现以下症状,应立即就诊:①鼻腔流出无色透明液体;②头痛逐渐加重;③视力、视野障碍加重;④精神萎靡不振、食欲差、面色苍白、无力等。

下篇　内科疾病患者的护理

第七章 呼吸系统疾病患者的护理

第一节 肺炎

肺炎(pneumonia)是指终末气道、肺泡和肺间质的炎症,可由病原微生物、理化因素、免疫损伤、过敏及药物因素所致,其中最常见的是细菌性肺炎。临床上表现为发热、寒战、胸痛、咳嗽和咳脓痰,X线胸片上可见至少一处不透光阴影。

【病因与发病机制】

当各种因素导致呼吸道局部和全身免疫防御系统受损时,病原体可经以下途径侵入下呼吸道引起肺炎:空气吸入、血行播散、邻近部位的感染直接蔓延、上呼吸道定植菌的误吸。

【分类】

1.按病因分类

包括细菌性肺炎、非典型病原体所致肺炎、病毒性肺炎、肺真菌病、其他病原体所致肺炎、理化因素所致肺炎(放射性肺炎、化学性肺炎、类脂性肺炎)。

2.按解剖分类

大叶性(肺泡性)肺炎、小叶性(支气管性)肺炎、间质性肺炎。

3.按患病环境和宿主分类

(1)社区获得性肺炎(community-acquired pneumoma,CAP):也称院外肺炎。是指在医院外罹患的感染性肺实质炎症,包括具有明确潜伏期的病原体感染而在入院后平均潜伏期内发病的肺炎。

(2)医院获得性肺炎(hospital-acquired pneumonia,HAP):也称院内肺炎。是指患者入院时不存在、也不处于潜伏期,而于入院≥48小时后在医院内发生的肺炎,患者在入院时不用气管插管。HAP还包括呼吸机相关性肺炎(ventilator-assoaated pneumonia,VAP)(是气管插管后48~72小时以上发生的肺炎,也包括严重HAP需要气管插管治疗者)和医疗保健相关性肺炎(healthcare-associated pneumonia,HCAP)。

(3)免疫低下宿主肺炎(immunocompromised host pneumonia,ICHP):艾滋病(acquired immunod-eficiency syndrome,AIDS)、肿瘤行放、化疗者、器官移植和接受免疫抑制剂治疗者等免疫低下宿主作为一组特殊人群对病原微生物极度易感,肺是最常见的感染靶器官。

【临床表现】

肺炎的症状变化较大,可轻可重,决定于3个主要因素:局部炎症程度,肺部炎症的播散和全身炎症反应程度。

1.症状

常见症状为咳嗽、咳痰或原有呼吸道症状加重,并出现脓性痰或血痰,伴或不伴胸痛。重症患者有呼吸困难、呼吸窘迫。

2.体征

肺实变时有典型的体征,如叩诊浊音、语颤增强和支气管呼吸音等。并发胸腔积液者,患侧胸部叩诊浊音、语颤减弱、呼吸音减弱。

【辅助检查】

1.实验室检查

(1)血常规:白细胞计数和中性粒细胞明显升高,且呈核左移现象,或胞质内有毒性颗粒。

(2)细菌检查:痰涂片或培养有助于明确病原体。

(3)血和胸腔积液培养:肺炎患者血和痰培养分离到相同细菌,可确定为肺炎的病原菌。胸腔积液培养到的细菌则基本可认为是肺炎的致病菌。

(4)其他:经皮细针吸检和开胸肺活检、尿抗原试验、血清学检查、血气分析等。

2.影像学检查

胸部X线征象可为肺炎发生的部位、严重程度和病原学提供重要线索。CT对揭示病变性质、隐匿部位病变和其他伴随改变(胸腔积液、纵隔和肺内淋巴结肿大)有帮助。B超用于探测胸腔积液和贴近胸壁的肺实质病灶,可指导穿刺抽液和经胸壁穿刺活检。

【治疗要点】

抗感染治疗是肺炎治疗的关键环节,包括经验性治疗和抗病原体治疗。前者主要根据患者流行病学资料和临床表现与影像特征,选择可能覆盖病原体的抗菌药物;后者根据呼吸道或肺组织标本的培养和药物敏感试验结果,选择体外试验敏感的抗菌药物。肺炎的抗菌药物治疗应尽早进行,一旦怀疑为肺炎即马上给予首剂抗菌药物。

肺炎链球菌肺炎首选青霉素G,葡萄球菌肺炎可选用耐青霉素酶的半合成青霉素或头孢菌素,肺炎支原体肺炎首选大环内酯类抗生素,肺炎衣原体肺炎首选红霉素,病毒性肺炎可选用利巴韦林、阿昔洛韦等病毒抑制剂。

青壮年和无基础疾病CAP,常用青霉素类、第一代头孢菌素等。老年人、有基础疾病或住院的CAP,常用氟喹诺酮类药物,第二、三代头孢菌素,β-内酰胺类/β-内酰胺酶抑制剂或厄他培南,可联合大环内酯类药物。HAP常用第二、三代头孢菌素,β-内酰胺类/β-内酰胺酶抑制剂,氟喹诺酮类或碳青霉烯类药物。重症肺炎首选广谱强力抗生素,并应足量、联合用药。

【护理措施】

(一)一般护理

1.运动与休息

卧床休息,减少活动,以减少组织对氧的需要,帮助机体组织修复。应尽量将治疗和护理集中在同一时间内完成,以保证患者有足够的休息时间。

2.饮食

给予高热量、高蛋白和富含维生素的流质或半流质饮食,并鼓励患者进食。对不能进食者,必要时用鼻饲补充营养,以弥补代谢的消耗。鼓励患者多饮水,每日摄入量在 1～2L。需静脉补液者,滴速不宜过快,以免引起肺水肿。

3.口腔护理

高热患者,唾液分泌减少,口腔黏膜干燥,口腔内食物残渣易发酵,促使细菌繁殖。同时机体抵抗力下降及维生素缺乏,易引起口唇干裂、口唇疱疹、口腔炎症、溃疡。应在清晨、餐后及睡前协助患者漱口,或用漱口液清洁口腔,口唇干裂可涂润滑油保护。

(二)病情观察

观察患者的神志、生命体征、皮肤、黏膜、尿量等变化,尤其是关注儿童、老人、久病体弱者的病情变化。及时发现早期休克征象,协助医生及时采取救治措施。准确记录出入液量,估计患者的组织灌流情况。按医嘱执行导尿术及做中心静脉压测定。

(三)对症护理

1.发热的护理

高热时一般先用物理降温,如枕部冷敷、温水擦浴,若体温未下降可给予药物降温,降温半小时后测体温。患者寒战时注意保暖,适当增加盖被,大量出汗者应及时更换衣服和盖被,并注意保持皮肤的清洁干燥。

2.低氧的护理

根据血气分析结果给予吸氧,维持 $PaO_2>60mmHg$ 有助于改善组织器官的缺氧状态。常用的吸氧方法包括鼻导管吸氧法、面罩吸氧法、正压给氧法。高浓度(>60%)长时间给氧可损害脑、心、肺、肾等器官,在肺部可引起肺泡间质水肿、肺泡上皮增生、肺透明膜形成、肺出血等,也可引起早产儿、新生儿眼晶体后纤维增生症,影响视力,所以吸氧时应注意防止氧中毒。

3.咳嗽、咳痰的护理

(1)有效咳嗽:适用于清醒且配合的患者。①有效咳嗽的方法:患者尽可能采用坐位,先进行深而慢的腹式呼吸 5～6 次,深吸气至膈肌完全下降,屏气 3～5 秒,身体前倾,从胸腔进行2～3次短促有力的咳嗽,同时收缩腹肌,或用手按压上腹部或双手环抱一个枕头于腹部,有利于膈肌上升帮助痰液咳出。②也可取俯卧屈膝位,借助膈肌、腹肌收缩,增加腹压,咳出痰液。③指导患者经常变换体位有利于痰液咳出。④对于胸痛患者,可用双手或枕头轻压伤口两侧以减轻伤口带来的疼痛。疼痛剧烈时可遵医嘱给予镇痛药,30 分钟后指导患者进行有效咳嗽。

(2)气道湿化:适用于痰液黏稠不易咳出者。应用气道湿化的注意事项:①湿化时间不宜过长,一般以 10～20 分钟为宜,湿化时间过长可引起黏膜水肿和气道狭窄,甚至诱发支气管痉挛、加重水钠潴留。②湿化温度宜在 35～37℃,温度过高易灼伤呼吸道,损害气道黏膜纤毛运动;温度过低可诱发哮喘、寒战反应。③吸入过程中避免降低吸入氧浓度。④治疗后及时鼓励患者咳嗽、咳痰或协助翻身、叩背。⑤湿化器应按照规定消毒,专人专用,以预防呼吸道疾病的交叉感染。

(3)胸部叩击:适宜久病体弱、长期卧床、排痰无力者,禁用于未经引流的气胸、肋骨骨折、有病理性骨折史、咯血、低血压及肺水肿等患者。叩击者两手手指弯曲并拢,掌侧呈杯状,以手腕力量,从肺底自下而上、由外向内、迅速而有节律地叩击胸壁,震动气道,每一肺叶叩击 1～3

分钟,每分钟 120～180 次。注意事项:①叩击前查看影像资料或听诊肺部呼吸音明确痰液潴留部位。②用单层薄布保护胸廓部位,叩击时避开乳房、心脏、骨突部位(如脊柱、肩胛骨、胸骨)及衣物拉链、纽扣等。③叩击力量要适中,以不引起患者疼痛为宜,每次叩击 5～15 分钟,在餐后 2 小时至餐前 30 分钟进行,以避免治疗中发生呕吐。④操作后协助患者咳痰,复查肺部呼吸音及啰音的变化。

(4)体位引流:适宜于有大量痰液排出不畅的患者;禁用于有明显呼吸困难和发绀者、近 1～2 周内曾有大咯血史、严重心血管疾病或年老体弱不能耐受者。原则上抬高病变部位,引流支气管开口向下。具体方法见本章第四节"支气管扩张症"。

(5)机械吸痰:适用于无力咳痰,意识障碍或建立人工气道者。①在吸痰前、后适当提高吸氧浓度,使用密闭式吸痰系统,预防吸痰中出现低氧血症。②每次吸引时间小于 15 秒,两次抽吸间隔时间大于 3 分钟。③严格无菌操作,避免呼吸道交叉感染。

(四)用药的护理

1.抗生素治疗的护理

①用药前询问药物过敏史,严格遵照药品说明书进行药物皮肤试敏。②应严格遵照医嘱及药品说明书配制和使用抗生素,避免发生药物不良反应:如发热、皮疹、胃肠道不适、肝肾毒性、耳毒性等,发现异常及时报告。③用药过程中密切观察有无过敏反应,对于患者从未使用的抗生素,首次输液速度宜慢,以免发生过敏反应,如患者突然出现呼吸困难、血压下降、意识障碍,应立即停药并报告医生,做好抢救准备。④长期、大量使用抗生素的患者应监测肝肾功能。

2.感染性休克患者治疗用药的护理

(1)扩充有效循环血容量:①根据患者生命体征、年龄、基础疾病、心功能情况、出入液量及中心静脉压水平决定补液速度及补液量。若血压低、中心静脉压<5cmH$_2$O 应迅速补液;中心静脉压达到或超过 10cmH$_2$O 时,输液速度不宜过快,以免诱发急性心力衰竭。②下列证据提示血容量已经补足:口唇红润、肢端温暖、收缩压>90mmHg、脉压>30mmHg、尿量>30ml/h。③若血容量已经基本补足,尿比重<1.018 及尿量<20ml/h 应及时报告医生,警惕急性肾衰竭的发生。

(2)纠正酸中毒:酸中毒是由于组织缺氧所致。纠正酸中毒可以加强心肌收缩力,增强血管对升压药的反应,改善微循环。常用 5%碳酸氢钠溶液静脉滴注,因其配伍禁忌较多,应单独输入。

(3)血管活性药物的应用:应用血管活性药物应根据血压的变化调整滴速,维持收缩压在 90～100mmHg 为宜,注意控制输液速度。输液过程中要防止药液外渗,以免局部组织缺血坏死。

(五)心理护理

高热、咳嗽、咳痰、呼吸困难等症状会给患者带来很大的精神压力。因此,要注意评估肺炎对患者日常生活、工作或学习的影响,以及患者能否适应疾病所带来的角色转变,观察其情绪变化,向患者讲解肺炎的患病及治疗过程、预后及防治知识,并列举成功的治疗案例,使患者树立康复的信心。

（六）健康指导

1.住院期间健康指导

①向患者宣传有关肺炎的基本知识。②保证充足的休息时间,增加水和营养的摄入,以增加机体对感染的抵抗能力。③体温高或需要痰液引流的患者应给予相应的护理指导。④指导使用抗生素者若有不适应及时通知医护人员,以免发生过敏反应。⑤为减少唾液污染,指导患者漱口后采集深咳痰液,室温下2小时内送检。

2.出院指导

①出院后继续用药者,应嘱其遵医嘱按疗程服药,若更换抗生素应注意迟发过敏反应,出现发热、心率增快、咳嗽、咳痰、胸痛等症状时,应及时就诊。②指导患者病情好转后,注意锻炼身体,加强耐寒锻炼;天气变化时随时增减衣服,避免受凉、淋雨、酗酒以及吸烟,预防上呼吸道感染。③预防接种肺炎链球菌疫苗和(或)流感疫苗可减少某些特定人群罹患肺炎的机会。

第二节　慢性阻塞性肺疾病

慢性阻塞性肺疾病(chronic obstructive pulmonary disease,COPD)是一种具有气流受限特征的肺部疾病,气流受限不完全可逆,呈进行性发展,但是可以预防和治疗,主要累及肺部,也可以引起肺外各器官的损害。

【病因与发病机制】

1.个体因素

遗传因素(如 α_1-抗胰蛋白酶缺乏等)、哮喘和气道高反应性是慢性阻塞性肺疾病的危险因素。

2.环境因素

吸烟、职业性粉尘和化学物质、空气污染、生物燃料烟雾、感染。

【临床表现】

1.症状

本病起病缓慢、病程较长。主要症状是:①呼吸困难;②慢性咳嗽;③咳痰;④喘息和胸闷;⑤其他,如体重下降、食欲缺乏等。

2.体征

早期体征可无异常,随着疾病进展出现桶状胸、呼吸浅快,严重者可有缩唇呼吸、胸腹矛盾运动、前倾坐位等;叩诊呈过清音、心浊音界缩小、肺下界和肝浊音界下降;听诊两肺呼吸音减弱,呼气延长,部分患者可闻及干性啰音和(或)湿性啰音。

3.并发症

COPD可并发慢性呼吸衰竭、自发性气胸、慢性肺源性心脏病。

【分级与分期】

1.COPD 的严重程度分级

根据第一秒用力呼气容积占用力肺活量的百分比(FEV$_1$/FVC)、第一秒用力呼气容积占预计值百分比(FEV$_1$%预计值)将 COPD 的严重程度分为 Ⅰ级(轻度)、Ⅱ级(中度)、Ⅲ级(重度)和Ⅳ级(极重度)。

2.COPD 病程分期

①急性加重期:指在短期内咳嗽、咳痰、气短和(或)喘息加重、脓痰量增多,可伴发热等症状。②稳定期:指咳嗽、咳痰、气短等症状稳定或轻微。

【辅助检查】

1.实验室检查

动脉血气分析早期无异常,随病情进展可出现低氧血症、高碳酸血症、酸碱平衡失调等,用于判断呼吸衰竭的类型。COPD 并发细菌感染时,血白细胞升高,核左移。痰培养可能检出病原菌。

2.影像学检查

早期胸片可无变化,可逐渐出现肺纹理增粗、紊乱等非特异性改变。可出现肺气肿改变,其对 COPD 诊断特异性不高.可作为确定肺部并发症及鉴别其他肺部疾病的检查。

3.肺功能检查

是判断气流受限的主要客观指标。吸入支气管扩张剂后 FEV$_1$/FVC<70%,可确定为持续气流受限。肺总量(TLC)、功能残气量(FRC)、残气量(RV)升高,肺活量(VC)减低,表明肺过度充气。

【治疗要点】

1.稳定期治疗

(1)教育与劝导吸烟的患者戒烟,脱离粉尘环境。

(2)药物治疗:①支气管舒张药:短期应用可以缓解症状,长期规律应用可预防和减轻症状,常选用沙丁胺醇、沙美特罗、异丙托溴铵等定量吸入剂,茶碱缓(控)释片。②祛痰药:盐酸氨溴索或羧甲司坦。③对 FEV$_1$<50%预计值并有并发症或反复加重的 COPD 患者可规律性吸入糖皮质激素。

(3)长期家庭氧疗(long term oxygen therapy,LTOT):对 COPD 慢性呼吸衰竭者可提高生活质量和生存率。目标是在海平面水平、静息状态下、患者 PaO$_2$>60mmHg 和(或)SaO$_2$升至 90%。LTOT 的指征是:①PaO$_2$≤55mmHg 或 SaO$_2$≤88%,有或没有高碳酸血症。②PaO$_2$55~70mmHg 或 SaO$_2$<89%,并有肺动脉高压、心力衰竭所致的水肿或红细胞增多症,持续低流量鼻导管吸氧,1~2L/min,每天 15 小时以上。

(4)康复治疗:呼吸生理治疗、肌肉训练、营养支持、精神治疗和教育等。

(5)外科治疗:肺大泡切除、肺减容术、支气管镜肺减容术、肺移植术。

2.急性加重期治疗

根据病情严重程度决定门诊或住院治疗。给予控制性氧疗;给予抗生素、糖皮质激素、支气管舒张药、祛痰药等;对症处理,必要时可使用机械通气治疗。

【护理措施】

1.一般护理

(1)运动与休息:患者采取舒适的体位,如可取半卧位或坐位,以利呼吸。视病情进行适当的活动,以不感到疲劳、不加重症状为宜;极重度患者宜采取身体前倾位,使辅助呼吸肌参与呼吸。

(2)饮食:①给予高热量、高蛋白、高维生素饮食。②正餐进食量不足时,应安排少食多餐,避免在餐前和进餐时过多饮水。③腹胀的患者应进软食,细嚼慢咽,避免进食产气食物,如汽水、啤酒、豆类、马铃薯和胡萝卜等;避免进食易引起便秘的食物,如油煎食物、坚果等。

2.病情观察

观察咳嗽、咳痰的情况,呼吸困难的程度,监测动脉血气和水、电解质、酸碱平衡情况。

3.对症护理

(1)低氧的护理:①呼吸困难伴低氧血症者,一般采用鼻导管持续低流量吸氧,氧流量1~2L/min,应避免吸入氧气浓度过高而引起二氧化碳潴留。②提倡进行每天持续15小时以上的长期家庭氧疗,不但能改善缺氧症状,还有助于降低肺循环阻力,减轻肺动脉高压和右心负荷。③氧疗有效的指标:患者呼吸困难减轻、呼吸频率减慢、发绀减轻、心率减慢、活动耐力增加。

(2)咳嗽、咳痰的护理:详见本章第一节"肺炎"。

4.用药的护理

①观察抗生素、支气管舒张药和祛痰药物疗效及不良反应(详见本章第三节"支气管哮喘")。②可待因具有麻醉性中枢镇咳作用,不良反应包括:恶心、呕吐、便秘,有成瘾的可能,可因抑制咳嗽而加重呼吸道阻塞。③喷托维林是非麻醉性中枢镇咳药,不良反应有口干、恶心、腹胀、头痛等。

5.呼吸无力的护理

呼吸生理治疗、肌肉训练可以改善患者活动能力,提高生活质量。

(1)缩唇呼吸:缩唇呼吸的技巧是通过缩唇形成的微弱阻力来延长呼气时间,增加气道压力,延缓气道塌陷。患者闭嘴经鼻吸气,然后通过缩唇(吹口哨样)缓慢呼气,同时收缩腹部。吸气与呼气时间比为1∶2或1∶3。缩唇大小程度与呼气流量:以能使距口唇15~20cm处,与口唇等高点水平的蜡烛火焰随气流倾斜又不至于熄灭为宜。

(2)膈式或腹式呼吸:患者可取立位、平卧位或半卧位,两手分别放于前胸部与上腹部。用鼻缓慢吸气时,膈肌最大程度下降,腹肌松弛,腹部凸出,手感到腹部向上抬起。呼气时用口呼出,腹肌收缩,膈肌松弛,膈肌随腹腔内压增加而上抬,推动肺部气体排出,手感到腹部下降。

另外,可以在腹部放置小枕头、杂志或书锻炼腹式呼吸。如果吸气时,物体上升,证明是腹式呼吸。缩唇呼吸和腹式呼吸每天训练3~4次,每次重复8~10次。腹式呼吸要增加能量消耗,因此指导患者只能在疾病恢复期如出院前进行训练。

(3)有效咳嗽:用力呼气以促进分泌物清除。

(4)全身性运动:包括步行、登楼梯、踏车等。

6.健康指导

(1)住院指导:戒烟是预防 COPD 的重要措施,应劝导患者戒烟;避免粉尘和刺激性气体的吸入;避免和呼吸道感染患者接触。

(2)出院指导:①出院后继续用药者,应遵医嘱按疗程服药。定期随访进行肺通气功能的监测,识别使病情恶化的因素。②指导家庭氧疗患者和家属注意供氧装置周围严禁烟火,防止氧气燃烧爆炸;定期更换、清洁、消毒氧疗装置。③在呼吸道传染病流行期间,尽量避免去人群密集的公共场所,在潮湿、大风、严寒气候时,避免室外活动,根据气候变化及时增减衣物,避免受凉感冒,预防呼吸道感染。④教会患者和家属依据呼吸困难与活动之间的关系,判断呼吸困难的严重程度,学会自我控制病情的技巧,如腹式呼吸及缩唇呼吸锻炼等。

(3)接种疫苗:流行性感冒(流感)疫苗有灭活疫苗和减毒活疫苗,应根据每年预测的流感病毒种类制备,该疫苗可降低慢性阻塞性肺疾病患者的病情严重程度和病死率,可每年接种 1次(秋季)或 2 次(秋、冬季)。

第三节　支气管哮喘

支气管哮喘(bronchial asthma)简称哮喘,是气道的一种慢性变态反应性炎症性疾病。气道炎症由多种炎症细胞、气道结构细胞和细胞组分参与。这种炎症常伴随引起气道反应性增强和出现广泛多变的可逆性气流受限,并引起反复发作性的喘息、气急、胸闷和(或)咳嗽等症状,常在夜间和(或)清晨发作、加剧,多数患者可自行缓解或经治疗缓解。

【病因与发病机制】

1.病因

(1)遗传因素:哮喘患者亲属患病率高于群体患病率,且亲缘关系越近,患病率越高,具有家族积聚现象;患者病情越严重,其亲属患病率也越高。

(2)环境因素:主要包括室内变应原(尘螨、家养宠物、蟑螂)、室外变应原(花粉、真菌)、职业性变应原(油漆、饲料、活性染料)、食物(鱼、虾、蟹、蛋类、牛奶)、药物(普萘洛尔、阿司匹林、抗生素)和非变应原性因素,如气候变化、运动、吸烟、肥胖、妊娠、胃食管反流等。

2.发病机制

气道免疫-炎症机制、神经调节机制及其相互作用。

【临床表现】

1.症状

①发作性伴有哮鸣音的呼气性呼吸困难或发作性胸闷和咳嗽。严重者可呈坐位或端坐呼吸,干咳或咳大量白色泡沫痰,甚至出现发绀等。"日轻夜重"是哮喘的特征之一。②仅以咳嗽为唯一症状称为咳嗽变异性哮喘;运动时出现上述症状称为运动性哮喘;以胸闷为唯一症状的称为胸闷变异性哮喘。

2.体征

发作时胸部呈过度充气状态,双肺可闻及广泛的哮鸣音,呼气音延长。但在轻度哮喘或非常严重哮喘发作时,哮鸣音可不出现,表现为"沉默肺"。

3.并发症

气胸、纵隔气肿、肺不张,长期反复发作和感染可并发慢性支气管炎、肺气肿、支气管扩张症、间质性肺炎、肺纤维化和肺源性心脏病。

【辅助检查】

1.实验室检查

(1)痰液:痰涂片可见较多嗜酸性粒细胞。

(2)血气分析:严重发作时表现为呼吸性碱中毒。如重症哮喘,病情进一步发展,气道阻塞严重,表现为呼吸性酸中毒;如缺氧明显,可合并代谢性酸中毒。

(3)特异性变应原的检测:血液、皮肤点刺、吸入变应原试验有助于病因诊断。

2.胸部 X 线/CT 检查

哮喘发作早期可见两肺透亮度增加,呈过度充气状态,如并发感染,可见肺纹理增加及炎性浸润阴影。

3.呼吸功能检查

(1)通气功能:哮喘发作时有关呼气流速全部指标均显著下降。

(2)支气管激发试验:只适用于第一秒用力呼气量(FEVl)在正常预计值的 70% 以上的患者。激发试验阳性:FEV_1 下降≥20%。常用吸入激发剂为醋甲胆碱、组胺。

(3)支气管舒张试验:用以测定气道可逆性。舒张试验阳性:①FEV_1 较用药前增加≥12%,且其绝对值增加≥200ml。②PEF 较治疗前增加 60L/min 或≥20%。常用吸入型的支气管舒张药有沙丁胺醇、特布他林等。

(4)呼气流速峰值(PEF)及其变异率测定:发作时 PEF 下降。气道气流受限可逆性改变的特点:昼夜或 24 小时内 PEF 变异率≥20%。

【分期及控制水平分级】

1.哮喘分期

①急性发作期:分为轻度、中度、重度和危重 4 级。②非急性发作期(慢性持续期):分为间歇期(第一级)、轻度持续期(第二级)、中度持续期(第三级)和严重持续期(第四级)。

2.哮喘控制水平分级

分控制、部分控制和未控制 3 级。

【治疗要点】

防治哮喘最有效的方法是找到引起哮喘发作的变应原或其他非特异刺激因素,并立即脱离。使用控制和缓解哮喘发作的药物,如糖皮质激素、β_2 受体激动剂、茶碱类、抗胆碱药、LT(白三烯)调节剂、抗 IgE 抗体等,还可采取特异性和非特异性免疫疗法,进行积极的哮喘管理,早日控制哮喘症状,提高患者生活质量。

哮喘治疗的目标是长期控制症状、预防未来风险的发生,即在使用最小有效剂量药物治疗或不用药物的基础上,能使患者与正常人一样生活、学习和工作。

【护理措施】

(一)一般护理

1.环境与休息

①避免接触环境中的变应原,室内不宜摆放花草及使用羽毛枕头,避免尘埃飞扬。②发作时,协助患者取半卧位或坐位,并给予床旁小桌伏案休息以减轻体力消耗。③教会、鼓励患者缩唇呼吸或缓慢深呼吸,以改善通气量,缓解症状和有利于痰液排出。

2.饮食护理

①提供清淡、易消化、足够热量的饮食,避免进食硬、冷、油煎食物。②若能确定与哮喘发作有关的食物,如鱼、虾、蟹、蛋类、牛奶等,应避免食用。某些食物添加剂如酒石黄和亚硝酸盐可诱发哮喘发作,应引起注意。③有烟酒嗜好者应戒酒、戒烟。④哮喘发作的患者,应注意补充液体,有利于痰液的稀释和补充水分,应鼓励患者每天饮水 2500～3000ml。

(二)病情观察

注意观察哮喘发作的前驱症状,如鼻咽痒、打喷嚏、流涕、眼痒等黏膜过敏症状。哮喘发作时,应注意观察患者意识状态,呼吸频率、节律、深度及辅助呼吸肌是否参与呼吸运动等。监测呼吸音、哮鸣音、动脉血气分析和肺功能情况,了解病情、治疗和护理效果。加强对急性期患者的监护,哮喘在夜间和凌晨易发作,应严密监测病情变化。

(三)对症护理

1.低氧的护理

重症哮喘患者常伴有不同程度的低氧血症,应遵医嘱给予鼻导管或面罩吸氧,吸氧流量为 $1～3L/min$,若哮喘严重发作,经一般药物治疗无效,或患者神志改变,$PaO_2 < 60mmHg$,$PaCO_2 > 50mmHg$ 时,应准备进行机械通气。

2.咳嗽、咳痰的护理

教会患者掌握深呼吸和有效咳嗽、咳痰的技巧,协助患者叩背。遵医嘱给予痰液稀释剂或雾化治疗,以促进痰液排出。必要时经鼻腔或口腔吸痰,出现呼吸困难,严重发绀、神志不清时,做好气管插管或气管切开的准备,建立人工气道以清除痰液(详见本章第一节"肺炎")。

(四)用药护理

1.糖皮质激素

①激素吸入的主要不良反应为声音嘶哑、咽部不适和口腔念珠菌感染,应指导患者喷药后立即用清水漱口。长期高剂量吸入激素后可能出现的全身不良反应包括皮肤瘀斑、肾上腺功能抑制和骨密度降低等。已有研究表明吸入激素可能与白内障和青光眼的发生有关。②长期口服糖皮质激素可引起骨质疏松、高血压、糖尿病和下丘脑-垂体-肾上腺轴的抑制、肥胖症、白内障、青光眼、皮肤菲薄导致皮纹和挤斑、肌无力等不良反应。口服激素宜在饭后服用,以减少对胃肠道的刺激。③气雾吸入糖皮质激素减少其口服量,当用吸入剂替代口服剂时,通常需同时使用 2 周后再逐步减少口服量,指导患者应按医嘱进行阶梯式逐渐减量,不得自行减量或停药。

2.β_2 受体激动剂

①指导患者按医嘱用药,间歇使用,不宜长期、单一使用,也不宜过量应用,以免引起 β_2 受体功能下降和气道反应性增强,出现耐药性。②指导患者正确使用雾化吸入器,以保证药物的疗效。③注意观察此类药物的不良反应如骨骼肌震颤、低血钾、心律失常等。

3.茶碱类

①茶碱首次剂量为 4~6mg/kg,维持剂量为 0.6~0.8mg/(kg.h),注射量一般不超过 1.0g/d,有效、安全的血药浓度范围应在 6~15mg/L。②氨茶碱用量过大或静脉注射(滴注)速度过快可引起胃肠道症状、心血管症状,严重者可引起室性心动过速、癫痫样症状、昏迷甚至心脏骤停等,注射时间宜在 10 分钟以上,以防中毒症状发生。通常将氨茶碱加入葡萄糖溶液中,缓慢静脉注射,注射速度≤0.25mg/(kg.min)或静脉滴注,在有条件的情况下应监测其血药浓度,及时调整浓度和滴速。③发热性疾病、妊娠、抗结核治疗可以降低茶碱的血药浓度,而肝脏疾患、充血性心力衰竭、合用西咪替丁(甲氰咪胍)或喹诺酮类、大环内酯类等药物可使茶碱代谢减慢。④茶碱缓释片(舒弗美)或氨茶碱控释片由于药片内有控释材料,必须整片吞服。⑤联合应用茶碱、激素和抗胆碱药物具有协同作用,茶碱与 β_2 受体激动剂联合应用时易出现心率增快和心律失常,应慎用并适当减少剂量。

4.其他

抗胆碱药对有吸烟史的老年哮喘患者较为适宜,但对妊娠早期妇女、患有青光眼或前列腺增生的患者应慎用;吸入后,少数患者有口苦或口干感。酮替芬有镇静、头晕、口干、嗜睡等不良反应。白三烯调节剂主要是胃肠道症状,少数有皮疹、血管性水肿、转氨酶升高,停药后可恢复正常。溴己新偶见恶心、转氨酶升高,胃溃疡者慎用。盐酸氨溴索是润滑性祛痰药,不良反应较轻。

(五)教会患者正确使用吸入器

1.定量雾化吸入器(MDI)

①介绍雾化吸入器具:根据患者文化水平、学习能力,提供雾化吸入器的学习资料。②演示 MDI 使用方法:打开盖子,摇匀药液,深呼气至不能再呼时张口,将 MDI 喷嘴置于口中,双唇包住咬口,以慢而深的方式经口吸气,同时以手指按压喷药,至吸气末屏气 10 秒,使较小的雾粒沉降在气道远端,然后缓慢呼气,休息 3 分钟后可再重复使用 1 次。对不易掌握 MDI 吸入方法的儿童或重症患者,可在 MDI 上加储药罐,以简化操作,减少雾滴在口咽部沉积而引起刺激,增加吸入到下呼吸道和肺部的药物量,提高雾化吸入疗效。③医护人员演示后,指导患者反复练习,直至患者完全掌握。

2.都保装置的使用方法

旋转并拔出瓶盖,确保红色旋柄在下方,拿直都保,握住底部红色部分和都保中间部分,向某一方向旋转到底,再向相反方向旋转到底,即完成一次装药。患者先呼气(勿对吸嘴呼气),再将吸嘴含于口中,双唇包住吸嘴用力深长吸气,然后将吸嘴从嘴部移开,继续屏气 5 秒后恢复正常呼吸。

3.准纳器的使用方法

一手握住准纳器外壳,另一手拇指向外推动准纳器的滑动杆直至发出咔嗒声(表明准纳器已做好吸药的准备),患者握住准纳器并使远离口含器,在保证平稳呼吸的前提下,尽量呼气。

再将吸嘴放入口中,深深地平稳吸气,将药物放入口中,屏气约 10 秒。拿出准纳器,缓慢恢复呼气,关闭准纳器(听到咔嗒声表示关闭)。

(六)心理护理

新近发生哮喘和重症发作的患者,通常会出现紧张、甚至惊恐不安的情绪,应多巡视患者,耐心解释病情和治疗措施,给予心理疏导和安慰,消除过度紧张情绪,对减轻哮喘发作的症状和控制病情有重要意义。通过医护人员、患者和家属的合作,使患者对本病有较正确的认识,增强信心,自觉与医生配合。

(七)健康指导

1.疾病预防指导

帮助患者确定、控制并避免接触各种变应原、职业致敏物和其他非特异性刺激因素,学会有效的环境控制,如减少与空气中抗原的接触、戒烟,避免冷空气刺激,注意保暖,避免被动吸烟和预防呼吸道感染,避免摄入引起过敏的食物,避免精神刺激和剧烈运动,避免接触宠物。

2.学会评估哮喘控制情况

①坚持记录哮喘日记,为疾病预防和治疗提供参考资料。②指导患者认识哮喘发作的先兆,如出现胸部发紧、呼吸不畅、喉部发痒、打喷嚏、咳嗽等症状,应及时告诉医护人员,及时采取预防措施。③学会利用峰速仪来监测自我的 PEFR 值(最大呼气峰流速)。峰流速仪的使用方法是:患者取站立或坐位(尽可能使用同一种体位),尽可能深吸一口气,然后用唇齿部分包住口含器后,以最快的速度,用 1 次最有力的呼气吹动游标滑动,游标最终停止的刻度,就是此次峰流速值。如果 PEFR 经常有规律地保持在 80%~100%,为安全区,说明哮喘控制理想;PEFR 50%~80% 为警告区,说明哮喘加重,需及时调整治疗方案;PEFR<50% 为危险区,说明哮喘严重,需要立即到医院就诊。④了解哮喘控制评估工具,如哮喘控制测试(ACT)、哮喘控制问卷(ACQ)、哮喘治疗评估问卷(ATAQ),学会使用 ACT。

ACT 仅通过回答有关哮喘症状和生活质量 5 个问题的评分进行综合判定,25 分为完全控制、20~24 分为部分控制、20 分以下为未控制,并不需要患者检查肺功能,适用于患者自我评估哮喘控制(患者可以在家庭或医院,就诊前就诊期间完成哮喘控制水平的自我评估,有助于增进医患双向交流,提供反复使用的客观指标,以便长期监测)。

第四节　支气管扩张症

支气管扩张症(bronchiectasis)是由于急、慢性呼吸道感染和支气管阻塞后,反复发生支气管炎症,致使支气管壁结构破坏,引起的支气管异常和持久性扩张。主要症状为慢性咳嗽,咳大量脓性痰和(或)反复咯血。

【病因与发病机制】

1.支气管-肺组织感染和支气管阻塞

①支气管-肺组织感染包括细菌、真菌、分枝杆菌、病毒感染等。②支气管阻塞包括外源性压迫、肿瘤、异物、黏液阻塞等,可导致肺不张。两者相互影响,促使支气管扩张的发生和发展。

继发于肺结核的多见于上肺叶;继发于支气管肺组织感染病变的支气管扩张常见于下肺,尤以左下肺多见。

2.先天性发育障碍和遗传因素

原发性免疫缺陷病或继发性免疫缺陷病、先天性疾病(α-抗胰蛋白酶缺乏、纤毛缺陷、囊性纤维化)、先天性结构缺损(黄甲综合征、软骨缺陷)、移植术后等会损伤宿主气道清除机制和防御功能,使其清除分泌物的能力下降,易发生感染和炎症。

3.支气管外部的牵拉作用

肺组织的慢性感染或结核病灶愈合后的纤维组织牵拉,也可导致支气管扩张。

【临床表现】

1.症状

持续或反复的咳嗽、咳痰或咳脓痰(痰量估计:轻度,少于 10ml/d;中度,10~150ml/d;重度,多于 150ml/d),反复咯血,如有反复肺部感染,可出现发热、乏力、食欲缺乏等慢性感染中毒症状。感染时痰液静置后分层:上层为泡沫,下悬脓性成分,中层为混浊黏液,下层为坏死组织沉淀物。如患者仅以反复咯血为唯一症状则为干性支气管扩张。

2.体征

早期或干性支气管扩张肺部体征可无异常,病变重或继发感染时,在下胸部、背部可闻及固定而持久的局限性粗湿啰音,有时可闻及哮鸣音,部分患者伴有杵状指(趾)。出现肺气肿、肺源性心脏病等并发症时有相应体征。

【辅助检查】

1.实验室检查

痰液检查显示含有丰富的中性粒细胞、多种微生物,痰涂片及细菌培养结果可指导抗生素治疗。

2.影像学检查

胸部 X 线检查示囊状支气管扩张的气道表现为显著的囊腔,纵切面可显示"双轨征",横切面显示"环形阴影",并可见气道壁增厚。胸部 CT 检查横断显示扩张的支气管。

3.其他检查

纤维支气管镜检查有助于发现患者的出血、扩张或阻塞部位。肺功能检查可以证实有弥漫性支气管扩张或相关的阻塞性肺病导致的气流受限。

【治疗要点】

支气管扩张症的治疗原则是保持呼吸道通畅,控制感染,改善气流受限,处理咯血,积极治疗基础疾病,必要时手术治疗。

【护理措施】

1.一般护理

(1)环境:尽量避免搬动患者,减少肺活动度。小量咯血者以静卧休息为主,大量咯血患者绝对卧床休息。取患侧卧位,头偏一侧。痰量多或咯血的患者应保持口腔清洁、舒适,及时清理咳出物及污染的衣物、被褥。

(2)饮食护理:①提供高热量、高蛋白、高维生素饮食,避免冰冷食物诱发咳嗽,少量多餐。②鼓励多饮水,每日1500ml以上,以保证呼吸道黏膜的湿润与黏膜病变的修复,有利于痰液的排出。③大量咯血者应禁食;少量咯血者宜进少量温、凉流食,因过冷或过热食物均易诱发或加重咯血。④多吃富含纤维素的食物,以保持大便通畅,避免排便腹压增加而引起再度咯血。

2.病情观察

①详细观察咳嗽和咳痰、咯血的情况,准确记录痰液的颜色、量、性状,痰液静置后是否有分层现象。②观察咯血频次、量、性质及出血的速度,生命体征及意识状态的变化。记录24小时咯血量。③观察患者有无胸闷、气促、呼吸困难、发绀、面色苍白、出冷汗、烦躁不安等窒息征象。

3.对症护理

(1)咳嗽、咳痰的护理:指导患者有效咳嗽、更换卧位、叩背、正确的体位引流进行排痰。

体位引流:①引流前准备:向患者解释体位引流的目的、过程和注意事项,监测生命体征,肺部听诊以明确病变部位;引流前15分钟遵医嘱给予支气管扩张剂或进行雾化吸入稀释痰液。②引流体位:引流的体位取决于分泌物潴留的部位和患者的耐受程度;首先引流上叶,然后引流下叶后基底段,如果有两个以上需引流的部位,应引流痰液较多的部位。头外伤、胸部创伤、咯血、严重心血管疾病和病情不稳定者,不宜采取头低位进行体位引流。③引流时间:一般于晨起或饭前、饭后1~2小时进行;每天1~3次,每次15~20分钟。④引流中护理:引流时应有护士或家人协助,观察患者有无出汗、脉搏细弱、头晕、疲劳、面色苍白等,如患者出现心率超过120次/分、心律失常、高血压、低血压、眩晕或发绀,应立即停止引流并通知医生。在体位引流过程中,协助患者在保持引流体位时进行咳嗽,鼓励并指导患者做腹式深呼吸,辅以胸部叩击或震荡等措施,提高引流效果。⑤引流后护理:帮助患者取舒适体位,处理污物,协助漱口,保持口腔清洁,观察患者咳痰的情况,听诊肺部呼吸音的改变,评价体位引流的效果。

(2)咯血的护理:①鼓励患者将气管内痰液和积血轻轻咳出,保持呼吸道通畅。咯血时协助轻轻拍击健侧背部,嘱患者不要屏气,以免诱发喉头痉挛,使血液引流不畅形成血块,导致窒息。②对大咯血及意识不清的患者,应在病床边备好急救的物品,一旦患者出现窒息的征象,应立即取头低脚高位,头偏向一侧,轻拍背部,迅速清除口咽部的血块,或直接刺激咽部以咳出血块,必要时用吸痰管进行机械吸引,并给予高流量吸氧。③做好气管插管或气管切开的准备和配合工作,以解除呼吸道阻塞。

4.用药的护理

①抗生素、支气管扩张药物等按照相应的内容进行护理。②垂体后叶素可收缩小动脉,减少肺血流量,从而减轻咯血,但也能引起子宫、肠道平滑肌收缩和冠状动脉收缩,故冠心病、高血压患者及孕妇忌用。静脉输液速度不宜过快,以免引起恶心、便意、心悸、面色苍白等不良反应。③年老体弱、肺功能不全者在应用镇静药和镇咳药后,应注意观察呼吸中枢和咳嗽反射受抑制情况,以早期发现因呼吸抑制导致的呼吸衰竭和不能咳出血块而发生窒息。

5.心理护理

注意患者有无焦虑、忧郁等不良情绪。评估家属对疾病的认识程度和态度,以及家庭、社会的支持情况。痰量多或咯血的患者应安排专人护理并安慰患者。咯血后嘱患者漱口,擦净血迹,防止因口咽部异味刺激引起剧烈咳嗽而诱发再度咯血。及时清理患者咯出的血块及污染的衣物、被褥,有助于稳定情绪,增加安全感,避免因精神过度紧张而加重病情。对精神极度紧张、咳嗽剧烈的患者,可遵医嘱给予小剂量镇静药或镇咳剂。

6.健康指导

教会患者清除痰液的方法。积极预防呼吸道感染,避免受凉、酗酒以及吸烟,减少刺激性气体吸入等。

第八章 循环系统疾病患者的护理

循环系统疾病包括心脏和血管疾病,合称心血管病。2011年初,世界卫生组织公布的心血管病最新研究结果显示,心血管病是全球范围造成死亡的最主要原因,预测到2030年,将有2360万人死于心血管病,主要死于心脏病和脑卒中。《中国心血管病报告2010》概要指出,我国心血管病的危险因素持续增长,心血管病发病率和死亡率居高不下,估计全国心血管病患病者有2.3亿人,其中高血压2亿,心肌梗死200万,心力衰竭420万,肺源性心脏病500万,风湿性心脏病250万,先天性心脏病200万。全国每年死于心血管病者300万人,占总死亡原因的41%。农村居民心血管病死亡率增加速度高于城市居民。心血管病负担日益加重,成为重要的公共卫生问题,加强心血管病防治刻不容缓。近年来,随着流行病学、分子生物学和细胞生物学的研究进展,人们对心血管病的发病机制及防治的认识发生了很大的变化。许多新的诊断手段如超声心动图三维重建、脑钠肽测定、三位电生理标准与导航系统的应用等,使心血管病的诊断准确率进一步提高。调脂、降压、抗心律失常、抗凝新药的不断问世,起搏、消融及外科手术的发展,心血管专科护理技术的推广,使心血管病的防治和护理水平有了显著的提高。

第一节 心力衰竭

一、慢性心力衰竭

心力衰竭(heart failure)简称心衰,是由于各种心脏结构或功能异常导致心室泵血和(或)充盈功能下降,心排血量不能满足机体代谢需要的一组临床综合征。其主要表现为呼吸困难、液体潴留和乏力。心力衰竭按其发病缓急可分为慢性心力衰竭和急性心力衰竭,按发生部位可分为左心衰竭、右心衰竭和全心衰竭。

慢性心力衰竭(chronic heart failure)常常是器质性心脏病的最终归宿,也是最主要的死亡原因。

【病因】

1.基本病因

①原发性心肌损害:包括心肌缺血和心肌梗死、心肌炎和心肌病等。②心脏负荷过重:压力负荷(后负荷)过重和容量负荷(前负荷)过重。左室压力负荷过重常见于高血压、主动脉瓣狭窄;右室压力负荷过重常见于肺动脉高压、肺动脉瓣狭窄、肺栓塞等;容量负荷过重常见于心脏瓣膜关闭不全和血液反流。

2.诱因

感染、心律失常、血容量增加、生理或心理压力过大、妊娠和分娩等。

【临床表现】

(一)左心衰竭

以肺瘀血和心排血量降低表现为主。

(1)呼吸困难:程度不同的呼吸困难是最主要的症状,表现为劳力性呼吸困难、夜间阵发性呼吸困难、端坐呼吸和急性肺水肿。

(2)咳嗽、咳痰和咯血。

(3)乏力、头晕、心悸和体力下降。

(4)尿量变化及肾功能损害症状。

(5)体征:发绀、肺部湿性啰音、脉率增快、心脏扩大等。

(二)右心衰竭

以体循环瘀血表现为主。

1.消化道症状

最常见的症状是腹胀、恶心、呕吐等。

2.呼吸困难

单纯右心衰竭者由于无明显肺瘀血,呼吸困难并不明显。

3.体征

水肿、颈静脉征、肝大等。

(三)全心衰竭

同时具有左、右心衰竭的临床表现。右心衰竭继发于左心衰竭者,一旦出现右心衰竭,肺瘀血较前减轻,呼吸困难有所缓解。

(四)心功能分级见表 8-1

表 8-1　心功能分级(NYHA,1928 年)

心功能分级	特点
Ⅰ级	患者患有心脏病,但平时一般活动不引起疲乏、心悸、呼吸困难、心绞痛等症状。
Ⅱ级	休息时无自觉症状,体力活动轻度受限,平时一般活动可出现上述症状,休息后很快缓解。
Ⅲ级	体力活动明显受限,低于平时一般活动量时即可引起上述症状,休息较长时间后方可缓解
Ⅳ级	不能从事任何体力活动,休息时亦有心衰的症状,体力活动后加重。

【辅助检查】

1.血液检查

血浆 B 型利钠肽(BNP)和氨基末端 B 型利钠肽前体(NT-proBNP)测定有助于心衰的诊断与鉴别诊断,判断心衰严重程度、疗效及预后。

2.影像学检查

(1)X 线检查:①心影大小和形态:左心衰竭时表现为左心扩大,单纯右心衰竭以右心房和右心室扩大为主,全心衰竭则表现为心脏向两侧扩大。②肺瘀血的程度:肺门血管影增强、在肺野外侧可见清晰的水平线状影(Kerley B 线)、胸腔积液等表现。

(2)超声心动图检查:协助病因诊断、评价心室的收缩及舒张功能。

3.核素心室造影和心肌成像

核素心血管造影可测定心脏腔室大小、射血分数和了解室壁运动状态,核素心肌成像可判断心肌缺血或心肌坏死。

4.有创血流动力学检查

测定心脏及血管腔内的压力和氧含量,计算心脏指数,直接反映左心室功能。

【治疗要点】

心衰的治疗包括防止和延缓心衰的发生,缓解临床心衰患者的症状,提高运动耐量和生活质量,改善其远期预后和降低死亡率。

(一)病因治疗

1.基本原因的治疗

如控制高血压,应用药物、介入及手术治疗改善冠心病心肌缺血,心瓣膜病及先天畸形的介入或换瓣、纠正手术等。

2.消除诱因

如积极控制感染,对于心室率快的心房颤动应及时复律或控制心室率,注意检查并及时纠正甲状腺功能亢进症、贫血等。

(二)一般治疗

1.休息

控制体力活动,避免精神刺激,有利于心功能的恢复。

2.控制钠盐摄入

减少钠盐的摄入有利于减轻水肿等症状。

(三)药物治疗

1.利尿剂

是心力衰竭治疗中最常用的药物,通过排钠排水减轻心脏的容量负荷,对缓解瘀血、减轻水肿有显著的效果。常用的利尿剂有氢氯噻嗪、呋塞米和螺内酯,长期服用注意血钾的变化。

2.血管紧张素转换酶抑制剂(ACEI)

是目前治疗心衰的首选药物,常用药物如卡托普利、贝那普利和培哚普利等。

3.洋地黄类药物

洋地黄可加强心肌收缩力、抑制心脏传导系统、兴奋迷走神经。常用方案有:地高辛0.25mg每日1次,适用于中度心力衰竭维持治疗;毛花苷C每次0.2～0.4mg稀释后缓慢静脉注射,适用于急性心力衰竭或慢性心力衰竭加重时,特别适用于心衰伴快速心房颤动者。

【护理措施】

(一)一般护理

1.休息与活动

保持病室安静、整洁,适当通风。根据患者呼吸困难程度采取适当的体位,严重呼吸困难时,应协助端坐位,必要时双腿下垂。注意患者体位的舒适与安全,必要时加用床档防止坠床。

心衰急性加重期应卧床休息。恢复期循序渐进增加活动量,患者活动中出现呼吸困难、胸痛、心悸、头晕、疲劳、大汗、低血压等情况时应停止活动。

2.皮肤护理

协助患者经常更换体位,嘱患者穿质地柔软、宽松的衣服;保持床铺柔软、整洁,严重水肿者可使用气垫床,保持皮肤清洁。

3.饮食

给予低盐和低热量饮食,每天食盐在 5g 以下为宜。限制含钠高的食品如腌或熏制品、香肠、罐头、海产品、苏打饼干等。避免产气的食物及浓茶、咖啡或辛辣刺激性食物,戒烟酒,多吃蔬菜、水果,少量多餐,不宜过饱。

(二)病情观察

1.病情观察

密切观察呼吸困难有无改善,发绀是否减轻,监测血氧饱和度、动脉血气分析结果等。若病情加重或血氧饱和度降低,应及时报告医生。

2.注意观察水肿的消长情况

每天在同一时间、着同类服装、用同一体重计测量体重,准确记录 24 小时液体出入量,控制输液量及速度,若患者尿量＜30ml/h,应报告医生。有腹腔积液者应每天测量腹围。

(三)氧疗

可给予鼻导管持续吸氧 2～4L/min。

(四)用药护理

注意观察药物不良反应

1.血管紧张素转换酶抑制剂

不良反应有直立性低血压、皮炎、蛋白尿、咳嗽、间质性肺炎、高钾血症等。

2.β 受体阻滞剂

主要不良反应有液体潴留、心衰恶化、疲乏、心动过缓、心脏传导阻滞、低血压等,应监测心率和血压,当心率低于 50 次/分时应停药。

3.利尿剂

①噻嗪类:最主要的不良反应是低钾血症,应监测血钾及观察有无乏力、腹胀、肠鸣音减弱等表现,补充含钾丰富的食物如鲜橙汁、西红柿汁、柑橘、香蕉和无花果等,必要时遵医嘱补充钾盐。口服补钾时间应在饭后或将水剂与果汁同饮,以减轻胃肠道不适。噻嗪类的其他不良反应还有胃部不适、呕吐、腹泻、高血糖等。②螺内酯:不良反应有嗜睡、运动失调、男性乳房发育、面部多毛等,肾功能不全及高钾血症者禁用。非紧急情况下,利尿剂的应用时间选择早晨或日间为宜,避免夜间排尿过频而影响患者的休息。

4.洋地黄中毒的处理

(1)预防洋地黄中毒:①洋地黄用量个体差异很大,老年人、心肌缺血缺氧、重度心力衰竭、低钾低镁血症、肾功能减退等情况对洋地黄较敏感,使用时应严密观察患者用药反应。②严格按时按医嘱给药,教会患者服地高辛时应自测脉搏,当脉搏＜60 次/分或节律不规则时应暂停服药并告诉医生;用毛花苷 C 或毒毛花苷 K 时务必稀释后缓慢静脉注射,并同时监测心率、心律及心电图变化。③注意不与维拉帕米、胺碘酮等药物合用,必要时监测血清地高辛浓度。

(2)观察洋地黄毒性反应:胃肠道反应如食欲缺乏、恶心、呕吐。神经系统表现如头痛、乏力、头晕、黄视、绿视。心脏毒性反应如频发室性期前收缩呈二联律或三联律、心动过缓、房室传导阻滞等。

(3)洋地黄中毒的处理:①停用洋地黄。②补充钾盐:可口服或静脉补充氯化钾,停用排钾利尿剂。③纠正心律失常:快速性心律失常可用利多卡因或苯妥英钠,心率缓慢者可用阿托品静脉注射或安置临时心脏起搏器。

(五)心理护理

呼吸困难患者常因日常生活及睡眠受到影响而心情烦躁、痛苦、焦虑。应与其家属一起安慰鼓励患者,稳定患者情绪,以降低交感神经兴奋性,有利于减轻呼吸困难。

(六)健康指导

1.避免诱因

告知患者避免诱发和加重心衰的因素如感染、心律失常、血容量增加、压力过大、妊娠和分娩等。

2.疾病知识指导

指导患者进低盐和低热量的饮食,根据心功能状况适当进行体力活动;保持情绪稳定,积极配合治疗。

3.用药指导

指导患者及家属了解所用药物的名称、剂量、用法、作用与不良反应。指导患者每天测量体重,如有异常及时就诊。

二、急性心力衰竭

急性心力衰竭(acute heart failure)是指由各种急性的心脏病变引起心排血量急剧、显著地降低,导致重要脏器灌注不足和急性瘀血的综合征。临床上以急性左心衰竭最为常见,表现为急性肺水肿,严重者可发生心源性休克。

【病因与发病机制】

(一)病因

心脏解剖或功能的突发异常,使心排血量急剧降低和肺静脉压升高均可发生急性左心衰竭。

1.急性心肌梗死和(或)损伤

急性冠脉综合征、急性重症心肌炎、围生期心肌病、药物所致的心肌损伤与坏死等。

2.急性血流动力学障碍

感染性心内膜炎所致的二尖瓣和(或)主动脉瓣穿孔、二尖瓣腱索和(或)乳头肌断裂、高血压危象、重度主动脉瓣或二尖瓣狭窄、急性舒张性左心衰竭等。

3.其他

慢性心衰急性加重。

（二）发病机制

左心室收缩功能减弱和左心室容量/压力负荷的增加,导致左心室舒张末期容积迅速升高,左心房压力增加,肺毛细血管压力升高,使血管内液体渗入周围的组织间隙和(或)肺泡内,形成急性肺水肿,引起气体交换障碍而出现呼吸困难。严重者还可发生心源性休克。

【临床表现】

1.突发严重呼吸困难

呼吸频率常达 30～40 次/分,端坐呼吸,频繁咳嗽,咳粉红色泡沫痰。面色灰白或发绀、大汗、皮肤湿冷、烦躁不安、恐惧。

2.血压变化

发病早期血压一过性升高,病情如不缓解,血压可持续下降直至休克。

3.体征

听诊两肺布满湿性啰音和哮鸣音,心率快,心尖部可闻及舒张期奔马律、肺动脉瓣第二心音亢进。

【处理要点】

急性左心衰竭时的缺氧和高度呼吸困难是致命的威胁,必须尽快使之缓解。

1.体位

立即协助患者取坐位,双腿下垂。

2.氧疗

立即高流量鼻导管吸氧,6～8L/min,氧气湿化瓶内加入 20%～30% 的乙醇,病情特别严重者应采用面罩呼吸机持续加压给氧或双水平气道正压给氧。

3.其他

迅速开放两条静脉通道,遵医嘱正确使用药物。

(1)吗啡:3～5mg 静脉注射,必要时每间隔 15 分钟重复应用 1 次,共 2～3 次,老年患者应酌减剂量或改为肌内注射。

(2)快速利尿:呋塞米 20～40mg 静脉注射,4 小时后可重复 1 次。

(3)血管扩张剂:可选用硝普钠、硝酸甘油静脉滴注。

1)硝普钠:一般剂量 12.5～25μg/min,应现用现配,避光滴注,溶液的保存与应用不应超过 24 小时。

2)硝酸甘油:一般从 10μg/min 开始,每 10 分钟调整 1 次,每次增加 5～10μg。

3)重组人脑钠肽:冻干重组人脑钠肽(新活素)用药不超过 7 天。

(4)洋地黄制剂:可用毛花苷 C,首剂 0.4～0.8mg,稀释后缓慢静脉注射。

(5)氨茶碱:适用于伴支气管痉挛的患者。

4.机械辅助治疗

极危重患者有条件者可采用主动脉内球囊反搏(IABP)。

5.病情监测

给予心电监护,严密监测患者生命体征、意识状态、血氧饱和度和心电图,监测电解质和血气分析。观察患者意识、皮肤颜色及温度、肺部啰音的变化,记录出入液量。

6.心理护理

医护人员在抢救时必须保持镇静、熟练操作、忙而不乱,给患者以信任与安全感,避免在患者面前讨论病情。向患者介绍救治措施及使用监测设备的必要性。主动与患者及家属沟通,提供情感支持。

第二节　心律失常

心律失常(cardiac arrhythmia)是指心脏冲动的频率、节律、起源部位、传导速度或激动次序的异常。

【发病机制】

(一)冲动形成异常

1.异常自律性

自主神经系统兴奋性改变或心脏传导系统的内在病变,均可导致原有正常自律性的心肌细胞不适当冲动的发放。此外,原来无自律性的心肌细胞(如心房、心室肌细胞)亦可在病理状态下出现异常自律性,如心肌缺血、药物作用、电解质紊乱、儿茶酚胺增多等。

2.触发活动

指心房、心室与希氏束-普肯野组织在动作电位后产生除极活动,被称为后除极。若后除极的振幅升高并抵达阈值,便可引起反复激动,持续的反复激动导致快速性心律失常。

(二)冲动传导异常

折返是快速性心律失常最常见的发病机制。

【临床常见类型】

(一)病态窦房结综合征

1.心电图检查

①持续而显著的窦性心动过缓,心率<50次/分,且非药物引起。②窦性停搏与窦房阻滞。③窦房阻滞与房室传导阻滞并存。④心动过缓-心动过速综合征,即心动过缓与房性快速性心律失常(心房扑动、心房颤动或房性心动过速)交替发作。

2.临床表现

患者出现与心动过缓有关的心脑供血不足的症状如头晕、黑蒙、乏力等,严重者发生晕厥。有心动过速发作时出现心悸、心绞痛等。

3.治疗要点

无症状者不必治疗,仅定期随诊观察;有症状者应安装心脏起搏器。心动过缓-心动过速综合征者应用起搏治疗后,若患者有心动过速发作,可同时应用抗心律失常药物。

(二)心房颤动

1.病因

心房颤动常发生于原有心血管疾病者,如冠心病、风湿性心脏瓣膜病、甲状腺功能亢进性心脏病及感染性心内膜炎等患者。正常人在情绪激动、运动或急性乙醇中毒时亦可发生心房颤动。心房颤动发生在无心脏病变的中青年,称孤立性心房颤动。

2.临床表现

心房颤动患者症状的轻重受心室率快慢的影响。若心室率不快,患者可无不适;若心室率超过 150 次/分,患者可表现为心绞痛和心力衰竭的症状。心房颤动并发体循环栓塞的危险性很大,二尖瓣狭窄或二尖瓣脱垂合并心房颤动时,脑栓塞的发生率更高。心脏听诊第一心音强弱不等和心律极不规则,可有脉搏短绌。

3.心电图检查

①P 波消失,代之以小而不规则的基线波动,形态与振幅均变化不定,称 f 波,频率为 350~600 次/分。②心室率极不规则,多在 100~160 次/分之间。③QRS 波群形态一般正常。

第三节　原发性高血压

原发性高血压(primary hypertension)简称为高血压,是以血压升高为主要临床表现的综合征。高血压是心脑血管病的最主要的危险因素,影响心、脑、肾等重要脏器的结构和功能,可导致脑卒中、心力衰竭及慢性肾脏病等主要并发症,严重影响患者的生存质量。

【分类和定义】

我国采用国际上统一的血压分类和标准。高血压定义为收缩压≥140mmHg 和(或)舒张压≥

90mmHg,根据血压升高水平,又进一步将高血压分为 1~3 级高血压和单纯收缩期高血压(表 8-2)。

表 8-2　血压水平分类和定义(中国高血压防治指南,2010 年)

分类	收缩压(mmHg)	舒张压(mmHg)
正常血压	<120	<80
正常高值	120~139	80~89
高血压	≥140	≥90
1 级高血压(轻度)	140~159	90~99
2 级高血压(中度)	160~179	100~109
3 级高血压(重度)	≥180	≥110
单纯收缩期高血压	≥140	<90

注:当收缩压和舒张压属于不同的级别时,以较高的分级为准

【临床表现】

1.一般表现

(1)症状:头痛、头晕、眼花、疲劳、心悸等,在紧张或劳累后加重。

(2)体征:心脏听诊时可有主动脉瓣区第二心音亢进、心尖部第四心音。

2.并发症(靶器官损害的表现)

(1)心脏:高血压性心脏病、左心衰竭。

(2)脑:脑卒中、高血压脑病。

(3)肾:高血压肾病、慢性肾衰竭。

(4)血管:眼底改变、主动脉夹层。

3.心血管风险分层

高血压治疗时不仅要考虑降压,还要考虑危险因素及靶器官损害的预防及逆转。根据血压水平、心血管危险因素、靶器官损害和伴临床疾患进行风险分层(表 8-3)。

8-3　**高血压患者心血管风险水平分层**(中国高血压防治指南,2010 年)

其他危险因素和病史	血压水平		
	1 级高血压	2 级高血压	3 级高血压
无其他危险因素	低危	中危	高危
1~2 个其他危险因素	中危	中危	很高危
≥3 个其他危险因素,或靶器官损害或糖尿病	高危	高危	很高危
并存的临床情况	很高危	很高危	很高危

4.高血压危象

是指短时期内血压急剧升高,需要快速降压治疗的紧急临床情况,包括高血压急症和高血压亚急症。

(一)高血压急症

高血压急症是指短时期内(数小时或数天)血压重度升高,舒张压＞120mmHg 和(或)收缩压＞180mmHg,伴有重要组织器官如心、脑、肾、眼底、大动脉的严重功能障碍或不可逆损害。

(二)高血压亚急症

高血压亚急症指血压显著升高但不伴靶器官损害。患者可以有血压明显升高引起的症状,如头痛、胸闷、鼻出血和烦躁不安等。

【辅助检查】

1.常规检查

尿常规、血糖、血胆固醇、血甘油三酯、肾功能、血尿酸和心电图。

2.眼底、超声心动图检查

部分患者可根据需要检查眼底、超声心动图、电解质等。

3.24 小时动态血压监测

有助于判断血压升高严重程度,了解血压昼夜节律,指导降压治疗以及评价降压药物疗效。

【治疗要点】

(一)治疗目的

最大限度地降低心脑血管意外发生率、死亡率和病残率。

(二)非药物治疗

生活方式干预,适用于所有高血压患者,包括控制体重、减少钠盐摄入并增加钾盐的摄入、减少脂肪摄入、限制饮酒、保持心理平衡和适度运动。

(三)药物治疗

1.降压药适用范围

(1)高危、很高危或 3 级高血压患者,应立即开始降压药物治疗。

(2)确诊的 2 级高血压患者,应考虑开始药物治疗。

(3)1 级高血压患者,在生活方式干预数周后,血压仍≥140/90mmHg 时,应开始降压药物治疗。

2.常用降压药物

可归纳为六大类,即利尿剂、β 受体阻滞剂、钙离子通道阻断剂(CCB)、血管紧张素转换酶抑制剂(ACEI)、血管紧张素Ⅱ受体阻滞剂(ARB)和 α 受体阻滞剂。

3.用药原则

小剂量开始、优先选择长效制剂、联合用药和个体化。高血压患者的药物治疗应遵循现有的 NICE 指南。

4.及时正确处理高血压急症

必须迅速使血压下降,同时也应对靶器官的损害和功能障碍予以处理。采用静脉途径给药,常用药物有:

(1)硝普钠:通过直接扩张动脉和静脉使血压下降,开始以每分钟 $10\sim25\mu g$ 速率静脉滴注,根据血压情况调节滴速。

(2)硝酸甘油:开始以每分钟 $5\sim10\mu g$ 速率静脉滴注,可逐渐增至每分钟 $20\sim50\mu g$ 速率静脉滴注。

(3)地西泮:有烦躁、抽搐者用地西泮肌内注射或静脉注射。

(4)有高血压脑病者宜给予脱水剂如甘露醇快速静脉滴注或快速利尿如呋塞米静脉注射,以降低颅内压、减轻脑水肿。

【护理措施】

(一)一般护理

1.休息与活动

保持病室安静,减少探视。头痛时指导患者卧床休息,抬高床头,避免劳累、情绪激动、精神紧张、吸烟、酗酒、环境嘈杂等。

2.防止低血压反应

指导患者改变体位时动作宜缓慢,避免长时间站立,选择平静休息时服药,避免用过热的水洗澡或蒸气浴而引起周围血管扩张,防止发生低血压反应。

3.避免受伤

避免迅速改变体位,避免活动场所光线暗、室内有障碍物、地面滑、厕所无扶手等危险因素,必要时加用床档。患者症状严重时应有人陪伴,防止发生意外。

(二)用药护理

正确用药并观察效果。使用利尿剂时应防止低钾血症;用β受体阻滞剂应注意其抑制心肌收缩、心动过缓、房室传导时间延长、支气管痉挛、低血糖、血脂升高等不良反应;钙离子通道阻断剂硝苯地平的不良反应有头痛、面部潮红、下肢水肿、心动过速,地尔硫草可致负性肌力作用和心动过缓;血管紧张素转换酶抑制剂的不良反应主要是刺激性干咳和血管性水肿。

(三)心理护理

负性情绪反应可使血压升高,应指导患者自我调节,减轻精神压力,避免情绪激动、紧张,保持健康的心理状态。

(四)健康指导

1.生活方式

①学会自我调整心理平衡,保持乐观情绪,家属也应给患者以理解、宽容与支持。②增加运动:较好的运动方式是低或中等强度的等张运动,可根据年龄及身体状况选择慢跑或步行,一般每周 3～5 次,每次 30～60 分钟。

2.饮食与体重控制

①减轻体重:尽量将体重指数(BMI)控制在＜25。②减少钠盐摄入:每人每日食盐量以不超过 6g 为宜。③补充钙和钾盐:每人每日吃新鲜蔬菜 400～500g,喝牛奶 500ml,可以补充钾 1000mg 和钙 400mg。④减少脂肪摄入:膳食中脂肪量应控制在总热量的 25％以下。⑤限制饮酒:饮酒量每日不可超过相当于 50 克乙醇的量。

3.知识宣讲

向患者及家属解释引起原发性高血压的相关知识,以引起高度重视,坚持长期的饮食、运动、药物治疗,将血压控制在正常的水平,以减少对靶器官的进一步损害。

4.用药指导

告诉患者药物的名称、剂量、用法、作用及不良反应。指导患者及家属坚持服药治疗。

5.自我监测指导

教会患者或家属及时测量血压并记录,定期到门诊复查,病情变化时立即就医。

(五)高血压急症的护理

1.避免诱因

避免情绪激动、过劳和寒冷刺激。必须按医嘱服用降压药,不可擅自增减药量,更不可突然停药,以免血压突然急剧升高。

2.病情观察

定期监测血压,严密观察病情变化,发现血压急剧升高、剧烈头痛、呕吐、大汗、视物模糊、面色及神志改变、肢体运动障碍等症状,立即通知医生。一旦发生高血压急症,应立即卧床休息,抬高床头,避免一切不良刺激和不必要的活动,协助生活护理,安定情绪,必要时按医嘱用镇静药。吸氧,保持呼吸道通畅,持续心电血压监护。

第四节　冠状动脉粥样硬化性心脏病

冠状动脉粥样硬化性心脏病(coronary atherosclerotic heart disease)简称冠心病,指冠状动脉粥样硬化使血管腔狭窄或阻塞,或(和)因冠状动脉功能性改变(痉挛)导致心肌缺血、缺氧或坏死而引起的心脏病,统称冠状动脉性心脏病(coronary heart disease),亦称缺血性心脏病。本病在我国呈逐年上升趋势。发生年龄多在 40 岁以后,男性多于女性,脑力劳动者多见。

根据病理解剖和病理生理变化的不同,本病有不同的临床分型。1979 年 WHO 将其分为无症状性心肌缺血、心绞痛、心肌梗死、缺血性心肌病、猝死 5 型。近年,将本病分为急性冠状动脉综合征和慢性冠脉病两大类。本节重点介绍"心绞痛"和"心肌梗死"。

一、心绞痛

心绞痛(angina pectoris)是由于冠状动脉供血不足,导致心肌急剧的、暂时的缺血、缺氧所产生的临床综合征。

【病因与发病机制】

(一)病因

心绞痛最基本的原因是冠状动脉粥样硬化引起血管腔狭窄和(或)痉挛。其他病因有重度主动脉瓣狭窄或关闭不全、肥厚型心肌病、先天性冠状动脉畸形、冠状动脉栓塞、严重贫血、休克、快速心律失常、心肌氧耗量增加等。常因体力劳动、情绪激动、饱餐、寒冷、阴雨天气、吸烟而诱发。

(二)发病机制

当冠状动脉的血液供应与需求之间发生矛盾时,冠状动脉血流量不能满足心肌代谢的需要,引起心肌急剧的、暂时的缺血缺氧,即可发生心绞痛。

冠状动脉血液供需不平衡发生在以下几种情况:①在冠状动脉病变导致管腔狭窄或扩张性减弱的基础上,由于体力劳动或情绪激动等使心脏负荷突然加重,心肌氧耗量增加。②冠状动脉发生痉挛致冠状动脉血流量减少。③突然发生循环血流量减少致冠脉血液灌注量突然降低,导致心肌血液供求不平衡。

在缺血缺氧的情况下,心肌内积聚过多的代谢产物,如乳酸、磷酸、丙酮酸等酸性物质,或类似激肽的多肽类物质,刺激心脏内自主神经的传入纤维末梢,经 1～5 胸交感神经节和相应的脊髓段,传到大脑,可产生疼痛的感觉,即心绞痛。

【临床表现】

1.症状

以发作性胸痛为主要临床表现。①部位:位于胸骨后或心前区,常放射至左肩、左臂内侧达无名指和小指,或达咽、颈、下颌部等。②性质:典型的胸痛呈压迫性或紧缩性、发闷,也可有烧灼感,但不尖锐,偶伴濒死的恐惧感觉。发作时,患者常不自觉地停止原来的活动,直到症状缓解。③诱因:常因体力劳动或情绪激动而诱发,也可在饱餐、寒冷、阴雨天气、吸烟、排便、心动过速、休克时发作。④持续时间:呈阵发性,轻者 3～5 分钟,重者可达 10～15 分钟,很少超过 30 分钟。⑤缓解方式:一般停止原有活动或含服硝酸甘油后 1～3 分钟内缓解。

2.体征

心绞痛发作时可见面色苍白、皮肤发冷或出汗、血压升高、心率增快,有时闻及第四或第三心音奔马律。

【辅助检查】

1.心电图

心绞痛不发作时,约半数患者心电图正常,也可能出现陈旧性心肌梗死的改变或非特异性 ST 段和 T 波异常。心绞痛发作时,大多数患者可出现暂时性心肌缺血引起的 ST 段压低（≥0.1mV）,有时出现 T 波倒置。运动负荷试验及 24 小时动态心电图可显著提高缺血性心肌的检出率。

2.超声心动图

心绞痛及严重缺血发作时,超声心动图可见缺血区心室壁运动异常。冠状动脉内超声显像可显示血管壁的粥样硬化病变。双嘧达莫、多巴酚丁胺等药物超声负荷试验对冠心病诊断敏感性较高。

3.放射性核素

放射性铊心肌显像对心肌缺血诊断较有价值,可提示心肌供血不足或血供消失。

4.冠状动脉造影及左室造影

冠状动脉造影一直是公认的冠心病诊断的"金标准"。通过造影,可以明确冠状动脉狭窄程度、病变部位、分支走向等。除用于诊断外,冠脉造影还可用于指导进一步治疗。左室造影用于测定左室射血分数,评估左心功能,判定存活心肌状态,决定血运重建方式等。

【治疗要点】

心绞痛的处理原则是改善冠状动脉的血液供应和减少心肌的氧耗量,同时治疗动脉粥样硬化。

（一）发作时的治疗

1.休息

心绞痛发作时应立即就地休息,一般情况下症状即可缓解。

2.药物治疗

宜选用作用较快的硝酸酯制剂,既扩张冠状动脉增加冠脉循环的血流量,又扩张周围血管,减轻心脏负荷,从而缓解心绞痛。常用药物有:硝酸甘油 0.3～0.6mg 或硝酸异山梨酯 5～10mg 舌下含化。

（二）缓解期的治疗

1.一般治疗

避免诱因、控制危险因素、进行适当的体力劳动。

2.药物治疗

(1)阿司匹林:最佳剂量为 75～150mg/d。

(2)氯吡格雷:主要用于支架植入后的患者。

(3)β受体阻滞剂:减慢心率、减弱心肌收缩力、降低血压,以减少心肌氧耗量,减少心绞痛发作次数和增加运动耐量,降低心绞痛患者死亡和心肌梗死的风险。推荐使用美托洛尔、阿替洛尔等。

(4)调血脂药物:他汀类药物能有效降低血清总胆固醇和低密度脂蛋白胆固醇,延缓斑块进展,使其稳定。常用洛伐他汀、辛伐他汀等。

(5)硝酸酯制剂:常用药物硝酸异山梨酯、5-单硝酸异山梨酯和硝酸甘油等。

(6)钙离子通道阻断剂:抑制心肌收缩,减少氧耗,常用维拉帕米 40～80mg,3 次/日、地尔硫草 30～60mg,3 次/日。

【护理措施】

(一)一般护理

1.休息与活动

心绞痛发作时应立即休息,不稳定型心绞痛者,应卧床休息。

2.饮食

给予低盐、低脂、低胆固醇、易消化饮食,增加饮食中新鲜蔬菜、水果的比例,少量多餐,不宜过饱。忌浓茶、咖啡及辛辣刺激性食物。

3.保持大便通畅

由于便秘时患者用力排便可增加心肌氧耗量,诱发心绞痛。应指导患者保持大便通畅,防止便秘发生。

(二)病情观察

心绞痛发作时应观察胸痛的部位、性质、程度、持续时间,严密监测血压、心率、心律、脉搏、体温及心电图等变化,观察有无心律失常、急性心肌梗死等并发症的发生。

(三)用药护理

注意药物的疗效及不良反应。含服硝酸甘油片后 1～2 分钟开始起作用,半小时后作用消失。硝酸甘油可引起头痛、血压下降,偶伴晕厥。使用时注意:①随身携带硝酸甘油片,注意有效期,定期更换,以防药效降低。②对于规律性发作的劳累性心绞痛,可进行预防用药,在外出、就餐、排便等活动前含服硝酸甘油。③胸痛发作时每隔 5 分钟含服硝酸甘油 0.5mg,直至疼痛缓解。如果疼痛持续 15～30 分钟仍未缓解(或连续含服 3 片后),应警惕急性心肌梗死的发生。④胸痛发作含服硝酸甘油后最好平卧,必要时吸氧。⑤静脉滴注硝酸甘油时应监测患者心率、血压的变化,掌握好用药浓度和输液速度,防止低血压的发生。

(四)心理护理

心绞痛发作时患者常感到焦虑,而焦虑能增强交感神经兴奋性,增加心肌需氧量,加重心绞痛。因此心绞痛发作时应有专人守护,给予心理安慰,增加患者的安全感。必要时可遵医嘱给予镇静药。

（五）健康指导

1.疾病知识指导

生活方式的改变是冠心病治疗的基础，指导患者：①合理膳食：低热量、低脂、低胆固醇、低盐饮食，多食蔬菜、水果和粗纤维食物如芹菜、糙米等，避免暴饮暴食，注意少量多餐。②戒烟、限酒。③适量运动：以有氧运动为主，注意运动的强度和时间因病情和个体差异而不同，必要时进行监测。④保持心理平衡：采用心理放松技术或与他人交流等方式缓解压力。告知患者避免过劳、情绪激动、饱餐、用力排便、寒冷等诱因。

2.用药指导

指导患者遵医嘱服药，不要擅自增减药量，自我监测药物的不良反应。

3.病情监测指导

教会患者及家属心绞痛的缓解方法，胸痛发作时应立即停止活动或舌下含服硝酸甘油。不典型心绞痛发作时可表现为牙痛、肩周炎、上腹痛等，及时就医，避免误诊。定期复查心电图、血压、血糖、肝功能等。

二、心肌梗死

心肌梗死（myocardial infarction，MI）是心肌长时间缺血导致的心肌细胞死亡。为在冠状动脉病变的基础上，发生冠状动脉血供急剧减少或中断，使相应的心肌严重而持久地急性缺血导致心肌坏死。急性心肌梗死（acute myocardial infarction，AMI）临床表现为持久的胸骨后剧烈疼痛、发热、白细胞计数和血清心肌酶升高、心电图进行性改变，可发生心律失常、休克或心力衰竭，属急性冠脉综合征的严重类型。

【病因与发病机制】

（一）基本病因

冠状动脉粥样硬化，造成血管管腔严重狭窄和心肌血供不足，而侧支循环未充分建立。一旦血供进一步急剧减少或中断，使心肌严重而持久地急性缺血达 20～30 分钟以上，即可发生 AMI。

（二）诱因

(1)剧烈体力劳动、精神紧张或情绪激动最为多见。

(2)其次为饱餐、上呼吸道感染或其他感染、用力大便或心动过速。

(3)少数为手术大出血或其他原因引起的低血压、休克等。气候寒冷、气温变化大亦可诱发。

【临床表现】

1.先兆

有 50％～81.2％的患者在起病前数日至数周有乏力、胸部不适、活动时心悸、气急、烦躁、心绞痛等前驱症状。

2.症状

(1)疼痛：为最早出现的最突出的症状，少数急性心肌梗死患者可无疼痛，一开始即表现为休克或急性心力衰竭。

（2）全身症状：一般在疼痛发生后 24～28 小时出现，表现为发热、心动过速、白细胞升高和血沉增快等。

（3）胃肠道症状：疼痛剧烈时常伴有恶心、呕吐、上腹胀痛等。

（4）心律失常：24 小时内最多见，以室性心律失常多见，下壁梗死易发生房室传导阻滞。

（5）低血压和休克：多在起病后数小时至 1 周内发生。

（6）心力衰竭：主要为急性左心功能不全。

3.体征

心尖部第一心音减弱，几乎所有患者都有血压降低。

【辅助检查】

1.心电图

ST 段呈弓背向上明显抬高、T 波倒置及异常深而宽的 Q 波。

2.超声心动图

了解心室各壁的运动情况，评估心室梗死面积，测量心功能，诊断室壁瘤和乳头肌功能不全。

3.实验室检查

血清心肌酶升高，血清肌钙蛋白和肌酸激酶同工酶特异性升高。

【治疗要点】

1.一般治疗

①急性期需卧床 1 周；②持续吸氧 2～3 天；③入冠心病监护室（CCU）行心电、血压、呼吸等监测 3～5 天。

2.解除疼痛

常用药有哌替啶、吗啡、硝酸甘油或硝酸异山梨酯。

3.溶栓疗法和经皮腔内冠状动脉成形术（PTCA）

可再灌注心肌。

4.药物治疗

使用硝酸酯类药物、抗血小板药和抗凝药等。

【护理措施】

1.一般护理

（1）休息与活动：急性期卧床休息 12 小时，保持环境安静，减少探视，协助患者进食、洗漱及大小便。如无并发症，24 小时后床上肢体活动，第 3 天室内走动，第 4～5 天逐渐增加活动量，以不感到疲劳为限。有并发症者可适当延长卧床时间。

（2）饮食：进食低盐、低脂、低胆固醇、易消化的食物，少量多餐，不宜过饱，禁烟、酒，避免浓茶、咖啡及过冷、过热、辛辣刺激性食物。

（3）保持大便通畅：急性心肌梗死患者由于卧床休息、进食少、使用吗啡等药物易引起便秘，而排便用力易诱发心力衰竭、肺梗死甚至心脏骤停。

2.病情观察

进行心电、血压监测3～5天,严密监测患者脉搏、心率、心律、血压及血流动力学改变,及时发现心律失常、休克、心力衰竭等并发症的早期症状,备好各种急救药品和设备。

3.疼痛护理

应及早采取有效的镇痛措施,应用哌替啶等镇痛药,给予吸氧,应用硝酸酯类药物。

4.溶栓治疗的护理

溶栓前询问患者有无活动性出血、消化性溃疡、脑血管病、近期手术、外伤史等溶栓禁忌证;检查血小板、出凝血时间和血型,配血,准确配制并输注溶栓药物;用药后询问胸痛有无缓解,监测心肌酶、心电图及出凝血时间,以判断溶栓效果;观察皮肤、黏膜及内脏有无出血。

5.心理护理

急性心肌梗死患者常有焦虑、抑郁、恐惧心理。当患者胸痛发作时,护士应尽量陪伴在患者身边,给予有效的心理支持,介绍治疗方法,解释不良情绪对疾病的负面影响,指导其保持情绪稳定,积极配合治疗。

6.健康指导

(1)疾病知识指导:指导患者做到冠心病二级预防 ABCDE 原则,预防再次梗死和其他心血管事件。AMI 恢复后的所有患者均应调节饮食,即低饱和脂肪和低胆固醇饮食。积极劝导患者戒烟。

(2)用药指导:强调药物治疗的必要性,指导患者按医嘱服药,告知药物的用法、作用和不良反应。

(3)病情监测:教会患者定时测量脉搏、血压,若胸痛发作频繁、时间较长、服用硝酸酯制剂疗效较差时,提示急性心血管事件,应及时就医。

(4)康复指导:指导患者出院后的运动康复训练。进行个人卫生、家务和娱乐活动对患者有益,无并发症的患者,6～8周可恢复性生活,经2～4个月的体力活动锻炼后,酌情恢复部分工作或从事轻体力工作,不适宜重体力劳动、驾驶员、高空作业及其他精神紧张的工作。

第九章　消化系统疾病患者的护理

第一节　胃炎

胃炎(gastritis)是指不同病因所致的胃黏膜炎症,通常包括上皮损伤、黏膜炎症反应和细胞再生 3 个过程,是最常见的消化道疾病之一。

一、急性胃炎

急性胃炎(acute gastritis)是由多种病因引起的急性胃黏膜炎症,内镜检查可见胃黏膜充血、水肿、出血、糜烂及浅表溃疡等一过性病变。临床上以急性糜烂出血性胃炎最常见。

【病因与发病机制】

1.药物

最常引起胃黏膜炎症的药物是非甾体消炎药(non-steroidal anti-inflammatory drug, NSAID),如阿司匹林、吲哚美辛等,可破坏胃黏膜上皮层,引起黏膜糜烂。

2.急性应激

严重的重要脏器衰竭、严重创伤、大手术、大面积烧伤、休克甚至精神心理因素等引起的急性应激,导致胃黏膜屏障破坏和 H＋弥散进入黏膜,引起胃黏膜糜烂和出血。

3.其他

乙醇具有亲脂性和溶脂能力,高浓度乙醇可直接破坏胃黏膜屏障。某些急性细菌或病毒感染、胆汁和胰液反流、胃内异物以及肿瘤放疗后的物理性损伤,可造成胃黏膜损伤引起上皮细胞损害、黏膜出血和糜烂。

【临床表现】

1.症状

轻者大多无明显症状;有症状者主要表现为非特异性消化不良的表现。上消化道出血是该病突出的临床表现。

2.体征

上腹部可有不同程度的压痛。

【辅助检查】

1.实验室检查

大便潜血试验呈阳性。

2.内镜检查

纤维胃镜检查是诊断的主要依据。

【治疗要点】

治疗原则是去除致病因素和积极治疗原发病。药物引起者,立即停药。急性应激者,在积极治疗原发病的同时,给予抑制胃酸分泌的药物。发生上消化道大出血时,按上消化道出血处理。

【护理措施】

1.休息与活动

注意休息,减少活动。急性应激致病者应卧床休息。

2.饮食护理

定时、规律进食,少食多餐,避免辛辣刺激性食物。

3.用药指导

指导患者遵医嘱慎用或禁用对胃黏膜有刺激作用的药物,并指导患者正确服用抑酸剂、胃黏膜保护剂等药物。

二、慢性胃炎

慢性胃炎(chronic gastritis)是由各种病因引起的胃黏膜慢性炎症。其发病率在各种胃病中居首位。

【病因与发病机制】

1.幽门螺杆菌感染

幽门螺杆菌感染被认为是慢性胃炎最主要的病因。

2.饮食和环境因素

饮食中高盐和缺乏新鲜蔬菜、水果与发生慢性胃炎相关。幽门螺杆菌可增加胃黏膜对环境因素损害的易感性。

3.物理及化学因素

可削弱胃黏膜的屏障功能,使其易受胃酸——胃蛋白酶的损害。

4.自身免疫

由于壁细胞受损,机体产生壁细胞抗体和内因子抗体,使胃酸分泌减少乃至缺失,还可影响维生素 B_{12} 吸收,导致恶性贫血。

5.其他因素

慢性胃炎与年龄相关。

【临床表现】

1.症状

$70\%\sim80\%$ 的患者可无任何症状,部分患者表现为非特异性的消化不良,症状常与进食或食物种类有关。

2.体征

多不明显,有时上腹部轻压痛。

【辅助检查】

1.实验室检查

胃酸分泌正常或偏低。

2.幽门螺杆菌检测

可通过侵入性和非侵入性方法检测。

3.胃镜及胃黏膜活组织检查

是诊断慢性胃炎最可靠的方法。

【治疗要点】

治疗原则是消除病因、缓解症状、控制感染、防治癌前病变。

1.根除幽门螺杆菌感染

对幽门螺杆菌感染引起的慢性胃炎,尤其在活动期,目前多采用三联疗法,即一种胶体铋剂或一种质子泵抑制剂加上两种抗菌药物。

2.根据病因给予相应处理

若因非甾体消炎药引起,应停药并给予抑酸剂或硫糖铝;若因胆汁反流,可用氢氧化铝凝胶来吸附,或予以硫糖铝及胃动力药物以中和胆盐,防止反流。

3.对症处理

有胃动力学改变者,可服用多潘立酮、西沙必利等;自身免疫性胃炎伴有恶性贫血者,遵医嘱肌内注射维生素 B_{12}。

【护理措施】

1.一般护理

(1)休息与活动:急性发作或伴有消化道出血时应卧床休息,并可用转移注意力、做深呼吸等方法来减轻焦虑、缓解疼痛。病情缓解时,进行适当的运动和锻炼,注意避免过度劳累。

(2)饮食护理:以高热量、高蛋白、高维生素及易消化的饮食为原则,宜定时定量、少食多餐、细嚼慢咽,避免摄入过咸、过甜、过冷、过热及辛辣刺激性食物。

2.病情观察

观察患者消化不良症状,腹痛的部位以及性质,呕吐物和粪便的颜色、量及性状等,用药前后患者的反应。

3.用药护理

注意观察药物的疗效及不良反应。

(1)慎用或禁用阿司匹林、吲哚美辛等对胃黏膜有刺激的药物。

(2)胶体铋剂:枸橼酸铋钾宜在餐前半小时用吸管吸入服用。部分患者服药后出现便秘和大便呈黑色,停药后可自行消失。

(3)抗菌药物:服用阿莫西林前应询问患者有无青霉素过敏史,应用过程中注意有无迟发性过敏反应。甲硝唑可引起恶心、呕吐等胃肠道反应。

4.症状、体征的护理

腹部疼痛或不适者,避免精神紧张,采取转移注意力、做深呼吸等方法缓解疼痛;或用热水袋热敷胃部,以解除痉挛,减轻腹痛。

5.健康指导

(1)疾病知识指导:向患者及家属介绍本病的相关病因和预后,避免诱发因素。

(2)饮食指导:指导患者加强饮食卫生和营养,规律饮食。

(3)生活方式指导:指导患者保持良好的心态,生活要有规律,合理安排工作和休息时间,劳逸结合。

(4)用药指导:指导患者遵医嘱服药,如有异常及时就诊,定期门诊复查,

第二节　消化性溃疡

消化性溃疡(peptic ulcer)是指主要发生在胃和十二指肠的慢性溃疡,即胃溃疡(gastric ulcer,GU)和十二指肠溃疡(duodenal ulcer,DU)。胃酸/胃蛋白酶对黏膜的消化作用是溃疡形成的基本因素,临床表现特点为慢性过程、周期性发作、节律性上腹部疼痛。

【病因与发病机制】

(一)病因

1.幽门螺杆菌感染

幽门螺杆菌感染是引起消化性溃疡的重要病因。

2.非甾体抗炎药

NSAID 是引起消化性溃疡的另一个常见原因。

3.胃酸和胃蛋白酶

消化性溃疡的形成最终是由于胃酸一胃蛋白酶自身消化所致。

4.胃黏膜保护作用减弱

吸烟、药物以及咖啡、烈酒、辛辣食物均可破坏胃黏膜屏障而致溃疡。

5.胃十二指肠运动异常

胃排空快、胃排空延缓或十二指肠-胃反流等。

6.遗传作用

消化性溃疡的发生具有明显的遗传倾向。

7.应激及精神因素

急性应激和精神刺激可引起应激性溃疡。

8.其他

某些解热镇痛药、抗癌药均可致溃疡,此外环境因素、季节、吸烟、辛辣食物、不良生活习惯与消化性溃疡的发生也有一定的关系。

(二)发病机制

1.幽门螺杆菌感染

幽门螺杆菌感染致使胃酸分泌增加、黏膜屏障削弱或破坏,导致溃疡发生。

2.胃酸和胃蛋白酶的作用机制

消化性溃疡的最终形成是由于胃酸/胃蛋白酶对黏膜的自身消化所致。胃酸的存在是发生溃疡的决定因素。

3.其他

NSAID损伤胃十二指肠黏膜主要通过抑制前列腺素合成,削弱其对黏膜的保护作用。应激和心理因素,通过影响神经干扰胃十二指肠的分泌、运动和黏膜血流。吸烟能增加胃酸分泌、降低幽门括约肌张力和影响胃黏膜前列腺素合成。

【临床表现】

具有慢性过程、周期性发作与节律性上腹部疼痛三大特点,其临床表现为:

1.症状

(1)腹痛:疼痛是溃疡病的突出症状,可为隐痛、钝痛、胀痛、烧灼痛甚至剧痛,或呈现饥饿样不适感。具有以下特点:①长期性:慢性过程呈反复发作,病史可达几年甚至十几年。②周期性:发作期和缓解期相互交替,发作有季节性,多在秋冬、冬春之交发病。③节律性:多数患者疼痛具有典型的节律性。另外,疼痛常因精神刺激、过度疲劳、饮食不慎、药物影响、气候变化等因素诱发或加重。

(2)其他:消化性溃疡还可有胃灼热感、反酸、嗳气、恶心、呕吐等胃肠道症状以及失眠、多汗、脉缓等自主神经功能失调表现。胃溃疡因疼痛而影响进食,长期食物摄入不足可导致消瘦、贫血。十二指肠溃疡患者常因进食可缓解疼痛而频繁进食,体重增加,但有慢性出血者亦可引起缺铁性贫血。

2.体征

溃疡活动期剑突下可有一固定而局限的压痛点,缓解时无明显体征。

3.特殊类型的消化性溃疡

①无症状性溃疡;②老年人消化性溃疡;③复合型溃疡;④幽门管溃疡。

4.并发症

(1)出血:最常见的并发症,表现为呕血和(或)黑粪。

(2)穿孔:以急性穿孔最常见,也是消化性溃疡最严重的并发症,常于饮食过饱和饭后剧烈运动时发生。饮酒、劳累、服用NSAID等可诱发急性穿孔,主要表现为突发的剧烈腹痛,大汗淋漓,烦躁不安,部分患者出现休克。

(3)幽门梗阻:临床表现为餐后加重的上腹胀痛,频繁大量呕吐,呕吐物为有酸腐味的宿食,呕吐后腹部症状减轻。胃蠕动波、空腹振水音以及空腹抽出胃液＞200ml为幽门梗阻的特征性表现。

(4)癌变:少数胃溃疡可发生癌变。

【辅助检查】

1.胃镜和胃黏膜活组织检查

是确诊消化性溃疡的首选方法。

2.X 线钡餐检查

龛影是消化性溃疡的 X 线直接征象,有确诊价值。

3.粪便潜血试验

粪便潜血试验持续阳性提示溃疡处于活动期。

4.幽门螺杆菌检测

是消化性溃疡的常规检测项目,可作为根除治疗后复查的首选方法。

【治疗要点】

治疗目的是消除病因、缓解症状、促进溃疡愈合、防止复发和防治并发症。治疗原则为整体与局部治疗相结合、药物与非药物治疗相结合、内科与外科治疗相结合。

1.一般治疗

生活规律,劳逸结合,避免过度劳累和精神紧张;定时进餐,避免辛辣、高盐、刺激性食物以及浓茶、咖啡等饮料;戒烟戒酒,避免服用非甾体消炎药。

2.药物治疗

(1)降低胃酸:常用抗酸药和抑制胃酸分泌药物。抗酸药主要为碱性抗酸药如氢氧化铝等;抑制胃酸分泌药物主要为 H_2 受体拮抗剂(H_2RA)和质子泵抑制剂(PPI)两大类,H_2RA 常用西咪替丁、雷尼替丁等,PPI 常用奥美拉唑、泮托拉唑等,PPI 作用比 H_2RA 更强、更持久。

(2)根除幽门螺杆菌治疗:目前推荐根除 Hp 三联疗法,即采用胶体秘剂或一种 PPI 加两种抗生素(如克拉霉素、阿莫西林、甲硝唑等)的三联治疗方案。

(3)保护胃黏膜治疗:常用硫糖铝和枸橼酸铋钾等胃黏膜保护剂。

3.并发症治疗

【护理措施】

本病重点的护理措施是合理休息与饮食,严密观察病情变化,预防并发症的发生。

1.一般护理

(1)休息与活动:溃疡活动期、症状较重或有并发症者,卧床休息 1~2 周。溃疡缓解期,鼓励患者规律生活,适当活动,劳逸结合,以不感到劳累和诱发疼痛为原则;避免诱发因素。

(2)饮食护理:①急性发作期:给予温凉、清淡易于消化且含蛋白质、糖类、维生素较高的半流质饮食或软食,少量多餐,每日进食 4~5 次,此期应严格限制对胃黏膜有机械性刺激的食物和有化学刺激性的食物及药物,限制高脂食物摄入。②恢复期:以清淡和无刺激性的易消化饮食为主,原则是定时定量、细嚼慢咽、少食多餐,每日进食 5~6 次,可适当增加蛋白质、糖、脂肪和食盐的摄入量。

2.病情观察

观察疼痛的规律及特点;监测生命体征及腹部体征,及时发现和处理并发症。

3.疼痛护理

①了解疼痛特点,指导缓解疼痛的方法,如十二指肠溃疡为空腹痛或午夜痛,可准备碱性食物(如苏打饼干)在疼痛前进食或遵医嘱服用抗酸药物防止疼痛发生。②采用局部热敷或针灸镇痛。③帮助患者认识和去除病因,服用非甾体抗炎药者,病情允许应停药,嘱患者合理饮

食,戒烟戒酒。④指导患者采取转移注意力、看报、听轻音乐、精神放松法、呼吸控制训练法、气功松弛法等放松技术,消除紧张感,减轻疼痛。

4.用药护理

遵医嘱用药,注意观察药效及不良反应。

(1)抗酸药:如氢氧化铝凝胶等,应在饭后 1 小时和睡前服用。片剂应嚼服,乳剂使用前应充分摇匀。抗酸药与奶制品应避免同时服用;不可与酸性食物及饮料同服。氢氧化铝凝胶能引起食欲缺乏、软弱无力等症状,严重者可致骨质疏松,甚至造成肾损害。若服用镁制剂则易引起腹泻。

(2)H$_2$受体拮抗剂:药物应在餐中或餐后即刻服用,或将 1 日剂量在睡前顿服。若需同时服用抗酸药,则两药应间隔 1 小时以上;若静脉给药应注意控制速度,速度过快可引起低血压和心律失常。西咪替丁有轻度抗雄性激素作用,停药后症状即可消失。用药期间应监测肾功能,孕妇和哺乳期妇女禁用。

(3)质子泵抑制剂:奥美拉唑用药初期可引起头晕,应嘱患者避免开车或做其他必须高度集中注意力的工作。此外,奥美拉唑与地西泮、苯妥英钠等药物联合使用时,需防止药物蓄积中毒。兰索拉唑、泮托拉唑的不良反应较少。埃索美拉唑不良反应亦较少见,静脉滴注时只能溶于 0.9%氯化钠溶液中使用。

(4)其他药物:硫糖铝片宜在进餐前 1 小时服用,可有便秘、口干、皮疹、眩晕、嗜睡等不良反应,不能与多酶片同服。

5.健康指导

(1)疾病知识指导:向患者及家属介绍消化性溃疡发病的原因、加重因素及常见并发症的表现和特点,帮助他们了解病情,解除思想顾虑。

(2)生活指导:指导良好的生活方式,规律生活,劳逸结合,合理作息,保证充足睡眠,避免过度紧张劳累,戒除烟酒,选择合适的锻炼方式,提高机体免疫力。

(3)饮食指导:建立合理的饮食结构,规律进食,少食多餐,避免摄入粗纤维食物及辛辣等刺激性饮料;饮食不宜过酸、过甜、过咸,烹调方法以蒸、煮、炖、烩为主。

(4)用药指导:指导患者按医嘱正确服药,学会观察药效及不良反应,不得擅自停药或减量,防止溃疡复发。慎用或勿用致溃疡加重的药物。

(5)定时复诊。

第三节 肝硬化

肝硬化(cirrhosis of liver)是一种常见的由不同原因引起的慢性、进行性、弥漫性肝病,是各种慢性肝病发展的晚期阶段。临床上以肝功能损害和门静脉高压为主要表现,晚期常出现上消化道出血、肝性脑病、继发感染等严重并发症。

【病因与发病机制】

1.病因

引起肝硬化的病因很多,我国以病毒性肝炎为主,国外以慢性酒精中毒多见。其他原因有药物或化学毒物、胆汁淤积、循环障碍、代谢障碍、营养障碍、免疫紊乱、日本血吸虫病等,部分病例发病原因难以确定。

2.发病机制

主要特征为广泛肝细胞变性坏死,结节性再生,且有结缔组织弥漫性增生及假小叶形成,导致肝内血管扭曲、受压甚至闭塞,血管床缩小,血液循环障碍。严重的肝内循环障碍一方面可加重肝细胞营养障碍,促使肝硬化病变进一步加重;另一方面也形成了门静脉高压的病理基础。门静脉压力升高、血浆胶体渗透压下降、有效循环血容量不足等因素导致机体水、钠潴留而形成肝硬化腹腔积液。

【临床表现】

肝硬化起病隐匿,病程缓慢,潜伏期可达3~5年或更长,临床上分为肝功能代偿期和失代偿期,但两期的界限有时难以区分。

（一）代偿期

患者症状较轻,缺乏特异性,早期以乏力、食欲缺乏为主要症状,可伴有恶心、厌油腻、腹胀、上腹不适及腹泻等。患者营养状况一般或消瘦。肝脏轻度大,质偏硬,可有轻度压痛;脾脏轻、中度大。肝功能正常或轻度异常。

（二）失代偿期

主要为肝功能减退和门静脉高压两大类临床表现。

1.肝功能减退的表现

(1)全身症状:一般状况与营养状况均较差,消瘦、乏力、贫血、精神不振。

(2)消化道症状:食欲缺乏为最常见症状,甚至畏食。

(3)出血倾向和贫血:常有鼻出血、牙龈出血、皮肤紫癜和胃肠出血等倾向。2/3的患者有轻、中度贫血,主要为正细胞正色素性贫血。

(4)内分泌紊乱:雌激素与雄激素比例失调,部分患者出现肝掌、蜘蛛痣。

2.门静脉高压症的表现

脾大、侧支循环的建立和开放、腹腔积液是门静脉高压症的三大临床表现。

(1)脾大、脾功能亢进:脾脏瘀血致轻、中度大,晚期常伴有脾功能亢进。

(2)侧支循环的建立和开放:门静脉系统许多部位与腔静脉之间建立侧支循环并开放,其中最重要的三支为食管和胃底静脉曲张、腹壁静脉曲张、痔静脉扩张。

(3)腹腔积液:是肝硬化失代偿期最突出的临床表现。

3.并发症

(1)上消化道出血:是常见并发症,多突然发生呕血或黑粪,病死率高。

(2)肝性脑病:为晚期肝硬化最严重的并发症,亦为最常见的死亡原因,是一种由严重肝病引起的、以代谢紊乱为基础的中枢神经系统功能失调综合征。其主要临床表现是意识障碍、行为异常或昏迷,按照意识障碍程度、神经系统表现及脑电图改变将肝性脑病分为一期(前驱期)、二期(昏迷前期)、三期(昏睡期)和四期(昏迷期)。

(3)感染:易并发肺炎、胆道感染、大肠埃希菌败血症、自发性腹膜炎等。

(4)原发性肝癌。

(5)功能性肾衰竭:又称肝肾综合征,肾衰竭但肾脏无重要病理改变。

(6)电解质和酸碱平衡紊乱:低钠、低钾、低氯血症与代谢性碱中毒等。

【辅助检查】

1.实验室检查

失代偿期血常规、肝功能、免疫功能等出现异常。腹腔积液检查多为漏出液。病毒性肝炎所致的肝硬化肝炎病毒标记物多呈阳性。

2.影像学检查

①食管、胃肠钡餐检查时显示的充盈缺损可提示食管、胃底静脉曲张。②B型超声可提示肝硬化;③CT、MRI:CT对肝硬化合并原发性肝癌的诊断价值高于B超,当诊断仍有疑问时,可配合MRI检查。④血管造影检查:腹腔动脉造影的静脉相或直接肝静脉造影,可使门静脉系统和肝静脉显影,以确定静脉受阻部位及侧支回流情况。

3.内镜检查

纤维胃镜可确定有无食管胃底静脉曲张、判断出血部位和病因,并进行止血治疗。腹腔镜检查可直接观察肝、脾等改变,还可对病变明显处做穿刺活组织检查。

【治疗要点】

治疗方法首先要针对病因治疗,注意休息和饮食;代偿期患者可服用抗纤维化的药物(如秋水仙碱)及中药;失代偿期患者主要是对症治疗、改善肝功能和防治并发症。

1.腹腔积液的治疗

①一般治疗:卧床休息、加强营养及支持治疗。限制水钠摄入。②利尿剂:是目前临床应用最广泛的治疗腹腔积液的方法。常用的保钾利尿剂有螺内酯和氨苯蝶啶,排钾利尿剂有呋塞米和氢氯噻嗪。③提高血浆胶体渗透压:静脉输注血浆、清蛋白、新鲜血,不仅能促进腹腔积液消退,还可改善机体一般状况及肝功能。④放腹腔积液、输注清蛋白及腹腔积液浓缩回输,可治疗难治性腹腔积液。

2.手术治疗

各种分流、断流术和脾切除术等可降低门静脉高压,晚期肝硬化患者可行肝移植术。

【护理措施】

本病重点的护理措施是指导合理休息与饮食,严密观察病情变化,预防并发症的发生。

1.一般护理

(1)休息与活动:代偿期患者应减少活动量,可参加轻体力劳动;失代偿期患者应以卧床休息为主,可适当活动。

(2)饮食护理:饮食原则为高热量、高蛋白、高维生素、低脂肪、易消化饮食,但应根据病情变化而及时更改。①热量以碳水化合物为主,维持摄入 2～3kcal/d 热能。②蛋白质应保证其摄入量 1～1.5g/(kg·d),以鸡蛋、牛奶、鱼、鸡肉、猪瘦肉为主,当肝功能严重受损及分流术术后患者,应限制蛋白质及含氮食物的摄入,病情好转后可逐渐增加蛋白质摄入量,但应以植物蛋白为主。③有食管静脉曲张者应进无渣饮食,食物应以软食、菜泥、肉末、汤类为主,禁食坚硬、粗糙、带刺及辛辣煎炸食物,药物应磨成粉末,进食时应细嚼慢咽,告诫患者戒烟酒。④腹腔积液患者限制水钠的摄入。⑤指导患者养成规律进食的习惯,少量多餐。⑥鼓励进食,增加摄入。⑦经常评估患者饮食和营养状况。

2.病情观察

准确记录 24 小时液体出入量,定期测腹围和体重,观察腹腔积液和下肢水肿消长情况。密切监测血清电解质和酸碱变化。注意有无呕血、黑粪,有无精神异常,有无腹痛、腹胀、发热及短期内腹腔积液迅速增加,有无少尿、无尿等表现,及时发现并发症。

3.用药护理

应用利尿剂时利尿速度不宜过快,每日体重减轻不超过 0.5kg 为宜,注意保持水、电解质和酸碱平衡。服用秋水仙碱时应注意胃肠道反应和粒细胞减少等不良反应。指导患者遵医嘱用药,避免用药不当加重肝功损害。

4.腹腔积液

限钠饮食和卧床休息是腹腔积液治疗的基础。

(1)体位:轻度腹腔积液尽量取平卧位,大量腹腔积液患者取半卧位,同时应避免腹内压突然剧增的因素,如剧烈咳嗽、打喷嚏、便秘等。可指导患者抬高下肢以减轻水肿;阴囊水肿者可用托带托起阴囊,以利于水肿消退。

(2)限制钠、水摄入:钠摄入量限制在 60～90mmol/d(相当于食盐 1.5～2g/d);进水量限制在 1000ml/d 左右。嘱患者少食咸肉、酱菜、酱油等高钠食物。

(3)定期监测腹围和体重:每天测腹围 1 次,每周测体重 1 次。腹围测定部位做标记,注意每次在同一时间、采取同一体位、在相同部位测量。

(4)协助腹腔穿刺放积液或积液浓缩回输:对大量腹腔积液引起呼吸困难、心悸,且利尿效果不佳者可酌情放积液和积液浓缩回输,后者可减少蛋白质丢失。术前告知患者注意事项,取得患者配合,测量生命体征、腹围,并嘱患者排尿以免损伤膀胱;术中注意观察有无不良反应;术毕观察患者生命体征、腹腔积液量、性质和颜色,保持穿刺局部清洁、干燥,可用腹带束缚降低腹腔压力,标本及时送检,做好记录。

5.并发症的观察与护理

(1)肝性脑病:避免肝性脑病的诱因,如上消化道出血、高蛋白饮食、感染、便秘、应用麻醉剂、镇静催眠药及手术等;禁用肥皂水灌肠,可用生理盐水或弱酸性溶液(如食醋 1～2ml 加入生理盐水 1000ml),使肠道 pH 值保持为酸性;遵医嘱口服肠道抗生素,如新霉素或卡那霉素,以抑制肠道细菌繁殖,减少氨的产生;按医嘱补充富含支链氨基酸的制剂或溶液,以纠正支链/芳香族氨基酸比例失调;限制蛋白质摄入,以减少血氨的来源;便秘者予以口服乳果糖,促使肠道内氨的排出;密切观察患者意识及行为改变,发现嗜睡、精神欣快、行为反常及血氨升高等征象及时报告医生处理。

(2)肝肾综合征:密切观察患者尿量变化、定期监测血钠。

（3）电解质及酸碱失衡：动态监测血电解质及血气分析，并按医嘱补充电解质溶液等。

6.皮肤护理

保持床铺干燥、平整。指导和协助患者定时变换体位，保护皮肤完整，可用气垫床缓解局部皮肤压力，预防压疮的发生。沐浴时水温不宜过高，不使用刺激性的沐浴液，沐浴后使用柔和的润肤品。黄疸患者皮肤瘙痒时，外用炉甘石洗剂等止痒，嘱患者不搔抓皮肤以免引起皮肤破损、出血和感染。

7.心理护理

患者可表现出焦虑、悲观、绝望等消极心理反应，护士应鼓励患者说出其内心感受和忧虑，给予精神上的安慰和支持。详细解释疾病有关知识，使患者有充分的思想准备，提高其心理安全感。引导患者家属关心、支持患者。对表现出严重焦虑和抑郁的患者，应加强巡视并及时进行干预，以免发生意外。

8.健康指导

（1）疾病知识指导：应帮助患者和家属掌握本病的病因与诱因、临床表现和自我护理方法，指导患者积极治疗病毒性肝炎以防止肝硬化发生。告知患者上消化道出血的常见诱因及预防措施，注意合理饮食，避免干硬、粗糙及刺激性食物和损害肝脏的药物。避免引起腹压升高的因素，如咳嗽、打喷嚏、用力大便、提举重物等。教会患者及家属细心观察，早期识别肝性脑病、上消化道大出血等并发症的先兆表现，以便及早就医治疗。

（2）生活指导：适当休息，避免过劳。指导患者保持乐观、稳定的心理状态，保证足够的休息和睡眠，生活起居有规律。指导家属给予患者精神支持和生活照顾。切实遵循饮食治疗的原则和计划，严格限制饮酒和吸烟，少进食粗糙食物并防止便秘。

（3）用药指导：遵医嘱用药，教会其观察药物疗效和不良反应。

（4）注意自身防护：注意保暖和个人卫生、预防感染；用软毛牙刷刷牙，避免牙龈出血；拔输液针头后延长按压时间；防外伤等。指导患者做好皮肤保护，沐浴时应避免水温过高，勿用有刺激性护肤品；皮肤瘙痒者，勿用手抓挠，以免皮肤破损。告知患者出血后的基本处理方法。

（5）定时复诊：详细告知定时复诊的时间及重要性、大出血等紧急就诊时的途径及方法。

第四节　急性胰腺炎

急性胰腺炎（acute pancreatitis，AP）是各种病因导致胰腺分泌的胰酶在胰腺内被激活后引起胰腺及其周围组织自身消化、水肿、出血、甚至坏死的化学性炎症反应，是消化系统常见急症之一。临床特点有急性腹痛、发热、恶心、呕吐、血和尿淀粉酶升高等，重症常继发感染、腹膜炎和休克等多种并发症。

【病因与发病机制】

引起急性胰腺炎的病因较多，我国以胆道疾病最常见，西方国家以大量饮酒者多见。在我国，约50%以上的急性胰腺炎并发于胆石症、胆道感染或胆道蛔虫症等胆道系统疾病，其他常见病因有胰管阻塞、酗酒和暴饮暴食、手术与创伤、内分泌与代谢障碍、感染、药物等。急性胰腺炎发病是一系列胰腺消化酶被激活导致胰腺自身消化。

【临床表现】

临床上常根据病变的损害程度分为轻症急性胰腺炎(mild acute pancreatitis,MAP)和重症急性胰腺炎(severe acute pancreatitis,SAP)。

1.症状

(1)腹痛:为本病的主要表现和首发症状。常于暴饮暴食或酗酒后突然发作;为持续性剧烈疼痛可伴阵发性加剧;疼痛性质呈钝痛、钻痛、绞痛或刀割样痛;腹痛常位于中上腹,可向腰背部呈带状放射。取弯腰抱膝位可使疼痛减轻;进食可使疼痛加重;一般胃肠解痉药不能缓解。

(2)恶心、呕吐及腹胀:多数患者会出现恶心、呕吐,大多频繁、剧烈而持久,呕吐物为胃内容物,可混有胆汁或咖啡渣样物,呕吐后腹痛无缓解,且常伴腹胀,甚至出现麻痹性肠梗阻。

(3)发热:多数患者有中度发热,一般持续3~5日。

(4)水、电解质及酸碱平衡紊乱:多有不同程度的脱水、低血钾。

(5)低血压和休克:见于重症急性胰腺炎。

2.体征

(1)轻症急性胰腺炎:腹部体征较轻,可出现局限性上腹轻压痛或不同程度的腹胀、肠鸣音减弱。

(2)重症急性胰腺炎:呈急性重症面容,上腹部压痛明显。若并发急性腹膜炎可出现腹肌紧张,全腹显著压痛和反跳痛;伴麻痹性肠梗阻时有明显腹胀,肠鸣音减弱或消失;继发于胆道疾病或胆总管受压时,可出现黄疸。少数严重病例可出现 Grey-Turner 征或 Cullen 征。

3.并发症

主要见于重症急性胰腺炎。局部并发症有胰腺脓肿和假性囊肿;全身并发症有糖尿病、急性肾衰竭、急性呼吸窘迫综合征、心力衰竭、消化道出血、胰性脑病、弥散性血管内凝血、肺炎、败血症等,病死率很高。

【辅助检查】

1.实验室检查

①淀粉酶测定:是最常用的诊断方法,血、尿淀粉酶常明显升高。②血常规:白细胞计数多增加。③血清脂肪酶测定有较高的特异性。④C_反应蛋白(CRP)测定有助于判断急性胰腺炎的严重性。⑤生化检查:重症急性胰腺炎可有血钙降低和血糖升高。

2.影像学检查

①腹部 B 超:首选的影像学诊断方法,可作为常规初筛检查。②X 线检查:腹部平片可发现是否存在腹腔积液及肠麻痹或麻痹性肠梗阻。③CT 和 MRI:鉴别轻症或重症胰腺炎,增强CT 可明确胰腺坏死的部位与面积。

【治疗要点】

治疗原则为解痉镇痛、抑制胰液分泌、补充血容量,纠正水、电解质和酸碱平衡紊乱,防止和治疗并发症。

1.轻症急性胰腺炎的治疗

①禁食及胃肠减压。②静脉输液,积极补充血容量,维持水、电解质和酸碱平衡。③解痉镇痛,可用阿托品、山莨菪碱或哌替啶肌内注射,禁用吗啡。④应用抗生素抗感染。⑤抑酸治疗:常规静脉给予 H_2 受体拮抗剂或质子泵抑制剂。

2.重症急性胰腺炎的治疗

除上述治疗措施外,还需采用综合性措施积极抢救:①严密监测病情变化。②抗休克及纠正水、电解质平衡紊乱。③全胃肠外营养(TPN)或建立空肠营养通道给予营养支持。④减少胰液分泌:以生长抑素和其类似物奥曲肽疗效较好。⑤早期抑制胰酶活性。

3.其他治疗

如积极治疗并发症、内镜下 Oddi 括约肌切开术(EST)、腹腔灌洗、中医治疗及手术治疗等。

【护理措施】

1.一般护理

(1)休息与活动:重症者应绝对卧床休息,保证充足的睡眠,协助患者取弯腰屈膝侧卧位,以缓解疼痛;或取身体前倾半坐卧位以利于呼吸、便于腹腔渗液引流。对于疼痛剧烈、辗转不安者,避免周围放置危险物品,防止坠床。

(2)饮食护理:①禁食和胃肠减压:轻症患者需禁食、禁饮 3～5 日,必要时给予胃肠减压。病情严重,则应延长禁食及胃肠减压时间。②加强营养支持:禁食、胃肠减压期间应给予全胃肠外营养,每日液体入量需达 3000ml 以上,同时积极补充电解质,维持水、电解质的平衡。如无梗阻,禁食禁饮超过 1 周者,应早期行鼻腔肠管置管,实施肠内营养。③逐渐恢复正常饮食:待症状缓解、白细胞计数及淀粉酶检测指标恢复正常后,可由少量低糖、低脂流质饮食开始逐渐恢复正常饮食,避免刺激性强、易产气、高脂肪及高蛋白食物,防止复发。切忌暴饮暴食和酗酒。

2.病情观察

①密切观察生命体征及神志变化,监测血氧饱和度情况;②观察腹部症状和体征的变化;观察呕吐物及胃肠减压时引流物的性质和量;③准确记录 24 小时出入液量;观察尿量变化和患者皮肤黏膜的弹性及色泽改变,判断是否出现脱水征及失水程度。④遵医嘱准确留取各项标本,监测血淀粉酶、尿淀粉酶、血清电解质、血糖、血气分析的变化。⑤做好并发症的观察与护理。

3.用药护理

遵医嘱用药,观察药物疗效及不良反应。①抗生素:注意有无过敏反应。②镇痛药:应严格遵医嘱用药。哌替啶避免反复使用;禁用吗啡。③奥曲肽:需持续静脉滴注给药,用药后在注射部位可有疼痛或针刺感。④抑肽酶:有过敏的可能。⑤加贝酯:静脉点滴速度不宜过快,防止药液外渗,现用现配。对药物有过敏史者、孕妇和儿童禁用。⑥阿托品:如持续使用阿托品时应注意是否出现心动过速、口干、青光眼加重及排尿困难等。

4.对症护理

禁食期间应每日做好口腔护理;发热患者给予物理降温,必要时按医嘱使用药物退热;指导患者应用减轻疼痛的各种方法。

5.健康指导

(1)疾病知识指导:向患者及家属详细介绍急性胰腺炎发生的病因、主要诱因、发生发展过程、治疗方法及预后,教育患者积极预防和治疗各种胆道疾病,如胆石症、胆道感染及胆道蛔虫症等,减少疾病的发生。

(2)生活指导:指导患者养成良好的生活方式,帮助患者养成规律进食的习惯,注意饮食卫生知识,避免暴饮暴食。腹痛缓解、出院后应从低脂、低糖软食逐渐恢复至正常饮食,控制每日主食量,适量使用植物油,限制动物油,少量食用高蛋白食物如鸡蛋、豆制品及肉松等,餐后可食用新鲜水果。出院半年后可进普食,但仍要避免浓茶、咖啡、辣椒等刺激性食物,少吃产气或引起腹胀的食物如红薯、大豆等,避免进食高脂食物。注意劳逸结合,戒烟戒酒。遵医嘱坚持用药,定时复诊。

第十章　血液系统疾病患者的护理

第一节　贫血

一、概述

贫血(anemia)指单位容积外周血液中血红蛋白浓度(Hb)、红细胞计数(RBC)和血细胞比容(HCT)低于相同年龄、性别和地区正常值低限的一种常见的临床症状。

【分类】

1.基于不同的临床特点,贫血有多种分类方法

(1)按贫血进展速度:分为急性和慢性贫血。

(2)按红细胞形态:分为大细胞性贫血、正常细胞性贫血和小细胞低色素性贫血。

(3)按血红蛋白浓度:分为轻度、中度、重度和极重度贫血见表 10-1。

表 10-1　贫血的严重度划分标准

贫血严重程度	极重度	重度	中度	轻度
血红蛋白浓度	<30g/L	30~59g/L	60~90g/L	>90g/L

(4)按骨髓红系增生情况:分增生不良性贫血(如再生障碍性贫血)和增生性贫血(除再生障碍性贫血以外的贫血)等。

2.按贫血的病因和发病机制分类

分为红细胞生成减少性贫血、红细胞破坏过多性贫血及失血性贫血。

【临床表现】

贫血的临床表现与贫血的病因,血液携氧能力下降的程度,血容量下降的程度,发生贫血的速度和血液、循环、呼吸等系统的代偿和耐受能力均有关。

1.一般表现

疲乏、困倦、软弱无力为贫血最常见和最早出现的症状。苍白是贫血时皮肤、黏膜的主要表现,贫血时机体通过神经体液调节进行有效血容量重新分配,相对次要脏器如皮肤、黏膜供血减少。

2.神经系统

贫血缺氧导致神经组织损害,产生头晕、耳鸣、头痛、失眠、多梦、记忆力减退、注意力不集中等症状。

3.呼吸系统

主要表现为呼吸加快及不同程度的呼吸困难。

4.循环系统

心悸、气促,活动后明显加重,是贫血患者循环系统的主要表现。其症状轻重与贫血的严重程度和个体的活动量有关。轻度贫血无明显表现,仅活动后引起呼吸加深并有心悸、心率加快;贫血愈重,活动量愈大,症状愈明显。

5.消化系统

贫血时消化腺分泌减少甚至腺体萎缩,进而导致消化功能减退、消化不良,出现腹部胀满、食欲降低、大便规律以及性状的改变等。

6.泌尿系统

肾性贫血在贫血前和贫血时有原发肾疾病的临床表现。

7.内分泌系统

长期贫血会影响各内分泌腺体的功能,会改变红细胞生成素和胃肠激素的分泌。

8.生殖系统

长期贫血会减弱男性特征;对女性,可影响激素的分泌。

9.免疫系统

所有继发于免疫系统疾病的贫血患者,均有原发免疫系统疾病的临床表现。

10.血液系统

外周血的改变主要表现在血细胞量、形态和生化成分上,造血器官的改变主要在骨髓。

【辅助检查】

1.血常规检查

可以确定有无贫血,贫血是否伴白细胞或血小板数量的变化。

2.骨髓检查

骨髓细胞涂片反映骨髓细胞的增生程度、细胞成分、比例和形态变化。骨髓活检反映骨髓造血组织的结构、增生程度、细胞成分和形态变化。

3.贫血的发病机制检查

原发病的相关诊断检查、各种造血原料的水平测定等。

【治疗要点】

1.对症治疗

目的是减轻重度血细胞减少对患者的致命影响,为对因治疗发挥作用赢得时间。

2.对因治疗

积极寻找和去除病因是根治贫血的关键。

二、缺铁性贫血

缺铁性贫血(iron deficiency anemia.IDA)是体内贮存铁缺乏,导致血红蛋白合成减少而引起的一种小细胞低色素性贫血。铁缺乏症包括开始时体内贮存铁耗尽(iron depletion,ID),继之红细胞内铁缺乏(iron deficient erythropoiesis,IDE),最终引起缺铁性贫血。IDA是最常见的贫血,其发生率在经济不发达地区的婴幼儿、育龄妇女明显增加。

【病因与发病机制】

1.病因

包括铁摄入量不足、铁吸收障碍及铁丢失过多。

2.发病机制

包括缺铁对铁代谢、造血系统及组织细胞代谢的影响。

【临床表现】

1.一般贫血共有的表现

如面色苍白、乏力、易倦、头晕、头痛、心悸、气促、耳鸣等。

2.缺铁性贫血的特殊表现

(1)组织缺铁表现:皮肤干燥、角化、萎缩、无光泽;指(趾)甲缺乏光泽、脆薄易裂,甚至出现反甲或匙状甲;口腔炎、舌炎,严重者可发生吞咽困难(称 Plummer-Vinson 综合征)。

(2)神经、精神系统异常:儿童较明显,如过度兴奋、易激惹、发育迟缓等。少数患者可有异食癖。

【辅助检查】

1.血象

呈小细胞低色素性贫血。

2.骨髓象

增生活跃或明显活跃,以红系增生为主,呈"核老浆幼"现象。

3.铁代谢的生化检查

骨髓铁染色反映单核一吞噬细胞系统的贮存铁,因此可作为诊断缺铁的金指标。

4.红细胞内卟啉代谢

①游离原卟啉(FEP)$>0.9\mu$mol/L(全血);②锌原卟啉(ZPP)$>0.96\mu$mol/L(全血);③FEP/Hb$>4.5\mu$g/L。

5.血清转铁蛋白受体测定

血清可溶性转铁蛋白受体(sTfR)测定是迄今反映缺铁性红细胞生成的最佳指标,一般sTfR 浓度>26.5nmol/L(2.25μg/ml)可诊断为缺铁。

【治疗要点】

治疗 IDA 的原则是:根除病因,补足贮存铁。

1.病因治疗

是根治缺铁性贫血的关键所在。

2.补铁治疗

治疗性铁剂有无机铁和有机铁两类。无机铁以硫酸亚铁为代表,有机铁则包括右旋糖酐铁、富马酸亚铁和多糖铁复合物。首选口服铁剂,为进一步补足体内贮存铁,在血红蛋白恢复正常后,仍需继续服用铁剂 4~6 个月,待铁蛋白正常后停药。对于口服铁剂后胃肠道反应严重而无法耐受、消化道疾病导致铁吸收障碍、病情要求迅速纠正贫血的患者可选用注射铁剂治疗。

【护理措施】

1.一般护理

(1)饮食护理:纠正不良的饮食习惯,保持均衡饮食,定时定量,增加含铁丰富食物的摄取(如动物肉类、肝脏、豆类、紫菜、木耳、海带等),建议患者应多食动物含铁食品。多吃富含维生素 C 的食物促进食物铁的吸收,避免与牛奶、浓茶、咖啡同服。

(2)运动与休息:根据患者的贫血程度、发生速度及基础疾病,制订适合患者的活动计划,减少机体氧耗量。轻度贫血者避免过度剧烈的运动;中度贫血者增加卧床休息时间,进行简单的生活自理活动;重度贫血者需采取舒适体位卧床休息。

2.病情观察

关注患者的自觉症状(如乏力、头晕、耳鸣、眼花等),仔细观察异常行为(如吞食泥土,生米等异食癖),了解有关检查结果(如红细胞计数及血红蛋白浓度等),及时了解饮食疗法与药物应用的状况。

3.用药护理

合理使用铁剂,密切观察并预防其不良反应。

(1)口服铁剂:为避免出现胃肠道反应,建议患者饭后或餐中服用。胃部不适强烈者宜减少剂量或从小剂量开始服用,同时服用维生素 C、果汁、氨基酸等有利于铁的吸收。口服液体铁剂使用吸管,避免牙染黑。应事先向患者及家属解释服药期间粪便可呈黑色,消除疑虑。按剂量、按疗程服药,定期复查。

(2)注射铁剂:应采用深部肌内注射法,并经常更换注射部位。治疗中应密切观察患者有无面色潮红、头痛、荨麻疹等过敏反应,出现异常及时通知医生,对症处理。同时备好肾上腺素,做好急救的准备。

4.健康指导

(1)病情监测指导:监测内容主要包括自觉症状,静息状态下呼吸与心率变化、能否平卧、有无水肿及尿量变化等。若有异常及时就诊。

(2)疾病知识指导:提高患者及家属对疾病的认识,如发生的原因、治疗及预防等,主动参与疾病的治疗与康复。

(3)疾病预防指导:提倡均衡饮食、荤素结合,家庭烹饪建议使用铁制器皿。重点是婴幼儿、青少年和妇女的营养保健。对婴幼儿应及早添加富含铁的食品,如蛋黄、肝等;对青少年应纠正偏食,定期检查、治疗寄生虫感染;对孕妇、哺乳期妇女可补充铁剂;对月经期妇女应防治月经过多。做好肿瘤性疾病和慢性出血性疾病的人群防治。

三、巨幼细胞性贫血

巨幼细胞性贫血(megaloblastic anemia.MA)是叶酸、维生素 B_{12}(Vit B_{12})缺乏或某些药物影响核苷酸代谢导致细胞核脱氧核糖核酸(DNA)合成障碍所致的贫血。在我国,叶酸缺乏者多见于陕西、山西、河南等地进食新鲜蔬菜、肉类较少的人群。而在欧美,维生素 B_{12} 缺乏或有内因子抗体者多见。

【病因与发病机制】

临床上叶酸缺乏的主要原因是需要量增加或摄入不足,而维生素 B_{12} 缺乏几乎均与胃肠功能紊乱所致的吸收障碍有关。

【临床表现】

1.血液系统表现

起病缓慢,常有面色苍白、乏力、耐力下降、头晕、心悸等贫血症状。重者全血细胞减少,反复感染和出血。少数患者可出现轻度黄疸。

2.消化系统表现

口腔黏膜、舌乳头萎缩,舌面呈"牛肉样舌",可伴舌痛。胃肠道黏膜萎缩可引起食欲缺乏、恶心、腹胀、腹泻或便秘。

3.神经系统表现和精神症状

对称性远端肢体麻木、深感觉障碍;共济失调或步态不稳;锥体束征阳性、肌张力增加、腱反射亢进;味觉、嗅觉降低;视力下降、黑蒙征;重者可有大、小便失禁。叶酸缺乏者有易怒、妄想等精神症状。维生素 B_{12} 缺乏者有抑郁、失眠、记忆力下降、谵妄、幻觉、妄想甚至精神错乱、人格变态等。

【辅助检查】

1.血象

呈大细胞性贫血,红细胞平均体积(MCV)、红细胞平均血红蛋白(MCH)均升高,红细胞平均血红蛋白浓度(MCHC)正常。

2.骨髓象

增生活跃或明显活跃,骨髓铁染色常增多。造血细胞出现巨幼变("核幼浆老");粒系可见巨中、晚幼粒细胞。

3.血清维生素 B_{12}、叶酸及红细胞叶酸含量测定

血清维生素 B_{12} 缺乏,低于 74pmol/L(100ng/ml)。血清叶酸缺乏,低于 6.8nmol/L(3ng/ml),红细胞叶酸低于 227nmol/L(100ng/ml)。

4.其他

胃酸降低、恶性贫血时内因子抗体及 Schilling 试验(测定放射性核素标记的维生素 B_{12} 吸收情况)阳性;维生素 B_{12} 缺乏时伴尿高半胱氨酸 24 小时排泄量增加;血清间接胆红素可稍升高。

【治疗要点】

治疗原则是根除病因,补足叶酸和维生素 B_{12}。

1.病因治疗

此为有效治疗或根治的关键,有原发病(如胃肠道疾病、自身免疫病等)的 MA.应积极治疗原发病;用药后继发的 MA,应酌情停药。

2.补充性药物治疗

(1)叶酸:口服叶酸,每次 5～10mg,每日 3 次。用至贫血表现完全消失;若无原发病,不需

维持治疗。如同时有维生素 B_{12} 缺乏,则需同时注射维生素 B_{12},否则可加重神经系统损伤。

(2)维生素 B_{12}:肌内注射维生素 B_{12},每天 $500\mu g$,每周 2 次;无维生素 B_{12} 吸收障碍者可口服维生素 B_{12} 片剂 $500\mu g$,每日 1 次,直至血象恢复正常。若有神经系统表现,治疗维持半年到 1 年;恶性贫血者,治疗维持终身。

【护理措施】

1.一般护理

(1)饮食护理:出现胃肠道症状的患者建议少食多餐、细嚼慢咽,进食清淡温凉的软食。出现口腔炎或舌炎应饭前饭后漱口,保持口腔清洁。烹调时间不宜过长,温度不宜过高,烹煮后不宜久置以减少食物中叶酸的破坏。进食富含叶酸和维生素 B_{12} 的食品,如叶酸缺乏者应多吃绿叶蔬菜、水果、谷类和动物肉类等,维生素 B_{12} 缺乏者应多食动物肉类、禽蛋以及海产品等,婴幼儿和妊娠妇女应及时补充,婴幼儿及时添加辅食,青少年和妊娠妇女多补充新鲜蔬菜,对于长期素食、偏食、挑食和酗酒者应劝导其纠正。

(2)运动与休息:指导患者合理休息与活动,减少机体的氧耗量,末梢神经炎、四肢麻木无力者,应注意局部保暖、避免受伤;出现共济失调者,行走要有人陪伴,预防受伤。

2.病情观察

关注患者有无疲乏、无力等自觉症状,有无心悸气短等;有无食欲降低、腹胀等消化系统症状;有无口腔炎、舌炎等;有无对称性远端肢体麻木、易怒、妄想等异常。

3.用药护理

肌内注射维生素 B_{12} 偶有过敏反应,甚至休克,要密切观察并及时处理。另外在治疗过程中可迅速出现低钾血症,造成猝死,须遵医嘱预防性补钾,加强观察,尤其是对老年人,有心血管疾患、进食量少者。

4.健康指导

(1)疾病知识指导:使患者及家属了解导致叶酸、维生素 B_{12} 缺乏的原因,介绍疾病临床表现、治疗等方面知识,从饮食、卫生方面加以指导。指导患者按医嘱用药,定期门诊复查血象。

(2)疾病预防指导:采取科学合理的烹调方式,纠正不良饮食习惯,加强个人卫生,注意保暖,预防损伤与感染。

四、再生障碍性贫血

再生障碍性贫血(aplastic anemla,AA),简称再障,通常指原发性骨髓造血功能衰竭综合征。病因不明。主要表现为骨髓造血功能低下、全血细胞减少和贫血、出血、感染。AA 的发病率在欧美为 0.47～1.37/10 万人,日本为 1.47～2.4/10 万人,我国为 0.74/10 万人;可发生于各年龄段,老年人发病率较高;男、女发病率无明显差异。根据患者的病情、血象、骨髓象及预后,可分为重型再障(SAA)和非重型再障(NSAA)。

【病因与发病机制】

1.病因

发病原因不明确,可能与药物及化学物质、长期接触各种电离辐射如 X 射线、病毒性肝炎等病毒感染、遗传因素有关,也有少数可能由系统性红斑狼疮、慢性肾衰竭等疾病演变而来。

2.发病机制

近年来认为 AA 的主要发病机制是免疫异常。T 细胞功能亢进,细胞毒性 T 细胞直接杀伤和淋巴因子介导的造血干细胞过度凋亡引起的骨髓衰竭是 AA 的主要发病机制。

【临床表现】

再障的临床表现与全血细胞减少有关,主要为进行性贫血、出血、感染,但多数无肝、脾、淋巴结肿大。重型再障和非重型再障的鉴别见表 10-2。

表 10-2　**重型再障和非重型再障的鉴别**

判断指标	重型再障(SAA)	非重型再障(NSAA)
起病与进展	起病急,进展快,病情重	起病缓,进展慢,病情较轻
首发症状	感染、出血	贫血为主、偶有出血
血象情况		
网织红细胞绝对值	$<15\times10^9/L$	$>15\times10^9/L$
血小板	$<20\times10^9/L$	$>20\times10^9/L$
中性粒细胞绝对值	$<0.5\times10^9/L$	$>0.5\times10^9/L$
骨髓象	多部位骨髓增生重度减低	多部位骨髓增生减低
预后	死亡率极高	多数缓解甚至治愈

1.重型再障(SAA)

起病急,进展快,病情重;少数可由非重型再障进展而来。

(1)贫血:苍白、乏力、头晕、心悸和气短等症状进行性加重。

(2)出血:皮肤可有出血点或大片瘀斑,口腔黏膜有血疱,有眼结膜出血、鼻出血、牙龈出血等。深部脏器出血时可见呕血、咯血、便血、血尿、阴道出血、眼底出血和颅内出血,后者常危及患者生命。

(3)感染:多数患者有发热,体温在 39℃ 以上,个别患者自发病到死亡均处于难以控制的高热之中。以呼吸道感染最常见,感染菌种以革兰氏阴性杆菌、金黄色葡萄球菌和真菌为主,常合并败血症。

2.非重型再障(NSAA)

起病和进展较缓慢,贫血、感染和出血程度较重型轻,也较易控制。久治无效者可发生颅内出血。

【辅助检查】

1.血象

SAA 呈重度全血细胞减少:重度正细胞正色素性贫血,血小板$<20\times10^9/L$;中性粒细胞绝对值$<0.5\times10^9/L$;网织红细胞绝对值$<15\times10^9/L$。NSAA 也呈全血细胞减少,但达不到 SAA 的程度。

2.骨髓象

骨髓穿刺及骨髓活检是必需的检查。多部位骨髓增生减低,粒、红系及巨核细胞明显减少但形态大致正常,淋巴细胞、网状细胞及浆细胞等非造血细胞比例明显升高。骨髓小粒无造血细胞,呈空虚状,可见较多脂肪粒。骨活检显示造血组织均匀减少,脂肪组织增加。

3.发病机制检查

溶血检查均为阴性;骨髓细胞染色体核型正常;血清 IL-2、IFN-γ、TNF 水平升高等。

【治疗要点】

(一)支持治疗

1.保护措施

预防感染,避免出血,杜绝接触各类危险因素,酌情预防性给予抗真菌药物。

2.对症治疗

(1)纠正贫血:血红蛋白低于 60g/L 时,可输血,但应防止输血过多。

(2)控制出血:用促凝血药酚磺乙胺(止血敏)等。

(3)控制感染:及时采用经验性广谱抗生素治疗,药敏试验有结果后应换用敏感窄谱的抗生素。对于真菌感染建议早期应用两性霉素 B 或新的抗真菌药物如伏立康唑或卡泊芬净等。

(4)护肝治疗:AA 常合并肝功能损害,应酌情选用护肝药物。

(二)针对不同发病机制的治疗

1.免疫抑制治疗

主要包括合理应用抗胸腺细胞球蛋白(antithymocyte globulin,ATG)或抗淋巴细胞球蛋白(antilymphocyte globulin,ALG)和环孢素(CsA)。其中 ATG 联合 CsA 的治疗方案已成为目前再障治疗的标准疗法之一。有学者使用 CD3 单克隆抗体、环磷酰胺、麦考酚吗乙酯(MMF)等治疗 SAA。

2.促造血治疗

(1)雄激素:适用于所有类型 AA,如司坦唑醇(康立龙)、达那唑、丙酸睾酮、十一酸睾酮(安雄)。应视药物的作用效果和不良反应调整疗程及剂量。

(2)造血生长因子:主要适用于 SAA,一般在免疫抑制治疗后使用,剂量可酌减,维持 3 个月以上为宜。常用药物有:粒细胞-巨噬细胞集落刺激因子(GM-CSF)或粒细胞集落刺激因子(G-CSF),红细胞生成素(EPO)。

3.造血干细胞移植

对 40 岁以下、无感染及其他并发症、有合适供体的 SAA 患者,可考虑造血干细胞移植。

【护理措施】

1.一般护理

(1)饮食:进食高热量,高蛋白、富含维生素、易消化的清淡软食或半流食,如动物肝、肾、瘦肉、水果等。禁食过硬、粗糙的食物,必要时静脉补充营养。

(2)运动与休息:应根据贫血的程度、发生发展的速度及基础疾病等,合理安排休息活动,减少机体氧耗量。

2.病情观察

密切观察患者体温,一旦发热,做好相关实验室标本采集送检工作。观察患者出血的发生部位、主要形式、发展或消退情况;及时发现新的出血、重症出血及其先兆,利于及时护理与配合抢救。

3.对症护理

(1)感染预防:注意饮食及卫生环境,保护性隔离;保持空气清新、物品整洁,定期消毒;注意保暖;严格无菌操作;加强口腔护理,养成进餐前后、睡前、晨起漱口的好习惯;保持皮肤清洁、干燥、勤更衣,勤剪指甲;保持大便通畅,睡前、便后坐浴预防肛周感染。

(2)出血护理:保持床单平整,被褥衣着轻软,避免肢体的碰撞或外伤,高热患者禁用酒精或温水擦浴降温,尽可能减少注射次数;保持室内相对湿度在 $50\%\sim60\%$,勿用力抠鼻,鼻少量出血时可用 0.1% 肾上腺素棉球填塞,严重者可用凡士林油纱条行后鼻腔填塞术,3 天后取出;指导患者用软毛刷刷牙,忌用牙签剔牙;保证充足睡眠,避免情绪激动、剧烈咳嗽等,监测血压,一旦发生颅内出血,及时联系医生,积极配合抢救。

4.用药护理

(1)ATG/ALG:均为异种蛋白,可出现超敏反应(寒战、发热、多型性皮疹、高血压或低血压)、血清病(如猩红热样皮疹、发热、关节痛、肌肉痛)、出血加重以及继发感染等。用药前需做过敏试验,输注时速度不宜过快,用药过程中用糖皮质激素防治过敏反应。

(2)环孢素:监测患者的血药浓度、骨髓象、血象、T 细胞免疫学改变及药物不良反应(包括肝肾功能损害、多毛、牙龈增生、高血压、高血糖、恶心、呕吐)等,以调整用药剂量及疗程。

(3)雄激素:丙酸睾酮为油剂,不易吸收,局部可形成硬结,甚至发生无菌性坏死,故应采用深部、缓慢、分层肌内注射,注意注射部位的轮换。定期检测肝功能。

(4)GM-CSF/G-CSF:不良反应有发热、肌肉骨骼酸痛、皮疹等,注意观察,及时通知医生,调整剂量或更换药物。

5.心理护理

需要向患者及其家属仔细讲解疾病的本质、预后及讨论一些重要的事情,在疾病的早期就应该强调该疾病的特点是慢性、治疗起效时间长。治疗 6 个月甚至以上时间,病情仍无起色,患者及家属和朋友情绪都会相当低落,此时一定要抵制住放弃治疗或采用不恰当并具有风险的治疗方法和药物的想法,因为部分患者治疗 1 年或更久后才开始恢复并非少见。同时解释雄激素药物应用的目的,主要的不良反应如毛发增多、声音变粗等,说明待病情缓解后,随着药物剂量的减少,不良反应会逐渐消失。指导患者学会自我调节,护士及家属应善于倾听,理解支持患者。

6.健康指导

(1)住院康复期:加强营养,避免病从口入;保证充足睡眠与休息,指导患者学会自我调节,认清负面情绪的危害。

(2)出院指导:尽可能避免或减少接触与再障发病相关的药物和理化物质,尽量少用、不用可能损伤骨髓的药物,针对危险品的职业性接触者,必须严格遵守操作规程,做好个人防护,定期体检,加强锻炼,增强体质。告知患者及家属应遵医嘱按时、按量、按疗程用药,定期复查血象,同时做好自我监测,出现不良症状如头晕、心悸、发热、咳嗽、肛周疼痛、便血等时及时就医。

四、溶血性贫血

溶血(hemolysis)是红细胞遭到破坏、寿命缩短的过程。当溶血超过骨髓的代偿能力,引起的贫血即为溶血性贫血(hemolytic anemia,HA)。骨髓具有比正常造血功能强 $6\sim8$ 倍的代偿能力,溶血发生而骨髓能够代偿时,可无贫血,称为溶血状态(hemolytic state)。

【分类】

1.按发病和病情

分为急性溶血和慢性溶血。

2.按溶血的部位

分为血管内溶血和血管外溶血。

3.按病因

分为红细胞自身异常和红细胞外部异常所致的 HA。

【临床表现】

临床表现主要与溶血过程持续的时间和溶血的严重程度有关。

1.急性溶血

起病急骤,严重的腰背及四肢酸痛,伴头痛、呕吐、寒战,随后高热、面色苍白和血红蛋白尿、黄疸。严重者出现周围循环衰竭和急性肾衰竭。

2.慢性溶血

起病缓慢,症状较轻,以贫血、黄疸、脾大为特征。长期高胆红素血症可并发胆石症和肝功能损害。

溶血性黄疸皮肤多呈柠檬黄色,不伴皮肤瘙痒。

【辅助检查】

除血常规等贫血的一般实验室检查外,还包括 HA 的筛查试验即红细胞破坏增加的检查和红系代偿性增生的检查,用于确定是否存在溶血及溶血部位;而针对红细胞自身缺陷和外部异常的检查,用于确立病因和鉴别诊断。

【治疗要点】

1.病因治疗

尽快去除诱因与病因,积极治疗原发病。

2.免疫抑制剂及糖皮质激素

主要用于自身免疫性溶血性贫血,糖皮质激素还可用于阵发性睡眠性血红蛋白尿(PNH)。免疫抑制剂有环磷酰胺和环孢素等;糖皮质激素有泼尼松、氢化可的松等。

3.脾切除

适用于血管外溶血。

4.输血

严格掌握输血指征,对自身免疫性溶血性贫血或 PNH 患者可加重溶血,必要时选择洗涤红细胞。

5.其他

适当增加各种造血物质的补充,如叶酸等。

【护理措施】

1.一般护理

(1)饮食:进高热量、高维生素饮食,避免进食一切可能加重溶血的食物或药物,鼓励患者多饮水。

(2)运动与休息:对于慢性期及中度贫血的患者,可以增加卧床时间,直至生活自理;对于急性期或慢性期合并溶血危象的患者,应绝对卧床休息,保持环境安静。

2.病情观察

密切观察患者的生命体征、神志,是否有头痛、腰背酸痛、肝脾大、黄疸有无加重,尿量、尿色有无改变,记录 24 小时出入液量。密切观察贫血的进展情况,及时通知医生。

3.对症护理

(1)急性肾衰竭:绝对卧床休息,下肢水肿者抬高下肢,每天监测体重及出入液量,及时了解相关实验室检查结果如血象、肌酐、尿素氮、血电解质等。控制水分及盐的摄入。注意保护肾脏。一旦出现尿少甚至无尿时,及时通知医生,做好救治准备和配合。

(2)腰背疼痛:采用舒适体位,保持环境安静。鼓励患者多饮水,促进代谢物排泄。

4.用药护理

长期应用糖皮质激素可能出现满月脸、水牛背、向心性肥胖、多毛、痤疮等症状,对于年轻患者需讲解激素治疗的重要性,告知不良反应停药后可自行消退。鼓励患者正确对待形象改变,按时按量服用药物,防止突然停药,出现反跳现象。

5.健康指导

做好卫生宣传工作,指导患者避免诱因。保证充足的睡眠和休息,适当的活动,发作期应注意保暖,避免受凉。避免再次接触或服用引起溶血的化学毒物或药物,PNH 患者忌食酸性食物和药物,如阿司匹林、维生素 C 等,对伴有脾功能亢进和白细胞减少者,应注意个人卫生。指导患者对药物不良反应和贫血、溶血相关症状体征的自我监测,发现异常及时就诊。

第二节　出血性疾病

紫癜(purpura)性疾病约占出血性疾病总数的 1/3,包括血管性紫癜(vascular purpura)和血小板性紫癜(thrombocytic purpura)。前者由血管壁结构或功能异常所致,后者由血小板疾病所致。临床上以皮肤、黏膜出血为主要表现。

一、过敏性紫癜

过敏性紫癜(allergic purpura)又称 Schonlein-Henoch 综合征,为一种常见的血管变态反应性疾病,因机体对某些致敏物质产生变态反应,导致毛细血管脆性及通透性增加,血液外渗,产生紫癜、黏膜及某些器官出血。可同时伴发血管神经性水肿、荨麻疹等其他过敏表现。本病多见于青少年,男性发病略多于女性,春、秋季节发病较多。

【病因与发病机制】

1.病因

与感染、食物(如虾、蛋、牛奶等)、药物(抗生素类、解热镇痛类、磺胺类等)、花粉、尘埃、菌苗或疫苗接种、虫咬、受凉及寒冷刺激等有关。

2.发病机制

蛋白质及其他大分子致敏原作为抗原,小分子致敏原作为半抗原。

【临床表现】

多数患者发病前 1～3 周有全身不适、低热、乏力及上呼吸道感染等前驱症状,随之出现典型临床表现。

1.单纯型(紫癜型)

最常见的临床类型,主要表现为皮肤紫癜,局限于四肢,尤其下肢及臀部。紫癜常成批反复发生、对称分布。

2.腹型(Henoch 型)

最具潜在危险和最易误诊的类型。除皮肤紫癜外,产生一系列消化道症状及体征,如恶心、便血等。其中腹痛最为常见,常为阵发性绞痛,多位于脐周、下腹或全腹。

3.关节型

除皮肤紫癜外,出现关节肿胀、疼痛、压痛及功能障碍等表现。

4.肾型

是病情最为严重且预后相对较差的临床类型。在皮肤紫癜的基础上,出现血尿、蛋白尿及管型尿,偶见水肿、高血压及肾衰竭等表现。

5.混合型

皮肤紫癜合并上述两种以上临床表现。

6.其他

少数患者还可出现视神经萎缩、虹膜炎及中枢神经系统相关症状、体征。

【辅助检查】

1.尿常规检查

肾型或混合型可有血尿、蛋白尿、管型尿。

2.血小板计数、功能及凝血相关检查

除出血时间可能延长外,其他均正常。

3.肾功能检查

肾型及合并肾型表现的混合型,可有不同程度的肾功能损害,如血尿素氮升高、内生肌酐清除率下降等。

【治疗要点】

1.病因防治

如防治感染,清除局部病灶(扁桃体炎等),驱除肠道寄生虫,避免可能致敏的食物及药物等。

2.一般治疗

①抗组胺药：盐酸异丙嗪，氯苯那敏（扑尔敏）、阿司咪唑（息斯敏）等。②改善血管通透性药物：维生素 C、曲克芦丁等。

3.糖皮质激素

具有抑制抗原抗体反应、减轻炎性渗出、改善血管通透性等作用。一般用泼尼松，重者可用氢化可的松或地塞米松，静脉滴注。

4.对症治疗

腹痛较重者可皮下注射解痉剂，如阿托品或山莨菪碱（654-2）；关节痛可酌情用镇痛药；呕吐严重者可用止吐药；上消化道出血者可禁食、制酸、止血。

5.其他

如上述治疗效果不佳或近期内反复发作者，可酌情使用：①免疫抑制剂：如环磷酰胺等；②抗凝疗法：适用于肾型患者；③中药：以凉血、解毒、活血化瘀为主，适用于慢性反复发作或肾型患者。

【护理措施】

1.一般护理

（1）饮食：避免过敏性食物的摄取。发作期可选择清淡、少刺激、易消化的软食，不宜过热、过硬、过量，有消化道出血时禁食。

（2）运动与休息：增加卧床休息时间，保持环境安静，避免过早或过多的行走活动。

2.病情观察

密切观察患者的出血进展与变化，了解有无缓解，患者的自觉症状，皮肤瘀点或紫癜的分布等；对于腹痛的患者，注意评估疼痛的部位、性质、严重程度及其持续时间、有无伴随症状，如恶心、呕吐等；注意腹部的体格检查，包括腹壁紧张度、有无压痛等；对于关节痛的患者，应评估受累关节的部位、数目、局部有无水肿等。对于肾型紫癜应注意观察尿色、尿量及尿液检查结果，有无水肿等。

3.对症护理

腹痛者宜取屈膝平卧位；关节肿痛者应注意局部关节的制动和保暖。腹泻患者应注意肛周护理，保持肛周清洁干燥。

4.用药护理

若使用糖皮质激素，应加强护理，预防感染；若使用环磷酰胺时，嘱患者多饮水，注意观察尿量及尿色的变化；若使用抗组胺药物容易引起发困，应告知患者注意休息。

5.健康指导

向患者及家属讲解疾病相关知识，积极寻找过敏源，避免再次接触与发病有关的食物及药物等。养成良好的卫生习惯，饭前便后洗手，避免食用不洁食物。加强锻炼，增强体质，保持心情愉悦。有花粉的季节，过敏体质者尽量减少外出，必要时戴口罩。教会患者对出血情况及伴随症状或体征的自我监测，病情复发或加重时，应及时就医。

二、特发性血小板减少性紫癜

特发性血小板减少性紫癜(idiopathic thrombocytopenic purpura,ITP)是一种复杂的多种机制共同参与的获得性自身免疫性疾病。该病的发生是由于患者对自身血小板抗原的免疫失耐受,导致体液免疫和细胞免疫介导的血小板过度破坏和血小板生成受抑,出现血小板减少,伴或不伴皮肤黏膜出血的临床表现。ITP 的发病率为 5～10/10 万人口,60 岁以上人群的发病率为 60 岁以下人群的 2 倍。

【病因与发病机制】

ITP 的病因迄今未明。发病机制如下:

(1)体液免疫和细胞免疫介导的血小板过度破坏。

(2)体液免疫和细胞免疫介导的巨核细胞数量和质量异常,血小板生成不足。

【临床表现】

1.急性型

多见于儿童。病程多为自限性,常在数周内恢复,少数病程超过半年可转为慢性。

(1)起病形式:多数患者起病前 1～2 周有呼吸道感染史,特别是病毒感染史。起病急,常有畏寒、寒战、发热。

(2)出血表现:全身皮肤瘀点、紫癜及大小不等的瘀斑,常先出现于四肢,尤以下肢为多;鼻腔、牙龈及口腔黏膜出血也较常见。当血小板低于 $20 \times 10^9/L$ 时可发生内脏出血。颅内出血可致剧烈头痛、意识障碍、抽搐,是本病致死的主要原因。

(3)其他:出血量过大,可出现程度不等的贫血、血压降低甚至失血性休克。

2.慢性型

常见于 40 岁以下的成年女性。常可反复发作,少有自行缓解。

(1)起病形式:起病隐匿或缓慢。

(2)出血表现:相对较轻,主要表现为反复出现四肢皮肤散在的瘀点、瘀斑,牙龈出血或鼻出血,女性患者月经过多较常见,甚至是唯一症状。部分患者出现广泛且严重的内脏出血甚至颅内出血。

(3)其他:长期月经过多可出现与出血严重程度相一致的贫血。反复发作者常有轻度脾大。

【辅助检查】

1.血象

急性型发作期血小板$<20 \times 10^9/L$,慢性型多为$(30～80) \times 10^9/L$,白细胞多正常,反复出血或短期内失血过多者,红细胞和血红蛋白可出现不同程度的下降。

2.骨髓象

巨核细胞增加或正常。急性型幼稚巨核细胞比例升高,胞体大小不一,以小型多见;慢性型颗粒型巨核细胞增多,胞体大小基本正常。有血小板形成的巨核细胞显著减少($<30\%$),巨核细胞呈现成熟障碍。

3.其他

束臂试验阳性、出血时间延长、血块收缩不良,90％以上患者血小板生存时间明显缩短。

【治疗要点】

(一)一般治疗

注意休息,避免外伤,给予足量液体和易消化饮食。

(二)病情观察

ITP患者如无明显出血倾向,血小板计数高于 $30×10^9/1$,无手术、创伤,且不从事增加患者出血危险性的工作或活动,发生出血的风险较小,可临床观察暂不进行药物治疗。

(三)首次诊断ITP的一线治疗

1.糖皮质激素

首选治疗。常用泼尼松口服,病情严重者用等效量地塞米松或甲泼尼龙静脉滴注,好转后改口服。待血小板升至正常或接近正常后,逐步减量,持续 3～6 个月。

2.静脉输注丙种球蛋白(IVIG)

主要用于:①ITP的急症处理;②不能耐受糖皮质激素或者脾切除术前准备;③合并妊娠或分娩前。

(四)ITP的二线治疗

1.脾切除

可减少血小板抗体的产生及减轻血小板的破坏。

2.药物治疗

(1)抗CD20单克隆抗体:可有效清除体内B淋巴细胞,减少自身抗体产生。

(2)促血小板生成药物:主要包括重组人血小板生成素(thTPO)等。

(3)免疫抑制剂:不宜作为首选。主要药物有:①长春新碱(VCR);②环磷酰胺(CTX);③硫唑嘌呤(AZT);④环孢素;⑤霉酚酸酯(MMF)。

(五)急症的处理

适用于:①血小板计数 $<20×10^9/L$ 者;②出血严重而广泛者;③疑有或已发生颅内出血者;④近期将实施手术或分娩者。

1.血小板输注

成人用量为每次 10～20 单位,反复输注血小板可产生血小板抗体,因此不宜多次输注血小板。

2.大剂量甲泼尼龙

1g/d,静脉注射,3～5 天为 1 个疗程。

3.大剂量免疫球蛋白

400mg/(kg·d),静脉注射,5 天为一个疗程。

4.血浆置换

可有效清除血浆中的血小板抗体,每天置换 3L,连续 3～5 天。

【护理措施】

1.一般护理

(1)饮食:高热量、高蛋白、高维生素,清淡、易消化的饮食,禁食过硬、刺激性食物,消化道出血者禁食,情况好转后逐步改为少渣半流质、软饭、普食。

(2)运动与休息:保证充足的睡眠,注意休息。根据血小板计数适当活动,避免跌倒、碰撞等外伤发生。

2.病情观察

观察患者出血的发生、发展或消退情况,特别是出血部位、范围和出血量。注意患者自觉症状、情绪反应、生命体征、神志等。

3.用药护理

(1)长期使用糖皮质激素可引起身体外形的变化、胃肠道反应、诱发感染、骨质疏松等,应向患者作必要的解释和指导,说明在减药、停药后可以逐渐消失,宜饭后服药,必要时可加用胃黏膜保护剂或制酸剂,预防感染,监测骨密度,用药期间定期监测血压、血糖、电解质等,发现异常及时通知医生。

(2)静脉注射免疫抑制剂、大剂量免疫球蛋白时,要注意保护血管,一旦发生静脉炎要及时处理。

4.健康指导

向家属及患者介绍疾病相关知识。保持情绪稳定,大便通畅,睡眠充足。避免服用可能引起血小板减少或抑制血小板功能的药物,特别是非甾体消炎药,如阿司匹林等。遵医嘱按时、按剂量、按疗程用药,不可自行减量或停药。定期复查血象,学会自我监测皮肤出血情况如瘀点、瘀斑等;内脏出血表现如呕血、便血等,一旦出现及时就医。

三、血友病

血友病(hemophilia)是一组因遗传性凝血活酶生成障碍引起的出血性疾病,包括血友病A(遗传性抗血友病球蛋白缺乏症或FⅧ缺乏症)、血友病B(遗传性FⅨ缺乏症)及遗传性FⅪ缺乏症(Rosenthal综合征),其中以血友病A最为常见。血友病以阳性家族史、幼年发病、自发或轻度外伤后出血不止、血肿形成及关节出血为特征。

【病因与发病机制】

血友病A、B均属性染色体(X染色体)连锁隐性遗传性疾病。遗传性FⅪ缺乏症为常染色体隐性遗传性疾病,双亲都可遗传,子女均能发病。

【临床表现】

1.出血

出血的轻重与血友病类型及相关因子缺乏程度有关。血友病A出血较重,血友病B次之,遗传性FⅪ缺乏症最轻。血友病的出血多为自发性或轻度外伤、小手术(如拔牙、扁桃体切除)后出血不止。

2.血肿压迫的表现

血肿压迫周围神经可致局部疼痛、麻木及肌肉萎缩;压迫血管可致相应供血部位缺血性坏死或瘀血、水肿；口腔底部、咽后壁、喉及颈部出血可致呼吸困难甚至窒息；压迫输尿管可致排尿障碍。

【辅助检查】

1.筛选试验

出血时间、凝血酶原时间、血小板计数、血小板聚集功能正常，活化部分凝血活酶时间（APTT）延长。

2.临床确诊试验

FⅧ活性测定辅以FⅧ:Ag测定和FⅨ活性测定辅以FⅨ:Ag测定可以确诊血友病A和血友病B。

3.基因诊断试验

主要用于携带者检测和产前诊断，目前用于基因分析的方法主要有DNA印迹法、限制性内切酶片段长度多态性等。

【治疗要点】

治疗原则是以替代治疗为主的综合治疗。

1.一般治疗

可用凝血酶、巴曲酶（立止血）、吸收性明胶海绵等药物加压止血；可使用夹板，模具等使患者出血的肌肉和关节处于休息位；肌肉出血常为自限性，不主张进行血肿穿刺，以防感染。

2.替代治疗

补充缺失的凝血因子是防治血友病出血最重要的措施。主要制剂有新鲜冰冻血浆、冷沉淀物以及凝血酶原复合物等。

3.药物治疗

①去氨加压素（desmopressin,DDAVP）；②糖皮质激素；③抗纤溶药物：如氨基己酸、氨甲苯酸等。

4.外科治疗

对于关节强直、畸形的患者，可在补充足量相应凝血因子的基础上行关节成形术或置换术。

5.其他

基因疗法。

【护理措施】

1.一般护理

（1）饮食：给予易消化饮食，防止食物过硬，避免暴食，少吃刺激性食物。

（2）运动与休息：防止外伤，尽量避免如拳击、足球、篮球等过度负重或进行剧烈的接触性运动，对活动性出血的患者，应限制其活动范围和活动强度，较严重时要卧床休息。

2.病情观察

监测患者自觉症状、不同部位的出血情况；经常评估关节外形、局部有无压痛、关节活动能力有无异常等。注意观察和警惕隐匿性的大出血或重要脏器出血。

3.对症护理

(1)局部出血:按医嘱给予患者止血处理,紧急情况配合抢救,颈部或喉部软组织出血时,应协助患者取侧卧位或头偏向一侧,必要时用吸引器将血吸出,避免积血压迫呼吸道引起窒息,做好气管插管或切开的准备。

(2)关节出血及康复:关节腔或关节周围组织出血时,急性期应给予局部制动并保持功能位,血肿消退前避免过早行走使患肢负重,出血控制后可鼓励患者循序渐进地活动受累关节及理疗。

4.正确输注各种凝血因子制品

避免异型血,制品取回后应立即输注,如是冷沉淀物或者冷冻血浆,输血前应将其置于37℃温水(水浴箱)中解冻、融化,以患者可耐受的速度快速输注。输入后随时观察有无变态反应发生及止血效果。

5.用药护理

DDAVP的不良反应有心率加快、颜面潮红、血压升高、少尿及头痛等,要密切观察,反复使用可发生水潴留和低钠血症,需限制体液摄入;对有心脑血管疾病的老年患者慎用。

6.心理护理

本病为遗传病,终身有出血倾向。患者易产生焦虑和恐惧,应关心、理解、安慰患者;为患者提供有关血友病社会团体的信息,鼓励患者及家属参与相关的社团及咨询活动,通过与医护人员或患者间的信息交流,相互支持,共同应对这一慢性病给患者带来的困难和烦恼,提高生活质量。

7.健康指导

①向患者及家属介绍疾病相关知识,教会患者预防出血的方法,避免剧烈的接触运动,不要穿硬底鞋或赤脚走路,使用锋利工具时小心,尽量避免手术治疗。②注意口腔卫生,防龋齿;③避免使用阿司匹林等有抑制凝血机制作用的药物,出血严重者及时就医。④告诉患者若外出或远行,应携带写明血友病的病历卡,以备发生意外时可得到及时救助。⑤控制体重,减轻关节负荷。⑥学会自我监测出血症状和体征和止血方法。⑦重视遗传咨询、婚前检查和产前检查,血友病患者和女性携带者最好不要婚配,携带者妊娠早期,应检查胎儿是否患血友病,以决定是否终止妊娠。

四、弥散性血管内凝血

弥散性血管内凝血(disseminated intravascular coagulation,DIC)是在许多疾病基础上,凝血及纤溶系统被激活,导致全身微血栓形成,凝血因子大量消耗并继发纤溶亢进,引起全身出血及微循环衰竭的临床综合征。

【病因与发病机制】

1.病因

与感染性疾病、淋巴瘤等恶性肿瘤、羊水栓塞等病理产科、手术及创伤、严重中毒或免疫反应、急性胰腺炎、重型肝炎等全身各系统疾病有关。

2.发病机制

DIC 是一种病理过程,本身并不是一个独立的疾病,只是众多疾病复杂的病理过程中的中间环节。凝血酶与纤溶酶的形成,是导致血管内微血栓形成、凝血因子减少及纤溶亢进等病理生理改变的关键机制。

【临床表现】

1.出血

特点为自发性、多发性出血,部位可遍及全身,多见于皮肤、黏膜、伤口及穿刺部位;其次为某些内脏出血,严重者可发生颅内出血。

2.休克或微循环障碍

一过性或持续性血压下降,早期即出现肾、肺、脑等器官功能不全,表现为肢体湿冷、少尿或无尿、呼吸困难、发绀及不同程度的意识障碍等。

3.微血管栓塞

与弥漫性微血栓的形成有关。皮肤黏膜栓塞可使浅表组织缺血、坏死及局部溃疡形成;内脏栓塞常见于肾、肺、脑等,可引起急性肾衰竭、呼吸衰竭、颅内高压等,从而出现相应的症状和体征。

4.微血管病性溶血

可表现为进行性贫血,贫血程度与出血量不成比例,偶见皮肤、巩膜黄染,大量溶血时还可以出现黄疸、血红蛋白尿。

【辅助检查】

1.消耗性凝血障碍方面的检测

指血小板及凝血因子消耗性减少的相关检查,DIC 时,血小板计数减少,凝血酶原时间(PT)延长,部分凝血活酶时间(APTT)延长等。

2.继发性纤溶亢进方面的检测

指纤溶亢进及纤维蛋白降解产物生成增多的检测,DIC 时,纤维蛋白的降解产物(FDP)明显增多,纤溶酶及纤溶酶原激活物的活性升高等,D-二聚体定量升高或定性阳性等。

3.其他

DIC 时,外周血涂片红细胞形态常呈盔形、多角形等改变;血栓弹力图(TEG)可反映止血功能,但对于 DIC 特异性与敏感性均不清楚。

【治疗要点】

治疗原则是以治疗原发病,去除诱因为根本,抗凝治疗与凝血因子补充同步进行。

1.去除诱因、治疗原发病

如控制感染,治疗肿瘤,病理产科及外伤;纠正缺氧、缺血及酸中毒等。

2.抗凝治疗

抗凝治疗是终止 DIC 病理过程、减轻器官损伤,重建凝血-抗凝平衡的重要措施。

(1)肝素治疗:①肝素:常用于急性或暴发型 DIC;②低分子量肝素:预防、治疗慢性或代偿性 DIC 时优于肝素。

（2）其他抗凝及抗血小板聚集药物：①复方丹参注射液；②低分子右旋糖酐；③噻氯匹定；④双嘧达莫；⑤重组人活化蛋白 C（APC）。

3.替代治疗

适用于有明显血小板或凝血因子减少证据和已进行病因及抗凝治疗，DIC 未能得到良好控制者。对于 APTT 时间显著延长者可输新鲜全血、新鲜血浆或冷沉淀物，以补充凝血因子。对于纤维蛋白原显著降低或血小板显著减少者可分别输纤维蛋白原浓缩剂或血小板悬液。

4.抗纤溶治疗

适用于继发性纤溶亢进为主的 DIC 晚期。常用药物有氨甲苯酸，氨基己酸等。

5.溶栓疗法

由于 DIC 主要形成微血管血栓，并多伴有纤溶亢进，因此原则上不使用溶栓剂。

6.其他

糖皮质激素治疗，但不作常规应用。

【护理措施】

1.一般护理

（1）饮食：进高热量、高蛋白、高维生素饮食，有消化道出血者应进食冷流质或半流质饮食，必要时可禁食。昏迷者给予鼻饲，并做好护理。

（2）运动与休息：卧床休息，根据病情采取合适体位，如休克患者采取中凹卧位，呼吸困难者可采取半坐卧位，意识障碍者采取保护性措施。注意保暖，防褥疮，协助排便，必要时保留尿管。

2.病情观察

严密监测患者的生命体征、神志和尿量变化，记录 24 小时出入液量；观察表情，皮肤的颜色与温湿度；有无皮肤黏膜和重要器官栓塞的症状和体征，如皮肤栓塞出现四肢末端发绀，肾栓塞出现腰痛、血尿等；注意出血部位、范围及其严重度的观察。

3.用药护理

肝素的主要不良反应是出血，还会引起发热、过敏反应、脱发、血小板减少等，在治疗过程中注意观察患者出血情况，监测各项实验室指标，APTT 为最常用的监护指标，正常值为（40±5）秒，使其延长 60%～100% 为最佳剂量，若过量可采用鱼精蛋白中和，鱼精蛋白 1mg 可中和肝素 1mg。右旋糖酐 40 可引起过敏反应，重者可致过敏性休克，使用时应谨慎。

4.心理护理

由于病情危重，症状较多，患者常有濒死感，可表现多种心理活动，如悲观绝望，烦躁不安、恐惧紧张等心理异常。因此，应针对患者心理进行耐心讲解，列举成功案例，增强患者信心，使其积极配合治疗。

5.健康指导

向患者及其家属讲解疾病相关知识，强调反复进行实验室检查的必要性和重要性，特殊药物治疗的不良反应，保证充足的睡眠；提供易消化吸收富含营养的食物，适当运动，循序渐进。

第三节　白血病

白血病(leukemia)是一类造血干细胞的恶性克隆性疾病,因白血病细胞自我更新增强、增殖失控、分化障碍、凋亡受阻,而停滞在细胞发育的不同阶段。在骨髓和其他造血组织中,白血病细胞大量增生累积,使正常造血受抑制并浸润其他器官和组织。根据白血病细胞的成熟程度和自然病程,将白血病分为急性和慢性两大类。在恶性肿瘤所致的死亡率中,白血病居第6位(男性)和第8位(女性),但在儿童及35岁以下成人中则居第1位。

【病因与发病机制】

可能与病毒感染、自身免疫功能异常、X射线、苯及其衍生物、遗传因素等有关。

一、急性白血病

急性白血病(acute leukemia,AL)是造血干细胞的恶性克隆性疾病,发病时骨髓中异常的原始细胞及幼稚细胞大量增殖并抑制正常造血,广泛浸润肝、脾、淋巴结等各种脏器。国际上常用的法美英FAB分类法将AL分为急性淋巴细胞白血病(acute lymphocytic leukemia,ALL)和急性髓系白血病(acute myelogenous leukemia,AML)。ALL又分为3个亚型,包括L_1型、L_2型、L_3型。AML又分为8个亚型,包括急性髓细胞白血病微分化型(M_0)、急性粒细胞白血病未分化型(M_1)、急性粒细胞白血病部分分化型(M_2)、急性早幼粒细胞白血病(APL,M_3)、急性粒一单核细胞白血病(M_4)、急性单核细胞白血病(M_5)、急性红白血病(M_6)、急性巨核细胞白血病(M_7)。

【临床表现】

AL起病急缓不一。急者可以表现突然高热,类似"感冒",也可以是严重出血。缓慢者常为脸色苍白、皮肤紫癜,月经过多或拔牙后出血难止而就医时被发现。

1.贫血

常为首发症状,呈进行性加重,半数患者就诊时已为重度贫血。

2.发热

白血病本身能引起发热,但大多数由继发感染所致,主要表现为持续低热或高热甚至超高热,可伴畏寒、出汗等。感染可发生在各个部位,以口腔炎、牙龈炎、咽峡炎最常见。长期应用抗生素者,可出现真菌感染。

3.出血

出血可发生在全身各部位,以皮肤瘀点、瘀斑、鼻出血、牙龈出血、月经过多为多见。眼底出血可致视力障碍,严重时发生颅内出血而导致死亡,APL易并发DIC而出现全身广泛性出血。

4.器官和组织浸润的表现

淋巴结肿大和肝脾大;胸骨下端局部压痛;部分AML可伴绿色瘤;牙龈增生、肿胀;皮肤出现蓝灰色斑丘疹;可引起中枢神经系统白血病(CNSL);睾丸出现无痛性肿大,多为一侧性;

肺、心、消化道、泌尿生殖系统等均可受累。

【辅助检查】

1.血象

大多数患者白细胞增多,也有部分白细胞正常或减少,有不同程度的正细胞性贫血,约50%的患者血小板低于$60×10^9/L$,晚期血小板极度减少。

2.骨髓象

是诊断 AL 的主要依据和必做检查。多数患者的骨髓象呈增生明显活跃或极度活跃,以有关系列的原始细胞、幼稚细胞为主,若原始细胞占全部骨髓有核细胞的 30% 以上,则可做出AL 的诊断。

3.细胞化学

主要用于急淋、急粒及急单白血病的诊断与鉴别诊断。

4.免疫学检查

通过针对白血病细胞表达的特异性抗原的检测,分析细胞所属系列、分化程度和功能状态,以区分 ALL 与 AML 及其各自的亚型。

5.染色体和基因改变

AL 常伴有特异的染色体和基因改变,并与疾病的发生、发展、诊断、治疗与预后关系密切。

6.血液生化检查

血清尿酸浓度升高,患者并发 DIC 时出现凝血异常,血清乳酸脱氢酶(LDH)可升高。

【治疗要点】

治疗原则是根据患者的 MICM(细胞形态学、免疫学、细胞遗传学和分子遗传学)分型结果及临床特点进行预后危险分层,按照患者意愿、经济能力,选择并设计最佳完整、系统的治疗方案。

(一)对症支持治疗

1.紧急处理高白细胞血症

一旦出现高白细胞血症($>100×10^9/L$)可使用血细胞分离机,单采清除过高的白细胞,同时给予化疗和水化。应预防高尿酸血症、酸中毒、电解质平衡紊乱和凝血异常等并发症。

2.防治感染

发热时应及时查明感染部位及查找病原菌,使用有效抗生素。应用 G-CSF 可缩短粒细胞缺乏期。

3.成分输血支持

严重贫血可吸氧,输浓缩红细胞,维持 Hb$>80g/L$,但白细胞瘀滞症时不宜立即输红细胞。血小板低者可输单采血小板悬液。

4.防治高尿酸血症肾病

鼓励患者多饮水,最好 24 小时持续静脉补液,使每小时尿量$>150ml$并保持碱性尿,在化疗同时给予别嘌醇以抑制尿酸合成。当患者出现少尿和无尿时,应按急性肾衰竭处理。

(二)抗白血病治疗

AL 治疗分为两个阶段,即诱导缓解和缓解后治疗。诱导缓解主要通过联合化疗,使患者迅速获得完全缓解(complete remission,CR):白血病的症状和体征消失,血象的白细胞分类中无白血病细胞,骨髓象中相关系列的原始细胞与幼稚细胞之和≤5%。缓解后治疗主要方法为化疗和造血干细胞移植,诱导缓解获 CR 后,体内仍有残留的白血病细胞,称为微小残留病灶(MRD),必须进一步降低 MRD,以防止复发、争取长期无病生存(DFS)甚至治愈(DFS 持续10 年以上)。常用化疗药物及不良反应见表 10-3。

表 10-3　白血病常见化疗药物及不良反应

药名	缩写	主要不良反应
氨甲蝶呤	MTX	口腔及胃肠道黏膜溃疡,肝损害,骨髓抑制
巯嘌呤	6-MP	骨髓抑制,胃肠反应,肝损害
氟达拉滨	FLU	神经毒性,骨髓抑制,自身免疫现象
阿糖胞苷	Ara-C	消化道反应,肝功能异常,骨髓抑制,巨幼变
环磷酰胺	CTX	骨髓抑制,恶心呕吐,脱发,出血性膀胱炎
苯丁酸氮芥	CLB	骨髓抑制,胃肠反应
白消安	BUS	皮肤色素沉着,精液缺乏,停经,肺纤维化
长春新碱	VCR	末梢神经炎,腹痛,脱发,便秘
高三尖杉酯碱	HHT	骨髓抑制,心脏损害,消化道反应
依托泊苷	VP-16	骨髓抑制,脱发,消化道反应
柔红霉素	DNR	骨髓抑制,心脏损害,消化道反应去甲氧
柔红霉素	IDA	骨髓抑制,心脏损害,消化道反应
门冬酰胺酶	L-ASP	肝损害,过敏反应,高尿酸血症,高血糖,胰腺炎,氮质血症
泼尼松	P	类库欣综合征,高血压,糖尿病
羟基脲	HU	消化道反应,骨髓抑制
维 A 酸	ARTA	皮肤黏膜干燥,口角破裂,消化道反应,头晕,关节痛,肝损害

1.ALL 治疗

复发多在 CR 后两年内发生,以骨髓复发最常见,此时可选择原诱导化疗方案再诱导或含HD Ara-C 的联合方案或者新药进行再诱导治疗。

2.AML 治疗

复发难治 AML 的治疗可选用:①HD Ara-C 联合化疗。②新方案:如氟达拉滨、Ara-C 和G-CSF±IDA(FLAG±I)。③对于年龄偏大或继发性 AML,可采用预激化疗:G-CSF＋Acla＋Ara-C。

3.中枢神经系统白血病的防治

早期强化全身化疗(如 HD MTX、Ara-C)和鞘内注射化疗药物(如 MTX、Ara-C、糖皮质激素)。

4.老年 AL 的治疗

多数 60 岁以上患者化疗需减量用药,以降低治疗相关死亡率;

【护理措施】

(一)一般护理

1.饮食

给予高热量、高蛋白、高维生素、适量纤维素,清淡、易消化饮食,多食新鲜水果、蔬菜。避免进食高糖、高脂、产气过多和辛辣的食物。注意卫生,食物要煮熟,牛奶要消毒。

2.运动与休息

根据患者情况制订合理的活动量。注意休息,劳逸结合。

(二)病情观察

密切观察患者生命体征变化,注意监测患者血象及骨髓象情况,观察患者有无贫血、出血及感染症状,观察患者化疗后的不良反应。

(三)对症护理

1.静脉炎及组织坏死的防护

(1)合理选择静脉:最好采用中心静脉或深静脉留置导管。若使用浅表静脉,应选择有弹性且直的大血管,避免在循环功能不良的肢体进行注射。

(2)避免药液外渗:静脉注射化疗药前先用生理盐水冲路,确定在静脉内方可注入药物,边抽回血边注药,以保证药液无外渗。应用多种药物时,先用对血管刺激性小的药物,药物输注完毕再用生理盐水 10～20ml 冲洗后拔针,以减轻药物对局部血管的刺激。

(3)化疗药外渗的处理:立即停止注入,边回抽边退针,不要立即拔针,并行利多卡因环形封闭,范围大于渗漏区,局部冷敷有一定效果,抬高受累部位,促进局部外渗药液的吸收。

(4)静脉炎的处理:局部血管禁止静脉注射,患处勿受压,使用喜疗妥等药物外敷,鼓励患者多做肢体活动,以促进血液循环,遵医嘱进行理疗。

2.骨髓抑制的防护

多数化疗药物化疗后第 7～14 天骨髓抑制作用最强,恢复时间多为之后的 5～10 天。化疗期间定期复查血象,每次疗程结束后复查骨髓象,以了解骨髓抑制程度。一旦出现骨髓抑制,加强贫血、感染和出血的预防、观察及护理。

3.消化道反应的防护

恶心、呕吐、食欲缺乏等消化道症状多出现在用药后 1～3 小时,持续数小时到 24 小时不等,体弱者出现症状较早且较重。

(1)为患者提供一个安静、舒适、通风良好的休息与进餐环境,避免不良刺激。

(2)避免在治疗前后 2 小时内进食,当出现恶心、呕吐时应暂缓或停止进食,及时清除呕吐物,保持口腔清洁。治疗前 1～2 小时给予止吐药物。

(3)给予高热量、高蛋白、高维生素、适量纤维素,清淡、易消化饮食,以半流质为主。少量多餐,避免进食高糖、高脂、产气过多和辛辣的食物,进食后适当活动,休息时取坐位和半卧位,避免饭后立即平卧。

(4)减慢化疗药输入速度,无法进食者给予静脉补充营养。

4.口腔溃疡的护理

对已发生口腔溃疡者,应给予口腔护理,每天 2 次。指导患者漱口液含漱及溃疡用药方法,每次 15～20 分钟,每天至少 3 次。餐后及睡前用漱口水含漱后,将药涂于溃疡处,涂药后禁食 2～3 小时。

5.心脏毒性的预防和护理

柔红霉素,阿霉素,高三尖杉酯碱类药物可引起心肌及心脏传导损害。用药前后监测心率、心律、血压。滴数小于 40 滴/分。

6.肝功能损害的防护

氨甲蝶呤,门冬酰胺酶对肝功有损害,监测肝功能,观察患者有无黄疸。

7.脱发的护理

(1)化疗前心理护理:向患者说明化疗必要性及化疗可能导致脱发的现象,告知结束后头发会再生,使其有充分的心理准备,坦然面对。

(2)出现脱发后的心理护理:评估患者的感受,鼓励表达内心感受,指导患者使用假发,戴帽子,协助其重视自身能力和优点,鼓励家属支持,病友分享,参与正常社交。

8.鞘内注射化疗药物的护理

推注速度宜慢,注毕嘱患者去枕平卧 4～6 小时,注意观察有无头痛、呕吐、发热等化学性脑膜炎及其他神经系统损害的症状。

(四)用药护理

VCR 能引起末梢神经炎,出现手足麻木感,停药后可逐渐消失。L-ASP 可引起过敏反应,用药前先皮试。APL 治疗过程中可能出现分化综合征(differential syndrome),主要临床表现为发热、体重增加、肌肉骨骼疼痛、呼吸窘迫、肺间质浸润、胸腔积液、心包积液、皮肤水肿、低血压、急性肾衰竭甚至死亡。一旦出现应及时给予大剂量糖皮质激素,暂时停服维 A 酸,症状消失后可继续使用,对症或辅助治疗如吸氧、利尿、白细胞单采清除和联合化疗等。ATO 不良反应有肝功能损害,心电图 QT 间期延长等。少数患者对别嘌醇会出现严重皮肤过敏,应注意。CTX 可导致出血性膀胱炎,嘱患者多饮水,每天 3000ml 以上;MTX 可引起口腔黏膜及消化道黏膜溃疡,嘱患者勤用亚叶酸钙溶液含漱。

(五)心理护理

认真评估各个时期患者的心理状况,耐心倾听,鼓励患者表达,向患者介绍已缓解的典型病例,组织患者之间进行养病经验的交流。

(六)健康指导

(1)向患者及其家属说明疾病相关知识,保证充足睡眠,适当健身活动,如散步、打太极拳等。

(2)指导患者进食高蛋白、高热量、高维生素,清淡、易消化少渣软食,避免辛辣刺激,多饮水,多食蔬菜、水果。

(3)注意保暖,讲究个人卫生,学会监测体温,掌握预防感染、贫血、出血的自我护理知识。

(4)嘱患者按计划、按时化疗,定期门诊复查,发现出血、发热及骨、关节疼痛应立即就医。

二、慢性白血病

慢性白血病(chronic leukemia,CL)按细胞类型分为慢性髓系白血病、慢性淋巴细胞白血病及少见类型的白血病,如毛细胞白血病、幼淋巴细胞白血病等。

慢性髓系白血病

慢性髓系白血病(chronic myelogenous leukemia,CML)简称慢粒,是一种发生在早期多能造血干细胞上的恶性骨髓增殖性疾病,主要涉及髓系。病程发展缓慢,脾大,外周血粒细胞显著增多且不成熟。CML 分为慢性期(chronic phase,CP)、加速期(accelerated,AP)和最终急变期(blastic phase or blast crisis,BPlBC)。本病各年龄组均可发病,以中年最多见。

【临床表现】

1.慢性期

CP 个一般持续 1~4 年,患者有乏力、低热、多汗或盗汗、体重减轻等代谢亢进的症状,由于脾大而自觉左上腹坠胀感。部分患者胸骨中下段压痛。

2.加速期

发热、虚弱、体重下降,脾脏迅速增大,骨、关节痛以及逐渐出现贫血、出血。原来治疗有效的药物无效。

3.急变期

急性期表现与 AL 类似,多数为急粒变,20%~30%为急淋变。

【辅助检查】

1.慢性期

(1)血象:白细胞明显升高,粒细胞显著增多,以中性中幼、晚幼和杆状核粒细胞居多,血小板多在正常水平,部分患者增多,晚期血小板减少,并出现贫血。

(2)骨髓象:骨髓增生明显至极度活跃,以粒细胞为主,粒红比例明显升高,原始细胞<10%。

(3)中性粒细胞碱性磷酸酶(NAP):活性减低或呈阴性反应。

(4)染色体检查:95%以上 CML 细胞中出现 Ph'染色体,显带分析为 t(9;22)(q34;qll)。

(5)血液生化:血清及尿中尿酸浓度升高,血清乳酸脱氢酶升高。

2.加速期

外周血或骨髓原始细胞≥10%;外周血嗜酸性粒细胞>20%;不明原因的血小板进行性减少或增加;除 Ph'染色体以外又出现其他染色体异常;粒-单系祖细胞集簇增加而集落减少;骨髓活检显示胶原纤维显著增生。

3.急变期

骨髓中原始细胞或原淋+幼淋或原单+幼单>20%;外周血中原粒+早幼粒细胞>30%,出现髓外原始细胞浸润。

【治疗要点】

治疗原则是应着重于慢性期早期治疗,避免疾病转化,力争细胞遗传学和分子生物学水平上的缓解。

（一）CP 的治疗

1.分子靶向治疗

应用第一代酪氨酸激酶抑制剂（tyrosine kinase inhibitor，TKI）甲磺酸伊马替尼（imatinib mesylate，IM），对伊马替尼不能耐受或无效的患者，可选择第二代 TKI 尼洛替尼或达沙替尼。

2.干扰素-α（interferon-α，IFN-α）应用

该药与小剂量阿糖胞苷联合使用，可提高疗效。

3.其他药物治疗

（1）羟基脲（hydroxyurea，HU）：起效快，作用时间短。

（2）白消安（busulfan，BU，马利兰）：起效慢且后作用长，剂量不易掌握。

（3）其他药物：Ara-C、HHT、ATO 等。

4.异基因造血干细胞移植（allo-HSCT）

是唯一可治愈 CML 的方法。

（二）进展期的治疗

AP 和 BC 统称为 CML 的进展期。AP 患者可采用加量 TKI 治疗，BC 患者采用加量 TKI 及联合化疗，两者回到 CP 后，立即行 allo-HSCT 治疗。

【护理措施】

1.一般护理

保证充足的休息和睡眠，适当锻炼，劳逸结合。进食高热量、高蛋白、高维生素、易消化吸收的饮食。

2.病情观察

每天测量患者脾脏的大小、质地并做好记录。注意脾区有无压痛，观察有无脾栓塞或脾破裂的表现；化疗期间定期监测血象、血尿酸和尿尿酸的含量及尿沉渣检查等，记录 24 小时出入液量，观察有无血尿或腰痛的发生。

3.对症护理

（1）疼痛护理：患者发生脾胀痛时，可置患者于安静、舒适的环境中，卧床休息，减少活动，左侧卧位，宜少食多餐，尽量避免弯腰和碰触腹部。

（2）尿酸性肾病护理：鼓励患者多饮水，化疗期间每天 3000ml 以上，遵医嘱口服别嘌醇和碳酸氢钠，24 小时持续静脉补液，保证足够的尿量。在化疗给药前或给药后遵医嘱给予利尿剂。

4.用药护理

（1）白消安：长期用药可出现皮肤色素沉着、精液缺乏及停经、肺纤维化等，现已较少应用于临床。

（2）干扰素-α：常见不良反应包括乏力、发热、疲劳、头痛、畏食、恶心、肌肉及骨骼疼痛等流感样症状和体重下降、肝功能异常等。预防性使用对乙酰氨基酚等能够减轻流感样症状。部分患者常需减量，同时定期检查肝肾功能及血象。

（3）伊马替尼：常见的非血液学不良反应包括水肿、肌痉挛、腹泻、恶心、肌肉骨骼痛、皮疹、腹痛、肝酶升高、疲劳、关节痛和头痛等，但一般症状较轻微。血液学不良反应包括白细胞、血

小板减少和贫血,可应用造血生长因子,严重者需减量或暂时停药,定期监测血象。

5.健康指导

向患者及家属讲解疾病相关知识,给予高热量、高蛋白、高维生素易消化的饮食,慢性期病情稳定时,保证充足休息,适当运动,可工作或学习,按时服药,配合治疗,注意各种不良反应,定期监测血象,出现贫血加重、发热、腹部剧烈疼痛者,应及时就医。

慢性淋巴细胞白血病

慢性淋巴细胞白血病(chronic lymphoblastic leukemia,CLL)简称慢淋,是一种进展缓慢的 B 淋巴细胞增殖性肿瘤,以外周血、骨髓、脾脏和淋巴结等淋巴组织中出现大量克隆性 B 淋巴细胞为特征。CLL 均起源于 B 细胞。本病在欧美各国是最常见的白血病,而在我国、日本及东南亚国家较少见。90%患者在 50 岁以上发病,男女比例 2∶1。

【临床表现】

起病缓慢,多无自觉症状,淋巴结肿大常为就诊的首发症状,以颈部、腋下、腹股沟淋巴结为主。肿大的淋巴结较硬,无压痛,可移动。早期可出现疲乏、无力,随后出现食欲缺乏、消瘦、低热和盗汗等,晚期易发生贫血、出血、感染。

【辅助检查】

1.血象

淋巴细胞持续增多,晚期血红蛋白、血小板减少。

2.骨髓象

有核细胞增生明显活跃,红系、粒系及巨核细胞均减少,淋巴细胞≥40%,以成熟淋巴细胞为主。

3.免疫学检查

淋巴细胞具有单克隆性,呈现 B 细胞免疫表型特征。

4.细胞遗传学

部分患者出现染色体异常,基因突变或缺失。

【治疗要点】

治疗原则是提高 CR 率,并尽可能清除微小残留病灶。

1.化学治疗

烷化剂有 CLB、CTX、苯达莫司汀;嘌呤类似物有 FLU;糖皮质激素。

2.化学免疫治疗

FCR 方案(FLU+CTX+R),其中 R 为利妥昔单抗。

3.造血干细胞移植

CLL 患者年龄较大,多数不适合移植治疗。

4.并发症治疗

积极抗感染治疗,反复感染者可静脉输注免疫球蛋白;并发自身免疫性溶血性贫血或血小板减少可用较大剂量糖皮质激素,无效且脾大明显者,可考虑切脾。

【护理措施】

1.一般护理

卧床休息,采取舒适卧位,进食高热量、高维生素、营养丰富的软食,摄取足够的水分。

2.病情观察

定期监测体温,观察感染的症状、体征及其变化情况。

3.对症护理

高热患者可给予物理降温,必要时遵医嘱给予药物降温,及时更换衣物,保持皮肤清洁干燥;严重贫血患者应给予常规氧气吸入,以改善组织缺氧,可给予患者输血以减轻贫血和缓解机体的缺氧症状。

4.用药护理

主要包括化疗药物不良反应的护理、干扰素-α 不良反应的护理。

5.健康指导

向患者说明遵医嘱坚持治疗的重要性,保证充足的休息,适当活动,注意饮食,定期复查血象,出现发热、出血或其他感染迹象应及时就诊。

第十一章　神经系统疾病患者的护理

第一节　脑梗死

脑梗死(cerebral infarction)又称缺血性脑卒中,是指各种原因所致脑部血液供应障碍,导致局部脑组织缺血、缺氧性坏死,而出现相应神经功能缺损的一类临床综合征。脑梗死是卒中最常见类型,占70%～80%。依据局部脑组织发生缺血坏死的机制可将脑梗死分为3种病理生理学类型:脑血栓形成(cerebral thrombosis)、脑栓塞(cerebral embolism)和血流动力学机制所致的脑梗死。

本节将以脑血栓形成为重点,介绍不同类型脑梗死。

脑血栓形成是脑梗死常见的类型,动脉硬化是本病的根本病因,因此,临床上脑血栓形成主要指大动脉粥样硬化性脑梗死。

【病因与发病机制】

1.脑动脉粥样硬化

为脑血栓形成最常见和基本的病因,常伴高血压,且两者互为因果。糖尿病和高脂血症可加速脑动脉粥样硬化的进程。

2.动脉炎

如结缔组织病、细菌、病毒、螺旋体感染等均可导致动脉炎症,使管腔狭窄或闭塞。

3.其他

真性红细胞增多症、血小板增多症、弥散性血管内凝血、脑淀粉样血管病、颅内外夹层动脉瘤等。

【临床表现】

脑梗死的临床表现与梗死部位、受损区侧支循环等有关。

(一)临床特点

(1)多见于50岁以上有动脉粥样硬化、高血压、高血脂、糖尿病者。

(2)安静或休息状态发病,部分患者发病前有肢体麻木、无力等前驱症状或短暂性脑缺血发作(transient ischemic attack,TIA)。

(3)起病缓慢,症状多在发病后10小时或1～2天达高峰。

(4)以偏瘫、失语、偏身感觉障碍和共济失调等局灶定位症状为主。

(5)部分患者可有头痛、呕吐、意识障碍等症状。

（二）临床类型

根据起病方式和病程可分为以下临床类型：

1.完全型

起病后 6 小时内病情达高峰，病情重，表现为一侧肢体完全瘫痪甚至昏迷。

2.进展型

发病后症状在 48 小时内逐渐进展或呈阶梯式加重。

3.缓慢进展型

起病 2 周后症状仍逐渐发展。多见于颈内动脉颅外段血栓形成，与全身或局部因素所致脑灌注减少有关。

4.可逆性缺血性神经功能缺失

症状和体征持续时间超过 24 小时，但在 1～3 周内完全恢复，不留任何后遗症。

【辅助检查】

1.血液和心电图检查

有利于发现脑梗死的危险因素和病因，对鉴别诊断也有价值。包括血常规、血流变、血生化（血糖、血脂、肾功能、电解质）和凝血功能。

2.神经影像学检查

可直观显示脑梗死的范围、部位、血管分布、有无出血、病灶的新旧等。①发病后应尽快做 CT 检查，发病当天多无改变，但可除外脑出血，多数病例发病 24 小时后脑梗死区出现低密度灶；②MRI 可清晰显示早期缺血性梗死、脑干、小脑梗死、静脉窦血栓形成等；③血管造影 DSA、CTA、MRA 可发现血管狭窄、闭塞及其他血管病变，如动脉瘤、动静脉畸形、动脉炎和脑底异常血管网病（烟雾病）（moyamoya disease）等。

3.腰穿检查

仅在无条件进行 CT 检查，临床又难以区别脑梗死与脑出血时进行。

4.经颅多普勒（TCD）检查

对评估颅内外血管狭窄、闭塞、痉挛或血管侧支循环建立情况有帮助。

【治疗要点】

本病的治疗原则是超早期、个体化和整体化治疗。

1.急性期治疗

（1）早期溶栓：发病至静脉溶栓治疗开始时间＜4.5 小时，常用溶栓药物包括：尿激酶（urokinase，UK）和重组组织型纤溶酶原激活物（recombinant tissue-type plasminogen actlvator，rt-PA）。

（2）调整血压：遵循个体化、慎重、适度原则。在发病 24 小时内，为改善缺血脑组织的灌注，维持较高的血压是非常重要的。通常只有当收缩压＞200mmHg 或舒张压＞110mmHg 时，才需要降低血压。

（3）防治脑水肿：多见于大面积脑梗死患者，脑水肿常于发病后 3～5 天达高峰，治疗目的是降低颅内压、维持足够脑灌注和预防脑疝发生。可应用 20％甘露醇、呋塞米、甘油果糖等药物。

（4）控制血糖：急性期高血糖较常见，可以是原有糖尿病的表现或应激反应。应常规检查血糖，将血糖控制在 7.8～10mmol/L。

（5）抗血小板治疗：常用抗血小板聚集剂包括阿司匹林和氯吡格雷。未行溶栓的急性脑梗死患者应在 48 小时之内尽早服用阿司匹林，一般不在溶栓后 24 小时内使用抗血小板或抗凝治疗，以免增加脑出血风险。

（6）抗凝治疗：主要包括肝素、低分子肝素和华法林。一般不推荐急性期应用抗凝药来预防卒中复发、阻止病情恶化或改善预后。但对于合并高凝状态有深静脉血栓形成和肺栓塞的高危患者，可以预防性使用抗凝治疗。

（7）脑保护治疗：脑保护剂包括自由基清除剂、阿片受体阻滞剂、钙通道阻断剂、兴奋性氨基酸受体阻断剂和镁离子等。可通过降低脑代谢、干预缺血引发细胞毒性机制减轻缺血性脑损伤。

（8）外科或介入治疗：对幕上大面积脑梗死伴有严重脑水肿、占位效应和脑疝形成征象者，可行去骨瓣减压术；小脑梗死使脑干受压导致病情恶化时，可行抽吸梗死小脑组织和后颅窝减压术以挽救患者生命。颈动脉狭窄＞70％的患者可考虑颈动脉内膜切除术、血管成形术和血管内支架植入术。

（9）康复治疗：应早期进行，并遵循个体化原则，制订早期和长期计划，分阶段、因地制宜地选择治疗方法，对患者进行针对性体能和技能训练，降低致残率，增进神经功能恢复，提高生活质量，早日重返社会。

2.恢复期治疗

通常卒中发病 2 周后即进入恢复期。对于病情稳定的急性卒中患者，应尽可能早期安全启动卒中二级预防，包括：①控制卒中危险因素；②抗血小板治疗；③抗凝治疗；④康复治疗。

【护理措施】

（一）病情观察

1.病情观察

密切观察病情变化，如患者再次出现偏瘫或原症状加重等，考虑是否原梗死灶扩大及合并颅内出血，应立即报告医师。

2.症状、体征的观察

定时监测生命体征和意识、瞳孔的变化，尤其使血压维持在略高于病前水平；若发现颅内压升高症状，按医嘱快速静脉滴注脱水剂。

（二）安全护理

防止患者坠床和跌倒。床铺高度适中，应有保护性床栏；躁动患者适当约束，建立"无障碍通道"；走廊、厕所要装扶手；地面干燥，防湿、防滑，去除门槛。

（三）用药护理

1.溶栓和抗凝药物

严格掌握药物剂量，监测出凝血时间和凝血酶原时间，观察有无黑粪、牙龈出血、皮肤瘀点瘀斑等出血表现。密切观察症状和体征的变化，观察有无并发颅内出血。观察有无栓子脱落所致其他部位栓塞的表现。

2.甘露醇

监测尿量及尿液颜色,准确记录 24 小时出入水量;观察有无药物结晶阻塞肾小管所致少尿、血尿等急性肾衰竭的表现;观察有无头痛、呕吐、意识障碍等低颅压综合征的表现。

(四)吞咽障碍的护理

1.吞咽功能的评估

观察患者能否经口进食及进食类型(固体、流质、半流质)、进食量和进食速度,饮水时有无呛咳;评估患者吞咽功能。

2.饮食护理

①体位选择:能坐者取坐位进食,头略前屈,不能坐起者将床头摇起30°,头下垫枕,头部前屈,可以减少误吸的危险;②食物的选择:选择营养丰富、易消化的清淡食物,食物柔软、密度与性状均一,不易松散,有一定黏度,不易粘在黏膜上,便于吞咽;③对不能吞咽的患者,应给予鼻饲饮食,加强留置胃管的护理。

3.防止窒息

进食前应注意休息,保持进餐环境的安静、舒适,减少进餐时环境中分散注意力的干扰因素。床旁备吸引装置,及时清理口、鼻腔内分泌物和呕吐物,保持呼吸道通畅,预防窒息和吸入性肺炎。

(五)康复护理

早期给予康复干预有助于抑制和减轻肢体痉挛姿势的出现与发展,能预防并发症、促进康复、减轻致残程度和提高生活质量。包括重视患侧刺激,保持良好的肢体位置,体位变换,床上运动训练等。

(六)健康教育

1.积极防治危险因素

控制血压、血糖、血脂、冠心病、肥胖症等,遵医嘱规律用药。定期做健康检查,早发现早治疗。

2.生活、饮食指导

起居规律,克服不良嗜好,忌烟酒,合理饮食,以低盐、低脂、低热量、高维生素的清淡饮食为宜,多吃新鲜蔬菜、水果、谷类、鱼类和豆类,保证能量供需平衡。

3.预防直立性低血压

老年人在日常睡醒时不要急于起床,最好静卧 5~10 分钟后缓慢起床,以防直立性低血压致脑血栓形成。平时适度参加一些体育活动,以促进血液循环。

4.康复训练

教会患者和家属康复治疗的知识和功能锻炼的方法,鼓励患者做力所能及的事情,不要过分依赖家人,增强自我照顾能力。

第二节　脑出血

脑出血（intracerebral hemorrhage，ICH）是指非外伤性脑实质内出血，发病率为每年（60～80）/10万，在我国占全部脑卒中的20%～30%。虽然脑出血发病率低于脑梗死，但其致死率却高于后者，急性期病死率为30%～40%。

【病因与发病机制】

（一）病因

最常见的病因是高血压合并细小动脉硬化，其他病因包括脑动脉粥样硬化、颅内动脉瘤和动静脉畸形、脑动脉炎、脑淀粉样血管病变、血液病（如白血病、再生障碍性贫血、血小板减少性紫癜、血友病、红细胞增多症等）、抗凝或溶栓治疗等。

（二）发病机制

高血压脑出血的主要发病机制是脑内细小动脉在长期高血压作用下发生慢性病变破裂所致。颅内动脉具有中层肌细胞和外弹力层缺失的特点。长期高血压可使脑细小动脉发生玻璃样变性、纤维素样坏死，甚至形成微动脉瘤或夹层动脉瘤，在此基础上血压骤然升高时易导致血管破裂出血。

【临床表现】

常发生于中老年人，男性略多见，北方多于南方，冬春季发病较多，多有高血压病史，常在情绪激动、用力排便、饱餐、剧烈运动时发生，数分钟到数小时达高峰。因出血部位及出血量不同而临床表现各异。

1.基底核区出血

①壳核出血：最常见，占ICH病例的50%～60%，系豆纹动脉尤其是其外侧支破裂所致。常有对侧偏瘫、偏身感觉缺失和同向性偏盲，优势半球受累可有失语。②丘脑出血：占ICH病例的10%～15%，系丘脑膝状体和丘脑穿通动脉破裂所致。丘脑出血的特征是上视麻痹、瞳孔缩小和对光反射丧失。丘脑出血经常造成邻近结构损害，出现眼球向病灶对侧注视、失语（优势侧半球受累）、偏瘫（多为下肢重于上肢）和对侧半身深浅感觉减退，感觉过敏或自发性疼痛。③尾状核头出血：较少见，多由高血压动脉硬化和血管畸形破裂所致。常有头痛、呕吐、颈强直、精神症状，神经系统缺损症状并不多见。

2.脑叶出血

占脑出血的5%～10%，出血以顶叶最常见，其次为颞叶、枕叶、额叶，也可多发脑叶出血。①额叶出血：前额痛、呕吐、痫性发作较多见，对侧偏瘫、共同偏视、精神障碍，优势半球出血时可出现运动性失语。②顶叶出血：偏瘫较轻，而偏侧感觉障碍显著，对侧下象限盲，优势半球出血时可出现混合性失语。③颞叶出血：表现为对侧中枢性面舌瘫及上肢为主的瘫痪，对侧上象限盲，优势半球出血时可出现感觉性失语或混合性失语；可有颞叶癫痫、幻嗅、幻视。④枕叶出血：对侧同向性偏盲，并有黄斑回避现象，可有一过性黑蒙和视物变形，多无肢体瘫痪。⑤较大的脑叶出血：会累及两个或多个脑叶，出现严重的神经功能缺损和意识障碍。

3.脑桥出血

约占脑出血的10%，多由基底动脉脑桥支破裂所致。出血量少时可意识清楚，可出现交叉性瘫痪、偏瘫或四肢瘫、眩晕、复视、眼球不同轴，可表现为 Foville 综合征（同侧凝视麻痹和周围性面瘫，对侧偏瘫）、Millard-Gubler 综合征（外展及面神经交叉瘫）；出血量大时，患者迅速进入昏迷，双侧针尖样瞳孔，呕吐咖啡样胃内容物，中枢性高热及中枢性呼吸障碍，四肢瘫痪和去大脑强直，多在48小时内死亡。

4.中脑出血

少见，突然出现复视、眼睑下垂；一侧或两侧瞳孔扩大、眼球不同轴、水平或垂直眼震、同侧肢体共济失调，严重者很快出现意识障碍、去大脑强直，可迅速死亡。

5.小脑出血

约占脑出血的10%，多由小脑上动脉分支破裂所致。起病突然，发病时意识清楚，眩晕明显，频繁呕吐，枕部疼痛，无肢体瘫痪，瞳孔往往缩小，一侧肢体笨拙，行动不稳，共济失调，眼球震颤；晚期病情加重，意识模糊或昏迷，瞳孔散大，中枢性呼吸障碍，最后死于枕骨大孔疝。

6.脑室出血

占脑出血的3%~5%，小量脑室出血常有头痛、呕吐、脑膜刺激征，一般无意识障碍及局灶性神经缺损体征。大量脑室出血常起病急骤、迅速出现昏迷，频繁呕吐，针尖样瞳孔，眼球分离斜视或浮动，四肢弛缓性瘫痪，可有去大脑强直、呼吸深大，鼾声明显，体温明显升高，多迅速死亡。

【辅助检查】

1.头颅 CT 检查

是确诊脑出血的首选检查方法，可清晰准确显示出血部位、出血量大小、血肿形态、脑水肿情况及是否破入脑室等，发病后即刻出现边界清楚的高密度影像。

2.头颅 MRI 和 MRA 检查

对发现结构异常，明确脑出血的病因很有帮助。对检出脑干、小脑的出血灶和监测脑出血的演进过程优于 CT 扫描，对急诊脑出血诊断不及 CT。MRA 可发现脑血管畸形、血管瘤等病变。

3.脑脊液检查

脑出血患者一般无须进行腰椎穿刺检查，以免诱发脑疝，如需排除颅内感染和蛛网膜下隙出血，可谨慎进行。

4.数字减影脑血管造影(DSA)

可清楚显示异常血管和造影剂外漏的破裂血管及部位。易于发现脑动脉瘤、脑血管畸形及 Moyamoya 病等脑出血的原因。

5.其他检查

包括血常规、血液生化、凝血功能、心电图检查和胸部 X 线摄片检查等，有助于了解患者的全身状态。

【治疗要点】

治疗原则为安静卧床、脱水降颅压、调整血压、防止继续出血、减轻血肿所致继发性损害、促进神经功能恢复、防治并发症,以挽救生命、降低死亡率、残疾率和减少复发。

1.调整血压

脑出血常伴颅内高压,此时高血压是维持有效脑灌流所必需的,过分降血压可能减少脑灌流,加重脑水肿,因此,脑出血急性期一般不予应用降压药物,而以脱水降颅压治疗为基础。但血压过高时,可增加再出血的风险,应积极控制血压。通常只有当收缩压>200mmHg或舒张压>110mmHg时,才需要降血压,使血压维持在略高于发病前水平或180/105mmHg左右。

2.降低颅内压

脑水肿颅内压升高是影响急性出血性卒中预后最重要因素。降低颅内压是治疗急性出血性脑血管病的关键。目的在于减轻脑水肿,防止脑疝形成。目前最常用的是高渗脱水剂和利尿剂,可应用20%甘露醇、呋塞米、甘油果糖等药物。

3.止血治疗

止血药物如6-氨基己酸、氨甲苯酸、巴曲酶等对高血压动脉硬化性出血的作用不大。如果有凝血功能障碍,可针对性给予止血药物治疗。

4.亚低温治疗

是脑出血的辅助治疗方法,可减轻脑水肿,减少自由基生成,促进神经功能缺损恢复,改善患者预后,且无不良反应,安全有效。采用降温毯、降温仪、降温头盔等进行全身和头部局部降温,将温度控制在32~35℃。

5.外科治疗

严重脑出血危急患者生命时内科治疗通常无效,外科治疗则可挽救患者生命。主要手术方法包括:去骨瓣减压术、小骨窗开颅血肿清除术、钻孔血肿抽吸术和脑室穿刺引流术等。

6.康复治疗

脑出血后,只要患者生命体征平稳、病情不再进展,宜尽早进行康复治疗。早期分阶段综合康复治疗对恢复患者的神经功能,提高生活质量有益。

【护理措施】

(一)休息与安全

①急性期绝对卧床休息2~4周,抬高床头15°~30°,以减少脑部的血流量,减轻脑水肿,但应避免过度搬动或抬高头部。②病室环境安静舒适,减少探视,过度烦躁不安的患者可遵医嘱应用镇静药。③各项治疗护理操作宜集中进行,以减少刺激。④保持大便通畅,禁忌用力屏气排便,以防再次出血的发生。⑤意识障碍或出现精神症状的患者,加保护性床档,必要时用约束带适当约束。

(二)饮食指导

昏迷或吞咽障碍者,发病第2~3天遵医嘱给予鼻饲饮食。意识清醒者如无吞咽困难,可给予易吞咽软食。不能坐起者将床头摇起30°,进食宜缓慢,防止误吸引起窒息或肺部感染。床旁备吸引装置,及时清理口、鼻腔内分泌物和呕吐物,保持呼吸道通畅。

（三）病情观察

1.症状、体征的观察

密切观察病情变化，如患者发生意识障碍，常提示出血量大、继续出血或脑疝发生，应立即报告医生，并密切监测生命体征、意识、瞳孔、肢体功能等变化。

2.控制脑水肿

脑出血后 48 小时水肿达到高峰，维持 3～5 天或更长时间后逐渐消退。常用 20％的甘露醇 125ml 静脉滴入，速度要快（20～30 分钟内滴完），观察尿量，如用药后 4 小时内尿量少于250ml，要慎重或停用。

（四）康复锻炼

脑出血稳定后宜尽早进行康复锻炼，包括肢体和语言功能的训练等，有助于预防并发症、促进康复、减轻致残程度和提高生活质量。

1.保持瘫痪肢体功能位置

进行关节按摩及被动运动以免肢体废用，病情稳定后可进行康复功能训练。

2.语言训练与肢体康复应同步进行

与患者进行语言交流，由简到繁、反复练习、持之以恒，并及时鼓励其进步，增强其康复的信心。

（五）潜在并发症

1.脑疝

是脑出血患者最常见的直接死亡原因。应密切观察瞳孔、意识及生命体征的变化，如患者出现剧烈头痛、呕吐频繁呈喷射状、血压急剧升高、脉搏减慢、烦躁不安、双侧瞳孔不等大、呼吸不规则等脑疝的先兆表现，应立即报告医生并积极配合抢救。

2.上消化道出血

观察患者有无恶心，上腹部疼痛、饱胀感。观察呕吐物和大便的颜色、性状及量，及时留取标本，以了解有无消化道出血。胃管内有咖啡样液体或出现柏油样大便，提示消化道出血。

（六）健康指导

1.疾病预防指导

指导高血压患者避免引起血压骤然升高的各种因素，保持愉快的心情，稳定的情绪，避免过分喜悦、愤怒、激动、紧张、焦虑、恐惧、悲伤等不良心理；劳逸结合，生活要有规律，保证充足的睡眠，适当运动，避免体力和脑力过度劳累；低盐、低脂、高蛋白、高维生素饮食，戒烟酒；保持大便通畅，养成定时排便的习惯。

2.用药指导与疾病监测

遵医嘱正确服用药物，特别是降压药物的正确应用，以维持血压的稳定；调控血压及血糖、血脂在正常水平；教会患者和家属测量血压的方法。

3.康复指导

教会患者和家属自我护理的方法及肢体、语言和感觉功能训练方法和康复训练技巧，鼓励患者做力所能及的事情，不要过分依赖家人，增强自我照顾能力。

4.定期随访

教会患者对疾病早期表现的识别,发现血压异常波动、剧烈头痛、头晕、肢体麻木无力、偏瘫或说话困难等症状,应立即到医院检查。

第三节　帕金森病

帕金森病(Parkinson's disease,PD)又称震颤麻痹(paralysis agitans),是一种常见于中老年的神经系统变性疾病,临床上以静止性震颤、运动迟缓、肌强直和姿势平衡障碍为主要特征。由英国医师詹姆士·帕金森(James Parkinson)于1817年首先报道并系统描述。

【病因与发病机制】

本病的病因与发病机制迄今尚未明确,目前认为PD为多因素共同参与所致,可能与以下因素有关:

1.年龄老化

PD主要发生于中老年人,40岁以前少见,而60岁以上人口的患病率高达1%,提示老龄可能与发病有关。当黑质神经元细胞减少至15%～50%,纹状体多巴胺递质减少80%以上时,PD的临床症状才会出现,正常情况的年龄老化只是PD的促发因素。

2.环境因素

流行病学调查显示,长期接触杀虫剂、除草剂或某些工业化学品等可能是PD发病的危险因素,环境因素已引起人们的重视。

3.遗传因素

本病在一些家族中呈聚集现象,有报道10%左右的PD患者有家族史,包括常染色体显性遗传或常染色体隐性遗传。

帕金森病患者的黑质受到严重损坏,多巴胺生成明显减少,使得纹状体失去抑制性作用,而乙酰胆碱的兴奋性则会相对增强,从而出现PD症状。

【临床表现】

(一)发病情况

(1)多见于60岁以上老年男性。

(2)起病隐匿,发展缓慢。

(3)首发症状多为震颤,其次为步行障碍、肌强直和运动迟缓。

(4)症状常由一侧上肢开始,逐渐波及同侧下肢、对侧上肢及对侧下肢。

(二)临床症状与体征

1.静止性震颤

常为首发症状,多从一侧上肢开始,呈现有规律的拇指对掌和手指屈曲的不自主震颤运动。具有静止时震颤明显,精神紧张时加重,随意动作时减轻,入睡后消失等特征,故称为"静止性震颤";随着病程的进展,震颤可逐步扩展到下颌、唇、面和四肢。

2.肌强直

表现屈肌和伸肌张力同时增强,关节被动运动时始终保持阻力增强,类似弯曲软铅管的感觉,称"铅管样肌强直"。多数患者因伴有震颤,检查时可感觉在均匀的阻力中出现断续停顿,如同转动齿轮感,称为"齿轮样强直",这是由于肌强直与静止性震颤叠加所致。

3.运动迟缓

患者随意动作减少、主动动作减慢,多表现为起始动作困难和动作执行困难、缓慢,如起床、翻身、方向变换等动作均有困难;面肌强直使面部表情呆板,笑容出现和消失缓慢,瞬目动作减少等造成"面具脸";手指精细动作(如系鞋带、裤带等)难以完成;书写时字越写越小,称"写字过小征"。

4.姿势步态异常

由于四肢、躯干和颈部肌强直,患者站立时呈特殊屈曲体姿,迈步时身体前倾,行走时步距缩短,上肢协同摆动次数减少或消失;到晚期,患者有时行走中全身僵硬,不能动弹,称"冻结"现象;行走常见碎步、往前冲,越走越快,不能立刻停步,呈现"慌张步态"。

5.其他

常见自主神经症状,如便秘、多汗、流涎、皮脂腺分泌亢进等。部分患者伴有睡眠障碍和(或)抑郁症。15%～30%的患者在晚期可出现智能障碍。

【辅助检查】

1.血、脑脊液检查

常规化验一般无异常,若血常规明显升高,应考虑存在感染。脑脊液中的高香草酸(HVA)含量可降低。

2.影像学检查

CT、MRI 检查无特征性改变,PET 或 SPECT 检查有辅助诊断价值。

3.基因检测

DNA 印迹技术、PCR、DNA 序列分析等对少数家族性 PD 患者有一定的检测作用。

【治疗要点】

PD 为进展性疾病,若不及时诊治,可因严重的肌强直和继发性关节强硬等迫使患者长期卧床而并发肺炎、压疮等,甚至危及生命,故应及时治疗。

(一)药物治疗

早期 PD 无须药物治疗,当疾病持续进展继而影响到患者的日常生活和工作,并引起患者明显的苦恼时,适当的药物治疗可不同程度地减轻症状。目前临床上以替代性药物如复方左旋多巴和抗胆碱药物治疗为主。

1.抗胆碱能药物

拮抗黑质和纹状体内过多的乙酰胆碱,协助维持纹状体内递质平衡,对震颤和强直症状有一定改善作用,适用于震颤明显的年轻患者。常用药物有苯海索(安坦)、东莨菪碱等。

2.金刚烷胺

促进神经末梢释放多巴胺,并阻止其再吸收,对帕金森病的震颤、强直、运动迟缓均有改善作用。可与左旋多巴等药合用,增强疗效。

3.复方左旋多巴

至今仍是治疗本病最基本、最有效的药物,对震颤、强直、运动迟缓等均有较好疗效。临床上常用药物为多巴丝肼(美多巴;左旋多巴/苄丝肼)。

4.多巴胺受体激动剂

能直接激动纹状体,产生和多巴胺相同作用的物质,从而减少和推迟运动并发症的发生。临床常用药物有普拉克索和吡贝地尔等。

(二)外科治疗

对于长期药物治疗疗效明显减退,同时出现异动症的患者可以考虑手术治疗,但手术治疗只能改善症状,并不能根治,术后仍需要配合药物治疗。手术方法有立体定向神经核毁损和脑深部电刺激术(DBS)。

(三)康复治疗

进行肢体运动、进食等训练和指导可改善患者的生活质量,减少并发症,增强疗效。心理疏导和健康宣教也是 PD 综合治疗的重要措施。

【护理措施】

(一)一般护理

主动了解患者的需要,指导和鼓励患者自我护理,做自己力所能及的事;必要时协助患者洗漱、进食、沐浴、大小便,保证患者的舒适,预防并发症的发生。

1.个人卫生

对出汗多的患者,指导其穿柔软、宽松、透气的棉质衣物;经常清洁皮肤,勤换被褥、衣物,勤洗澡。

2.皮肤护理

对长期卧床的患者,皮肤护理尤为重要。要警惕压疮的发生,保持床单位整洁、干燥,帮助患者定时翻身、做好身体骨突隆起处的保护。

3.保持大小便通畅

①指导患者精神放松,进行腹部按摩、热敷以刺激排尿,必要时留置导管。②对顽固性便秘者,应指导其多食用富含纤维素的食物,多吃新鲜的蔬菜水果,多喝水,按摩腹部可促进肠蠕动;必要时给予开塞露塞肛、灌肠或人工排便等。

4.提供生活方便

对行动不便、起坐困难者,可配备高位坐厕、高脚椅、高度适宜的床、手杖、床铺护栏、室内或走道扶手等必要辅助设施;提供便于穿脱的衣物、无须系鞋带的鞋子、大手柄的餐具等。

(二)运动护理

告知患者运动锻炼可以防止或推迟关节强直与肢体痉挛,有利于维持身体的灵活性,增加肺活量,防止便秘,增强自我照顾能力。

1.疾病早期

早期患者主要表现为震颤。鼓励、指导患者维持和增加业余爱好,鼓励患者参加各种形式力所能及的活动,坚持适当的体育锻炼,如散步、打太极拳等,尽量保持身体和各关节的活动强度和最大活动范围。

2.疾病中期

对于已出现某些功能障碍或运动困难的患者要有计划地、循序渐进地进行锻炼,指导患者做一些简单而有效的运动,防止或减慢运动功能的衰退。另外通过指导患者做一些简单的鼓腮、噘嘴、伸舌、吹气等训练进行面部活动,以改善面部表情和吞咽困难现象,协调发音。

3.疾病晚期

晚期患者可发生显著的运动障碍,卧床不起,最后丧失生活自理能力,应帮助患者采取舒适的体位,被动活动关节,尽量保持关节的活动范围,注意动作轻柔,勿引起患者疼痛和骨折。

(三)安全护理

由于帕金森病患者的震颤、肌强直及运动迟缓等,使患者时刻处于高危状态,如坠床、步行不稳而摔倒或自伤等,因此要注意加强安全防护。病房里物品摆放固定有序,患者活动时应穿防滑鞋底,卫生间放上防滑垫,过道旁设安全扶手等。为端碗困难的患者准备带有大把手的不易碎的材质餐具,并指导患者谨防烫伤。

(四)心理护理

由于病程较长,病中出现流涎、震颤等自身形象的改变,患者易产生紧张、自卑、脾气暴躁及忧虑心理,甚至产生厌世、绝望的心理。指导家属关心体贴患者,鼓励患者自我护理,如吃饭、穿衣等,增加其独立性及自信心。

(五)用药指导

告知患者及家属本病需要长期或终身服药,让其了解药物治疗的原则、常用药物种类和名称、剂型、用药方法、服药注意事项、疗效及不良反应等,指导患者注意用药途中不良反应的观察和处理。

1.疗效观察

服药过程中要仔细观察震颤、肌强直及其他运动障碍、语言障碍有无减轻,观察患者起坐灵活度、步行及姿势改善程度、讲话的音调与流利程度、写字、进食与其他手操作能力等,以确定药物疗效。①"开一关现象"指患者症状在突然缓解(开期)和加重(关期)之间波动,一般"关期"表现为严重的帕金森症状,持续数秒或几分钟后突然转为"开期",多见于病情较严重的患者,不可预料。减少服药剂量,增加服用次数而总量不变或适当加用多巴胺受体激动剂,可以防止或减少发生。②剂末恶化,即疗效减退,指每次服药后药物作用时间逐渐缩短,疗效逐渐下降,症状随血药浓度而波动,可以预知。故增加每日总剂量并分开多次服用或改用缓释剂可以预防。③"异动症"表现为舞蹈症或手足徐动样不自主运动、肌强直或阵挛,可累及头面部、四肢和躯干。应遵医嘱调整复方左旋多巴用药剂量和服药次数。

2.药物不良反应及其处理方法

帕金森病常用药物的作用、不良反应及使用注意事项。

(六)饮食护理

①给予高热量、高维生素、低盐、低脂、适量优质蛋白的易消化饮食,并给予患者充足的时间和安静的环境缓慢用餐;②对于咀嚼能力和消化功能减退的患者应给予易消化、易咀嚼、细软、无刺激性的软食或半流食;③对于进食困难、饮水反呛的患者要防止经口进食引起的误吸、

窒息或吸入性肺炎,床旁备吸引装置,及时清理口、鼻腔内分泌物和呕吐物,必要时遵医嘱插胃管给予鼻饲。

(七)健康指导

1.疾病预防指导

保持平和心态和有规律的生活,指导患者遇事要冷静、沉着应对,避免情绪大幅度波动;保证充足的休息与睡眠,有利于体力恢复;均衡饮食,预防便秘。

2.康复指导

①坚持适当参加一些力所能及的活动与体育锻炼,指导患者根据病情及自己的体能,把握好方式、时间、强度等,以免运动量过大不适应反而加重病情;②鼓励患者维持和培养兴趣爱好,树立自信;③加强日常活动,动作、平衡功能及语言功能等康复训练,尽可能做到自理;④卧床患者协助被动活动关节和按摩肢体,预防关节僵硬和肢体挛缩。

3.用药指导

告知患者按医嘱正确用药和坚持用药及药物不良反应和处理方法;定期做健康检查,复查肝、肾功能,血常规和监测血压变化。

4.照顾者指导

照顾者应关心体贴患者,协助进食、服药和日常生活照顾。细心观察病情,并及时识别病情变化,积极预防并发症;当患者出现发热、骨折、外伤、吞咽困难或运动障碍、精神智能障碍加重时应立即就诊。

参 考 文 献

[1]李乐之,路潜.外科护理学.第5版.北京:人民卫生出版社,2012.

[2]黎鳌.烧伤学.上海:上海科学技术出版社,2001.

[3]曹伟新,李乐之.外科护理学.第4版.北京:人民卫生出版社,2006.

[4]黄跃生.烧伤科特色治疗技术.北京:科学技术文献出版社,2004.

[5]陈孝平,汪建平.外科学.第8版.北京:人民卫生出版社,2013.

[6]李小寒,尚少梅.基础护理学.第5版.北京:人民卫生出版社,2012.

[7]王忠诚.神经外科疾病临床诊疗规范教程.北京:北京大学医学出版社,2008.

[8]郑一宁,吴欣娟,丁炎明.实用神经外科护理及技术.北京:科学出版社,2008.

[9]杨莘.神经疾病特色护理技术.北京:科学技术文献出版社,2008.

[10]王志红,周兰姝.危重症护理学.北京:人民军医出版社,2007.

[11]李宝民.神经介入血管内治疗学.北京:人民军医出版社,2004.

[12]周良辅.现代神经外科学.上海:复旦大学出版社,2004.

[13]王任直.神经外科学.北京:人民卫生出版社,2002.

[14]杨树源,只达石.神经外科学.北京:人民卫生出版社,2008.

[15]周建新.神经外科重症监测与治疗.北京:人民卫生出版社,2013.

[16]高小雁.骨科临床护理思维与实践.北京:人民卫生出版社,2012.

[17]宋金兰,高小雁.实用骨科护理及技术.北京:科学出版社,2008.

[18]宁金沛,梁柱德,韦武.以癫痫样发作为临床表现的小腿骨筋膜室综合征误诊1例并文献复习.中国骨与关节损伤杂志,2014,29(1):101-102.

[19]葛均波,徐永健.内科学.第8版.北京:人民卫生出版社,2013.

[20]尤黎明,吴瑛.内科护理学.第5版.北京:人民卫生出版社,2012.

[21]魏秀红,赵书娥.内科护理学.第3版.北京:人民卫生出版社,2013.

[22]王海燕.中国肾脏病学.第3版.北京:人民卫生出版社,2008.

[23]袁丽,武仁华.内分泌科护理手册.北京:科学出版社,2011.

[24]蒋乐龙,吕云玲.内科护理学.西安:第四军医大学出版社,2007.

[25]王拥军.神经病学.北京:北京大学出版社,2009.

[26]孟共林.内科护理学.西安:世界图书出版西安公司,2008.

[27]范秀珍.内科护理学.北京:中国协和医科大学出版社,2004.